Knaur

W0316275

Eberhard J. Wormer

BIPOLAR

Depression und Manie

Knaur

Eberhard J. Wormer

BIPOLAR

Leben mit extremen Emotionen

Depression und Manie

Ein Manual für Betroffene
und Angehörige

www.knaur.de

Die Schönheit der Welt
hat zwei Schneiden,
die das Herz zerteilen.
Eine ist Gelächter
die andere Seelenqual.

Virginia Woolf

Inhalt

Kontinuum der Emotion

Die stürmischen Gezeiten im Ozean der Gefühle haben große Dichter in unsterbliche Worte gefasst, visionäre Maler in ausdrucksvolle Bilder verwandelt und kreative Komponisten auf ergreifende Weise erklingen lassen: Die höchsten Höhen und die tiefsten Tiefen menschlicher Seelenzustände, die extremen Pole der Emotionen – Manie und Depression.

Wir lassen uns von den düsteren Erzählungen Edgar Allen Poes ängstigen, wir bewundern staunend van Goghs »Sonnenblumen« oder wir lauschen verzückt Beethovens »Mondscheinsonate« und Mozarts »Zauberflöte«. Viele große Künstler, ebenso wie prominente Politiker, die das Erscheinungsbild unserer Welt unverwechselbar geprägt haben, hatten keine Wahl: Sie mussten wohl oder übel, ohne Hoffnung auf Hilfe mit der Raserei ihrer Gefühle leben. Jeder, der das »Gelächter der Manie« und die Seelenqual der Depression selbst durchlitten oder als Beobachter miterlebt hat, kennt die Sprengkraft bipolarer Stimmungszustände.

Die meisten Menschen, die von dieser Erkrankung betroffen sind, sind jedoch ganz gewöhnliche Menschen, die wahrscheinlich nichts weiter möchten, als zur Arbeit zu gehen und mit ihren Familien ein normales Leben zu führen. Dies ist heute mehr denn je möglich.

Schätzungen zufolge erleiden bis zu vier Prozent aller Frauen und Männer weltweit, das ist jeder Fünfzigste, einmal in ihrem Leben bipolare Stimmungsstörungen. In Deutschland sind mindestens eine Million meist junger Menschen betroffen. Wie ernst diese Erkrankung genommen werden muss und wie hoch der Verlust an Lebensqualität ist, verdeutlicht eine Einschätzung des amerikanischen Gesundheitsministeriums: Eine Frau, die mit 25 Jahren – das ist das durchschnittliche Erkrankungsalter – bipolar erkrankt, hat eine um neun Jahre verkürzte Lebenserwartung und verliert zwölf Jahre normalen gesunden Lebens sowie 14 Jahre normaler beruflicher und familiärer Lebensaktivität.

Die kranke Psyche

Psychisch Kranken stand die Menschheit im Verlauf ihrer Geschichte immer mit großer Unsicherheit gegenüber: Entweder wurden solche Menschen voller Respekt als »Heilige« behandelt, etwa im antiken Griechenland, oder man empfand sie als so beunruhigend, dass sie aus dem Lebensumfeld der »Normalen« entfernt, isoliert oder gar inter-

niert wurden. Dies gilt auch für die bipolare Erkrankung, die bereits 400 vor Christus von Hippokrates, dem Urvater der Medizin, beschrieben und fast 2000 Jahre später von dem deutschen Psychiater Emil Kraepelin als »manisch-depressives Irresein« neu definiert wurde. Noch immer führen Vorurteile, falsche und überholte Vorstellungen, Furcht und Unkenntnis dazu, dass psychisch Kranken der Stempel der »Verrücktheit« aufgedrückt wird, dass man nur hinter vorgehaltener Hand über sie spricht. Die Informationen in diesem Buch möchten dazu beitragen, dass Furcht durch aktuelles Wissen über die bipolare Erkrankung und Vorurteile durch Verständnis ersetzt werden.
Die Forschungsergebnisse der jüngsten Zeit haben zunehmend gezeigt, dass bipolare Stimmungsstörungen als Erkrankung zu betrachten sind, die erfolgreich behandelt werden kann, wenn sie korrekt diagnostiziert wird. In der Vergangenheit wurden viele Patienten als »neurotisch«, »psychotisch«, »schizophren«, »persönlichkeitsgestört«, »schizoaffektiv« oder »depressiv« eingestuft, die nach heutigem Kenntnisstand in Wahrheit bipolar erkrankt waren. Es dauert häufig Jahre, bis die richtige Diagnose gestellt wird – mit oft schlimmen, wenn nicht gar tödlichen Konsequenzen für die Betroffenen. Verbesserte Diagnosekriterien erlauben heute eine bessere Bewertung der vielfältigen Symptome: Manie und Depression sind Extrempositionen im Kontinuum bipolarer Stimmungsschwankungen, die in unterschiedlichen Abstufungen oder als Mischzustände auftreten können.

Partitur der Stimmungen

Bipolare Stimmungsstörungen beruhen auf einer chronischen Erkrankung des Nervensystems, vermutlich hervorgerufen durch Funktionsstörungen bestimmter Nervenbotenstoffe, die die Psyche leichter verletzbar machen. Mit fortschreitender Zeit und ohne Behandlung kommt es immer öfter zu immer heftigeren Phasen extremer Stimmung, und die Phasen psychischer Stabilität verkürzen sich. Vergleichbar der Zuckerkrankheit, die durch Insulin kontrollierbar geworden ist, kann die bipolare Erkrankung jedoch mit so genannten Stimmungsstabilisierern häufig erfolgreich behandelt werden. Überdies profitieren Patienten von neuen verträglicheren Arzneistoffen, von Alternativtherapien sowie Psychotherapie, Psychoedukation, Krisenmanagement und der Unterstützung durch Selbsthilfegruppen. Die rechtzeitige Diagnose und Therapie bieten bipolaren Patienten heute tatsächlich die erfreuliche Perspektive eines weitestgehend normalen Lebens mit der Krankheit.

Wie jede schwere Krankheit betrifft die bipolare Erkrankung nicht nur den Kranken selbst, sondern auch seine Familienangehörigen, Freunde und Kollegen. Manische oder depressive Episoden können zu zwischenmenschlichen Konflikten, zur Zerstörung des Familienzusammenhalts oder der Partnerschaft, zum finanziellen Ruin und zum Ende der beruflichen Laufbahn führen. Und – die bipolare Erkrankung ist eine Krankheit, die töten kann: Jeder sechste Mensch, der daran leidet, tötet sich selbst, und viele Betroffene versuchen, sich zu töten. Dies ist vermeidbar, wenn rechtzeitig behandelt wird.

Die bipolare Erkrankung ist eine fast unbekannte Krankheit – obwohl Millionen Menschen weltweit an schweren chronischen Stimmungsstörungen leiden und Millionen Menschen in der Vergangenheit daran gelitten haben. Information, Fortbildung und Aufklärung sind deshalb dringend nötig, für Ärzte und Apotheker, für Psychotherapeuten und Seelsorger, für Behörden und Polizei, für Eltern und Lehrer, für die Massenmedien und die breite Öffentlichkeit.

Wir alle sind Menschen. Die eigenen Gefühle sowie Mitgefühl für das Leiden anderer zu zeigen, Lachen und Weinen machen uns erst zu wahren Menschen – halten uns gesund. Wir wissen das. Ist aber das empfindliche Gefüge der Stimmungsäußerungen unserem Einfluss entzogen, das Gleichgewicht der Gefühle gestört, dann ist die Psyche krank. Und es kann jeden treffen. Viele Wege führen in die dunkle Nacht der Depression und das Inferno der Manie. Dieses Buch kann Wege aufzeigen, Wege zur Hilfe und Selbsthilfe.

Es ist ein Angebot der Information und Hilfe für alle: Patienten, Angehörige, Partner, Freunde, Bekannte, Kollegen und Interessierte – verbunden mit der Hoffnung, die Genesungschancen betroffener Menschen zu verbessern und einen sinnvollen Beitrag für das Verständnis der bipolaren Erkrankung zu leisten.

Dr. Eberhard J. Wormer

Was ist eine bipolare Erkrankung?

Hauptkennzeichen der bipolaren Erkrankung sind abnorm veränderte Stimmungslagen mit abnorm verändertem Antrieb. Die bipolare Erkrankung wird zur Gruppe der so genannten affektiven Erkrankungen gezählt. Aber was ist überhaupt normale Stimmung? Wie erkennt man krankhafte Stimmungslagen? Wie erkennt man Stimmungsstörungen?

Normale Stimmungsschwankungen

Stimmung kann am besten als »Temperatur« der Gefühlslage, der Emotionen beschrieben werden – ein Bündel von Gefühlen hoher oder niedriger Temperatur, das unser Wohlbehagen oder Unbehagen zum Ausdruck bringt. Es ist ganz normal, dass unsere Stimmung nicht immer gleich und in begrenztem Umfang Schwankungen unterworfen ist: Glücksgefühl und Trauer, Wut und Gleichgültigkeit, Zufriedenheit und Unzufriedenheit oder Optimismus und Pessimismus wechseln sich entsprechend der Lebenssituation ab. Auch körperliche Empfindungen wie Müdigkeit oder tatkräftige Energie werden von der Stimmung beeinflusst.

Stimmung
Gefühlszustand, den eine Person selbst erlebt.

Affekt
Stimmungszustand einer Person, der von Anderen beobachtet wird.

Sind wir guter Stimmung, fühlen wir uns zufrieden und optimistisch. Wir sind entspannt und aufgeschlossen, geduldig, voller Neugier und ausgeglichen – mit einem Wort: Wir sind glücklich. Wir sind voller Energie und fühlen uns wohl in unserer Haut, schlafen tief und fest und essen mit gesundem Appetit. Ein gut gestimmter Mensch wirkt anziehend auf andere Menschen. Die Zukunftsperspektiven sind hervorragend und die Zeit ist reif, mit außergewöhnlichen Projekten zu beginnen. Gut gestimmt ist die Welt der bestmögliche Ort und es ist wunderbar dort zu leben.

Sind wir gedrückter Stimmung, neigen wir dazu, uns in uns selbst zurückzuziehen. Gedanken kreisen in unserem Kopf und beunruhigen uns. Wir sind möglicherweise traurig oder fühlen uns leer und verloren. Die Zukunft erscheint düster und Pessimismus drängt sich auf, macht uns Angst. Wir verlieren schneller die Fassung und empfinden Schuldgefühle, wenn wir uns haben hinreißen lassen. Offenheit oder Herzlichkeit gegenüber anderen bereiten große Mühe. Wir ziehen es vor, die Gesellschaft anderer Menschen zu meiden und lieber allein zu bleiben, um unsere Niedergeschlagenheit zu verbergen. Wir fühlen uns schwach und müde, zweifeln mehr und mehr an uns selbst – mit einem Wort: Wir sind unglücklich. Die Welt ist ein grauenhafter Ort, besser man flieht ihn.

Stimmung außer Kontrolle

Wenn der Temperaturfühler einer Heizungsanlage versagt oder defekt ist, wird die Raumtemperatur unkontrollierbar – Sie haben so etwas vielleicht schon erlebt: Sie können am Thermostat drehen, wie Sie wollen, entweder die Heizung läuft ständig auf vollen Touren und Sie fühlen sich wie in der Sauna, oder es tut sich gar nichts und Sie fühlen sich wie in der Tiefkühltruhe, oder die Anlage heizt stur lauwarm vor sich hin. Dann ist es Zeit, einen Heizungstechniker anzurufen.

Vermutlich verfügt auch das Gehirn des Menschen über ein Regulierungssystem der Stimmungstemperatur. Allerdings ist dieses System sehr viel komplizierter aufgebaut als der Thermostat einer Heizungsanlage. Erbfaktoren (Gene), Chromosomen, Biorhythmen (Schlaf-Wach-Rhythmus), Kommunikationsfunktionen des Nervensystems (Neurotransmitter, Neurobiologie), Hormone und die Psyche sind Faktoren, die das Gleichgewicht der Stimmung beeinflussen.

Bei abnorm veränderten Stimmungslagen liegen offensichtlich Probleme mit der Regulierung der emotionalen Temperatur vor. Störungen in diesem Regelwerk erhöhen die individuelle psychische Verletzlichkeit (Vulnerabilität). »Vulnerabilität« bedeutet, dass eine genetisch bedingte, früh erworbene Krankheitsneigung (durch Gewebe- und biochemische Veränderungen im Gehirn) vorliegt, die unter dem Einfluss von Stressoren akute Krankheitserscheinungen begünstigt.

Die Stimmung der betroffenen Person ist dann abgekoppelt von Lebenssituationen oder Reizen, die normale Stimmungsreaktionen hervorrufen: etwa Trauer nach dem Verlust einer geliebten Person oder überschäumende Freude nach einer erfolgreich bestandenen Prüfung. Glücksempfinden und Trauer führen nun ein unkontrollierbares Eigenleben. Hochgefühle oder Depressionen können ohne besonderen Anlass immer wieder auftreten. Die Stimmung kann in unterschiedlichem Grad schwanken, leicht bis extrem. Gelegentlich ist der Stimmungszustand so stark verändert, dass die Realität verzerrt wahrgenommen wird: Wahnideen tauchen auf oder bizarre, beunruhigende Sinnestäuschungen.

Menschen, die solchen unkontrollierbaren Stimmungsschwankungen ausgesetzt sind, sind weder »geisteskrank« noch »selbst schuld«. Sie sind keine »schwachen« oder »instabilen« Persönlichkeiten. Auch die Fehlinterpretationen »Unreife« oder »Teenagerverhalten« bei Jugendlichen verzögern nur die Diagnose. Die Betroffenen haben in erster Linie ein »technisches« Problem mit der Regulierung ihrer emotionalen Temperatur. Ein Problem, das häufig erfolgreich behandelt werden kann.

Bipolare Erkrankung

Das Grundproblem bei bipolarer Erkrankung ist eine Regulierungsstörung der Stimmung, die äußerst unterschiedliche Symptome zu unterschiedlichen Zeiten und von unterschiedlicher Zeitdauer verursacht. Darüber hinaus können auch das Verhalten, das Denkvermögen und der Antrieb für die alltägliche Lebensaktivität abnorm verändert sein. Bei der klassischen Form der Erkrankung zeigen sich sehr ausgeprägte Stimmungsschwankungen: Phasen sehr gedrückter Stimmung, schwere Depressionen, und Phasen ausgeprägter Hochstimmung, Manie.

Solche Phasen extremer Stimmungsschwankungen sind bereits vor mehr als zweitausend Jahren beobachtet und medizinisch beschrieben worden. Zu Beginn des 20. Jahrhunderts wurden diese krankhaften Zustände als »manisch-depressives Irresein« (Kraepelin 1899) oder »manisch-depressive Erkrankung« bezeichnet. Heute spricht man von »bipolarer Erkrankung« – ein Begriff, der auf die für den Betroffenen unkontrollierbaren Stimmungszustände zwischen den Extrempolen Depression und Manie Bezug nimmt. Die Betroffenen erleben allerdings auch Schwankungen zwischen den Polen »akut krank« und »gesund« (ohne Beschwerden). Zusätzlich werden bestimmte, geringer ausgeprägte Stimmungsschwankungen und manisch-depressive Mischzustände unter diesem Begriff zusammengefasst.

Bipolar-I-Erkrankung
Mindestens eine manische oder gemischte und depressive Episode in der Vorgeschichte sowie beschwerdefreie Intervalle.

Bipolare Stimmungsstörungen verlaufen phasenhaft, mit in der Regel wiederkehrenden Episoden dreier Stimmungslagen:

- Eine Phase gehobener Stimmung, die Manie genannt wird.
- Eine Phase gedrückter Stimmung, die Depression genannt wird.
- Eine Phase normaler Stimmung, in der weder manische noch depressive Beschwerden vorliegen, das beschwerdefreie Intervall.

Klinische Beobachtungen haben gezeigt, dass die bipolare Erkrankung keine einheitlich definierte Krankheit ist, sondern dass vor allem zwei Haupttypen innerhalb eines so genannten »Spektrums bipolarer Störungen« unterschieden werden können:

Bipolar-II-Erkrankung
Wiederkehrende Depressionen und Episoden leicht ausgeprägter Manie (Hypomanie) sowie beschwerdefreie Intervalle.

- Eine Bipolar-I-Erkrankung liegt dann vor, wenn der Betroffene mindestens 14 Tage lang eine gehobene Stimmungslage erlebt hat, die die Kriterien einer Manie erfüllt. Zudem muss der Betroffene bereits mindestens eine Depression erlebt haben.
- Eine Bipolar-II-Erkrankung liegt dann vor, wenn der Betroffene mindestens einmal eine Depression erlebt hat und wenn mindestens einmal eine so genannte »Hypomanie«-Episode nachweisbar ist, eine abgeschwächte Form der Manie bzw. extremer Hochgestimmtheit.

Weitere, weniger gut diagnostisch abgegrenzte Stimmungsstörungen des bipolaren Spektrums sind pseudounipolare Störungen, depressive Stimmungslagen ohne Manie-Episoden, aber mit bipolarer Blutsverwandtschaft, sowie die Zyklothymie:

- Menschen mit pseudounipolarer Stimmungsstörung sind meist lebenslustige, extrovertierte und aktive Zeitgenossen, die immer gut aufgelegt sind (hyperthymes Temperament). Sie können allerdings immer wieder eine Depression erleiden. Es hat sich außerdem gezeigt, dass solche Menschen durch die Behandlung mit Antidepressiva in einen manischen Stimmungszustand geraten können.
- Bei Menschen, die häufiger an Depressionen leiden, sonst aber psychisch ausgeglichen sind, und die mit bipolar Erkrankten blutsverwandt sind, geht man von einer erhöhten Anfälligkeit (genetische Disposition) für eine bipolare Erkrankung aus.
- Die Zyklothymie wird als abgeschwächte Form der bipolaren Erkrankung betrachtet. Zwar kommt es zu keiner ausgeprägten Manie oder Depression, allerdings schwankt die Stimmung doch fortwährend zwischen leicht gehoben und leicht gedrückt. Es ist schwer zu entscheiden, ob diese chronischen Stimmungsschwankungen durch äußere Faktoren beeinflusst beziehungsweise verursacht werden oder quasi von selbst (autonom) entstehen.

Zyklothymie
Mindestens zwei Jahre andauernde Stimmungsschwankungen (leicht gehoben bzw. leicht depressiv).

Wenn auch vieles, was die medizinische Klassifizierung dieser krankhaften Stimmungsstörungen betrifft, noch unklar ist – eines ist unverkennbar: Menschen mit bipolaren Stimmungsstörungen leiden unter ihrer Krankheit, die schwer belastende Symptome hervorruft, die Lebensaktivität stark beeinträchtigt und die Lebensqualität mindert. Nicht nur extrem gehobene oder gedrückte Stimmungen, sondern auch enthemmter Antrieb oder völlige Antriebslosigkeit sowie Denkstörungen und zahlreiche körperliche und psychische Befindlichkeitsstörungen machen den Betroffenen das Leben zur Hölle, wenn keine Behandlung stattfindet.

Steckbrief bipolare Erkrankung

Begriffe	Bipolare Erkrankung, bipolare Störung, bipolar disorder (engl.), manisch-depressive Erkrankung (historisch)
Bipolare Störungen	Bipolar-I-Erkrankung, Bipolar-II-Erkrankung, pseudounipolare Störung, hyperthymes Temperament, Zyklothymie
Krankheitsepisoden	Manie, Hypomanie, Depression, Mischzustände, Rapid Cycling

Steckbrief bipolare Erkrankung

Häufigkeit	• Weltweit: etwa 2 bis 5 Prozent aller Erwachsenen • Deutschland: etwa eine Million Menschen betroffen • Frauen und Männer sind gleich häufig betroffen
Beginn der Erkrankung	• Durchschnittliches Erkrankungsalter: 25 Jahre • Während oder nach einer Schwangerschaft
Verlauf	85 bis 95 Prozent der Betroffenen erleben nach einer ersten Krankheitsphase noch acht bis zehn weitere Episoden • Unbehandelte Manien dauern etwa zwei bis drei Monate an • Unbehandelte Depressionen dauern etwa vier bis sechs Monate an • Ohne Behandlung verkürzen sich die beschwerdefreien Intervalle im Laufe der Erkrankung
Komorbidität	Mehr als 80 Prozent der jugendlichen und etwa 40 Prozent der erwachsenen Maniepatienten weisen gleichzeitig noch weitere Diagnosen auf: • Aufmerksamkeitsdefizit-Hyperaktivitäts-Störung (ADHD) • Angststörungen (Phobien) • Zwangsstörungen • Suchtmittelmissbrauch • Körperliche Erkrankungen (Migräne, Multiple Sklerose, Schilddrüsenüberfunktion)
Suizidrisiko	• Bis zu 80 Prozent der Betroffenen sind suizidgefährdet! • Etwa 15 Prozent töten sich selbst (zwei bis fünf Jahre nach der ersten Episode)!
Lebenserwartung	Etwa um neun Jahre verkürzt
Kosten	In Deutschland etwa 1 Milliarde € pro Jahr

Phasen bipolarer Stimmung

Kennzeichen der bipolaren Erkrankung ist ihr phasenhafter Verlauf. Die Stimmung während dieser Phasen kann extreme Episoden der Manie oder Depression, aber auch geringer ausgeprägte Stimmungsschwankungen wie die Hypomanie oder Episoden gemischter Stimmungslagen umfassen. Wechseln sich die Stimmungszustände innerhalb von Tagen oder sogar Stunden ab, spricht man von so genanntem »Rapid Cycling«.

Manie

»Ich fühlte mich großartig. Nicht nur großartig, ich fühlte mich wirklich großartig. Alles machte absolut Sinn und befand sich auf wunderbare Weise im kosmischen Einklang. Meine Gedanken rasten mit blitzartiger Geschwindigkeit von einer Idee zur nächsten. Ich machte mir von allem, was geschah, Tag und Nacht Notizen.« Kay Redfield Jamison

Wenn der Thermostat der inneren Stimmungstemperatur auf »hoch« gestellt ist, kommt es zur extremsten und dramatischsten Symptomenkombination der bipolaren Erkrankung: Manie. Der manische Zustand beginnt langsam, fast unmerklich und heizt sich über Tage und Wochen kontinuierlich auf, wird zunehmend stärker, unangenehmer und unzweideutig krankhaft.

Zunächst hebt sich die Stimmung der Betroffenen, und sie fühlen sich von einer Flut angenehmer Gefühle überwältigt. Wohlbefinden und Selbstvertrauen nehmen zu, dehnen sich aus und münden allmählich in den Zustand der Euphorie – ein Zustand, in dem man sich wirklich sehr viel besser fühlt als sonst.

Im Frühstadium der Manie verändert sich auch das Denken: Man glaubt, klarer und rationaler denken zu können als sonst – für viele Betroffene nicht unbedingt ein Anlass, zu vermuten, dass etwas schief läuft. Aber auch die Denkprozesse selbst beschleunigen sich zunehmend, werden schnell und schneller, bis die Gedanken unaufhörlich durch den Kopf rasen – wie ungezügelte wilde Pferde, die in rasendem Galopp und von verwegenen Impulsen getrieben von einer in die nächste Richtung jagen. Je länger diese Ideenflucht anhält, desto belastender wird sie für die Betroffenen sein.

Fast immer kommt es auch zu einer Beschleunigung der Sprache. Die Betroffenen sprechen mehr und schneller, je weiter sich die manische Episode entwickelt hat. Und die Sprache klingt zunehmend gepresst. Im Rahmen eines Sprechversuchs ist festgestellt worden, dass manische Patienten 180 bis 200 Silben pro Minute sprechen können, nicht manische Personen schaffen nur 122 bis 150 Silben pro Minute.
Das für die Manie typische überschwängliche Gefühl der Selbstüberschätzung kann zahlreiche riskante Verhaltensmuster erzeugen: Kauforgien, sexuelle Promiskuität und Enthemmung, Missbrauch von Alkohol oder Drogen.
Im Kaufrausch werden hemmungslos extravagante Dinge erstanden. Die finanzielle Katastrophe zeigt sich vielleicht erst bei der Kreditkartenabrechnung, wenn der Betroffene keine Ahnung mehr davon hat, wofür das Geld eigentlich ausgegeben wurde. Die sexuelle Überaktivität führt nicht selten zu Erschöpfungszuständen, auch mit überstürzten Verlobungen oder der Schwängerung einer weiblichen Zufallsbekanntschaft muss gerechnet werden. Oft werden auch bisexuelle oder homosexuelle Neigungen ausgelebt – ein erhebliches Gesundheitsrisiko in Bezug auf HIV-Infektionen! Der Missbrauch von Alkohol oder Drogen ist eine der am häufigsten beobachteten Begleitstörungen (Komorbidität) manischer Patienten und vielfach als untauglicher Selbsthilfeversuch gegen die schwer belastende Stimmungsstörung gedeutet worden.

Manie
Der Begriff »Manie« (engl.: mania) ist von dem griechischen Wort »mainesthai«, das heißt »verrückt sein«, abgeleitet.

»Ich vergaß: Manischsein bedeutet, dass Du viel Geld ausgibst. Es ist toll. Ich kaufte fast ein Blumengeschäft auf. Ich füllte die Badewanne mit Blumen. Ich tanzte auf dem Dach und nahm Mondbäder.« Hannah Ziegellaub

Fast immer verändern sich Schlaf- und Essgewohnheiten. Eines der ersten Symptome der Manie ist häufig ein vermindertes Schlafbedürfnis – für bipolare Patienten ein wichtiges Zeichen, dass mit der nächsten akuten Episode zu rechnen ist. Die Nahrungsaufnahme ist stark eingeschränkt, weil schlicht und einfach keine Zeit zum Essen bleibt. Man ist viel zu beschäftigt. Das Körpergewicht kann deutlich abnehmen.
Die euphorische Stimmung und das beschleunigte Denken verstärken sich im weiteren Verlauf der manischen Episode unaufhaltsam, und der Betroffene fühlt sich enorm selbstzufrieden und unbesiegbar. Größenideen entwickeln sich, die Furcht vor unangenehmen Konsequenzen schwindet zusehends und macht unbekümmertem Enthusiasmus Platz. Neue Herausforderungen und Erfahrungen werden gesucht, unberührt von allen Warnsignalen. An diesem Punkt beginnt der manische Mensch, die Verbin-

dung zur Realität zu verlieren: Er ist wirklich von seinen großartigen Fähigkeiten überzeugt. Im Extremfall psychotischer Wahnvorstellungen glaubt der Betroffene, etwa von adliger Abstammung, schwerreich, der größte Mathematiker aller Zeiten, Mutter Teresa oder der Messias selbst zu sein.

Aber das Glücksgefühl der manischen Episode ist in der Regel nur von kurzer Dauer. Die euphorische Selbstüberschätzung verwandelt sich in Wut, Reizbarkeit oder Aggressivität. Mitunter wechseln sich die Stimmungen der Euphorie und Reizbarkeit auch rasch ab. Im weiteren Verlauf führen Ideenflucht, erhöhtes Energieniveau und Enthemmung zunehmend zu chaotischen und gestörten Denk- und Verhaltensmustern. Die Symptome der schweren Manie können zum Beispiel akustische Sinnestäuschungen wie Stimmenhören (Halluzinationen) oder echte Wahnvorstellungen sein.

Symptome der Manie

Stimmung	• Unangemessen gehobene, euphorische Stimmung • Erhöhtes Selbstwertgefühl • Reizbarkeit, Wutanfälligkeit
Aktivität	• Erhöhter Antrieb • Erhöhte Betriebsamkeit • Ungewöhnliche, riskante Unternehmungen • Hemmungslosigkeit • Rededrang (beschleunigte Sprache)
Körperliche Befindlichkeit	• Erhöhtes Energieniveau • Vermindertes Schlafbedürfnis • Verminderter Appetit • Verstärkter Sexualtrieb (Libidosteigerung)
Denken	• Ideenflucht (beschleunigtes Denken, rasende Gedanken) • Sprunghaftes Denken • Eingeschränktes Urteilsvermögen • Größenideen
Psychose	• Wahnideen (Größenwahn) • Halluzinationen (Stimmenhören)

»Ich hatte dann diese Eingebungen zu Bob Dylan. Der zentrale Gegenstand dieser manischen Episoden war die Rettung der Welt. Die erste Fantasie oder Halluzination war es, dass ich seine Seelengefährtin war, mit der es Joan Baez nicht aufnehmen konnte. Dann war da dieser Jesus-Aspekt, dass es vor tausend Jahren diesen Jesus gab, der versuchte, die Welt zu retten, und dass es nicht klappte. Die Obsession meines Lebens war Dylan und meine Liebe zu ihm.« Hannah Ziegellaub

Der manische Stimmungszustand ist alles andere als angenehm, auch wenn er zu Beginn so erscheinen mag – er ist vielmehr in mancher Beziehung lebensgefährlich, vor allem durch die extreme körperliche Belastung der Betroffenen. Noch vor weniger als hundert Jahren war die schwerste Form der Manie (manisches Delir) nicht allzu selten mit Lebensgefahr und einem deutlichen Sterberisiko verbunden.

Eine Manie-Selbstbeurteilungsskala finden Sie im Anhang dieses Buches!

»1982 war ich dann echt verrückt. Es war das schlimmste Jahr meines Lebens. Ich war zweimal im Gefängnis, dreimal im Krankenhaus. Ich wurde zusammengeschlagen, hatte drei schlimme Beziehungen, flog aus zwei Jobs. Die Welt wies mich auf allen Ebenen zurück. Während der drei Jahre beim Therapeuten fing ich an, intravenöse Drogen zu benutzen. Ich war klug genug zu wissen, dass es falsch lief.« Susan Pedrick

Hypomanie

»Die meiste Zeit war ich beschäftigt, beschäftigt und nichts als beschäftigt: Musik aufnehmen, Tennis spielen, schreiben, reden, lesen, ins Kino gehen, die Nacht durchmachen, früh aufstehen, immer auf dem Sprung – beschäftigt, beschäftigt, beschäftigt.« Norman Endler

Die Hypomanie führt wie die Manie zu Veränderungen der Stimmung, der Aktivität, der körperlichen Befindlichkeit und des Denkens, allerdings weniger ausgeprägt. Es sind in etwa die Symptome, die in der manischen Anfangsphase beobachtet werden können: gehobene Stimmung, erhöhtes Energieniveau, verstärkter Sexualtrieb, beschleunigtes Denken, Rededrang – gelegentlich mit einer gewissen Reizbarkeit verbunden.

Obwohl Menschen in hypomanischer Stimmung nicht die Merkmale maniebedingter schwerer psychischer Zerrüttung zeigen – etwa hochgradige Unruhe und Raserei bis zur Fremd- oder Selbstgefährdung –, müssen sie dennoch häufig mit unangenehmen Konsequenzen ihres Verhaltens rechnen. Sie verschwenden ihre Mittel möglicherweise für sinnlose oder lächerliche Projekte, verspielen ihr Vermögen durch Börsenspekulationen oder beteiligen sich an riskanten Unternehmungen. Der gesteigerte Sexualtrieb begünstigt Seitensprünge, die die Ehe gefährden können oder zur Promiskuität führen, was wiederum mit einem erhöhten HIV-Infektionsrisiko verbunden ist. Reagiert die Umgebung des hypomanisch gestimmten Menschen nicht entsprechend dessen grandiosen Erwartungen, entstehen leicht Missverständnisse und Streit mit Nachbarn und Kollegen, Partnerschaften werden unerträglich bis unmöglich. Der Hypomaniker ist dann leicht reizbar, sitzt zwischen allen Stühlen und macht sich äußerst unbeliebt.

Hypomanie
Der Begriff »Hypomanie« wurde im Jahr 1881 von dem deutschen Psychiater Mendel erstmals für Zustände leichter Euphorie und Hyperaktivität, die sich nicht vollständig zur Manie entwickeln, benutzt (»hypo« ist das griechische Wort für »unter«).

Die Betroffenen genießen häufig ihren Zustand, betrachten sich als nicht krank und lehnen vielfach eine Behandlung ab. Dies kann für sie selbst und andere gefährlich sein: Wer sagt, dass sich aus einer Hypomanie nicht eine komplette Manie entwickelt? Wer sagt, dass sich der Betroffene in einem Anfall von Selbstüberschätzung nicht in sein Auto setzt und Vollgas gibt, oder dass er sein ganzes Vermögen einem dubiosen Anlageberater anvertraut? – Die Euphorie der Hypomanie ist trügerisch!

Symptome der Hypomanie
Die Symptome der Hypomanie entsprechen etwa den Anfangssymptomen einer manischen Episode:

- Gehobene, euphorische Stimmung
- Erhöhtes Energieniveau
- Beschleunigtes Denken
- Beschleunigte Sprache
- Ungewöhnliche, riskante Unternehmungen
- Verstärkter Sexualtrieb
- Reizbarkeit

»Vor einer manischen Episode hat man viele grandiose Illusionen. Die Zeit ist unendlich, man hat viel zu tun. Aber das ist der Träumer, der die Zeit verstreichen lässt und nicht viel mit ihr anfangen kann.« *Hannah Ziegellaub*

Menschen mit Hypomanien können wochen- oder monatelang eine Behandlung vermeiden, verweigern oder eine vorbeugende Behandlung eigenmächtig absetzen – mit möglicherweise schlimmen persönlichen Konsequenzen. Aber sie können auf keinen Fall ohne ihr Einverständnis zu einer Therapie gezwungen werden. »Gefährliche« psychotische Symptome kommen nämlich bei hypomanischer Stimmungslage definitionsgemäß nicht vor.

Die Mehrheit der Patienten erlebt ausschließlich Episoden einer Hypomanie, niemals eine vollständige Manie. Andere Patienten erleben Hypomanien und Manien. Das symptomatische Spektrum der bipolaren Erkrankung ist vielfältig. Leider werden hypomanische Episoden diagnostisch häufig übersehen oder die Betroffenen erinnern sich nicht mehr daran, was zur Fehldiagnose »unipolare Depression« und zur Fehlbehandlung führen kann. Diese Fehlbehandlung, oft mit Antidepressiva älteren Typs, provoziert nicht selten komplett manische Episoden. Hinweise auf eine Hypomanie beziehungsweise die richtige Diagnose Bipolar-II-Erkrankung werden unter anderem im Rahmen einer ärztlichen Befragung (Anamnese) erkannt, so zum Beispiel wenn bipolar erkrankte Blutsverwandte nachweisbar sind.

Depression

> *»Dieses innere Ich, diese wandelnde Tote sagt: Ich möchte jetzt leben.«*
> *Karen Wong*

Wenn sich der Thermostat der inneren Stimmungstemperatur auf »tief« stellt und der Schlüssel zum »Heizraum« verloren gegangen ist, wird man zum Gefangenen eisiger Gefühlskälte, die nur schwer zu durchbrechen ist. So in etwa könnte die depressive Stimmungslage bei bipolarer Erkrankung beschrieben werden, die sich von der »normalen« depressiven Verstimmung, beispielsweise der Reaktion auf den Verlust eines Angehörigen, unterscheidet – Tränen bei der Trauerfeier, aber vielleicht doch ein Lächeln bei der Erinnerung an den Verstorbenen beim Leichenschmaus.
Im Gegensatz zur normalen Trauerreaktion, die nach einer gewissen Zeit wieder in eine ausgeglichene Gemütslage übergeht, ist das Gefühl der unbeeinflussbaren Gefangenschaft in gedrückter Stimmung das wesentliche Merkmal der echten Depression – wie bei einem Radiogerät, das nur den Sender »Depression« empfangen kann und ständig düstere Balladen abspielt, egal welche Frequenz man einstellt. Es ist eine Stimmungslage, die die Menschheit seit Tausenden von Jahren begleitet und von der antiken griechischen Medizin »Melancholie« genannt wurde.
Dieser depressiv eingeengte Stimmungszustand wird von Gefühlen der Trauer und des Verlusts, von Bedauern und Hoffnungslosigkeit beherrscht. Die Gedanken kreisen ständig um Schuld und Sünde, die man auf sich geladen hat und die den Betroffenen ständig verfolgen. Der depressive Mensch fühlt sich häufig verantwortlich für die Probleme, die er sich selbst oder anderen bereitet hat. Mitunter verstärken sich diese Schuldgefühle außerordentlich, werden zum Schuldwahn und Betroffene wünschen nichts mehr, als bestraft zu werden.

Melancholie
Der Begriff »Melancholie« bezieht sich auf das griechische Wort für »schwarze Galle«, einen der vier Lebenssäfte (Schleim, Blut, gelbe und schwarze Galle) des altgriechischen Krankheitskonzeptes (»Säftelehre«). Die schwarze Galle steht unter den Zeichen des Kalten und Trockenen und wurde im antiken Griechenland als Ursache der Melancholie betrachtet.

Ein weiteres typisches Symptom der Depression ist der Verlust des Interesses an gewöhnlich angenehmen Aktivitäten: Weder Musik, noch Kino, Sport oder Hobbys oder die Schönheit der Natur bereiten Freude. Goethes liebeskranker Werther findet die richtigen Worte für diesen Seelenzustand: »Und dies Herz ist jetzt tot, aus ihm fließen keine Entzückungen mehr, meine Augen sind trocken, und meine Sinnen, die nicht mehr von erquickenden Tränen gelabt werden, ziehen ängstlich meine Stirn zusammen ... – o! wenn da diese herrliche Natur so starr vor mir steht wie ein lackiertes Bildchen und all die Wonne keinen Tropfen Seligkeit aus meinem Herzen herauf in das Gehirn pumpen kann und der ganze Kerl vor Gottes Angesicht steht wie ein versiegter Brunn.« (»Die Leiden des jungen Werther«.)
Das Essen verliert seinen Geschmack. Die Farben des Regenbogens und des Sonnenuntergangs verblassen. Die Blütenpracht des Frühlings duftet nicht mehr. Wahrnehmungen, die alles in einem fort in sanfte Grau- und Sepiatöne taucht – die Welt erscheint stumpf und leblos. Einst freudvoller Ort unbeschreiblicher Schönheit, wird sie zur Quelle unbeschreiblicher Seelenqual.
Entsprechend dem manischen Gegenpol kommt es bei der Depression gleichfalls zu Denk- und Befindlichkeitsstörungen. Denkprozesse verlangsamen sich, verlieren ihren Sinn, das Gedächtnis lässt nach und die Konzentration leidet. Schon das allerkleinste Problem kann den schwer Depressiven in ein unlösbares Dilemma stürzen und Entscheidungen sind kaum mehr möglich: Im Bett bleiben oder aufstehen? Duschen oder nicht duschen?
Schwere Depressionen sind fast immer mit Schlafstörungen verbunden. Der Biorhythmus von Schlafen und Wachen hat sich verändert: Entweder man schläft regelmäßig übermäßig viel (Hypersomnie) – was bei bipolarer Depression häufiger vorkommt als bei anderen Formen der Depression –, oder man wacht regelmäßig um drei Uhr früh vor der Morgendämmerung auf (Insomnie) und erlebt das, was ein Patient folgendermaßen beschrieben hat: »Ich liege wach im Bett und denke über jede verdammte Kleinigkeit meines Lebens nach.« Im Laufe des Tages kann sich dann die depressive Stimmungslage bessern, bevor dieser Zyklus wieder von neuem beginnt. Zustände mit umgekehrtem depressiven Zyklus wurden ebenfalls beobachtet.

»Depression ist nicht Schmerz. Depression ist die Abwesenheit von Schmerz und Gefühl. Als ich 1963 depressiv wurde, merkte ich das daran, dass mir meine Kinder egal waren. Ich konnte nichts fühlen. Wenn ich einen Kaffee

trank, regte es mich nicht an. Ging ich zu einer Party, amüsierte ich mich nicht. Wenn ich Gedichte las, berührte es nicht meine Seele. Kein Gefühl, nichts. Depression ist, nichts zu fühlen. Eine Barriere zwischen mir und meiner Umwelt. Es war mir egal, ob ich schlief. Ich schlief sowieso meistens. Ich kochte und sah, wie meine Hände Gemüse schnitten, als seien es nicht meine, als ob sie angeklebt seien. Depression ist nicht Schmerz, sondern Abwesenheit.«
Allie Light

Das typische so genannte »Morgentief« der Depression wurde der amerikanischen Dichterin Sylvia Plath im Januar 1961 zum Verhängnis. Sie hatte, akut depressiv, während des Morgentiefs die bewegendste und schockierendste Lyrik der englischsprachigen Literatur geschaffen. Ein gefährliches Unterfangen, das die Depression so sehr verschlimmerte, dass sie keinen Ausweg mehr sah und sich in der Küche mit Gas vergiftete, während nebenan ihre Kinder schliefen.
Auch der Appetit ist bei Depressiven in der Regel gestört. Essstörungen in beide Richtungen können vorkommen. Sie essen entweder zu viel und nehmen zu, oder sie essen zu wenig und verlieren Körpergewicht. Da die gesamte Welt bei Depression grau und leer erscheint, ist auch der sexuelle Antrieb gehemmt – es existiert nichts mehr, was Freude machen könnte.
Darüber hinaus ist es nicht ungewöhnlich, dass zahlreiche Befindlichkeitsstörungen an Bedeutung gewinnen und sich meist verschlechtern: Kopfschmerzen, Rückenschmerzen, Verstopfung, Erschöpfungszustände und chronische Müdigkeit. Häufig suchen depressive Patienten wegen solcher Beschwerden ihren Arzt auf und lassen unzählige Untersuchungen über sich ergehen – weil sie sich scheuen, zu erwähnen, dass sie an einer depressiven Stimmungsstörung leiden.
Im schwersten Stadium der Depression können wahnhafte Vorstellungen im Vordergrund stehen. Die Betroffenen glauben zu verarmen, an allem Schuld zu sein, Krebs, AIDS oder eine andere schreckliche Krankheit zu haben. Man kann verstehen, warum schwer Depressive, die sich von unbeschreiblich grauenhaften Feinden bedroht sehen, nicht nur selbstmordgefährdet sind, sondern auch Angehörige oder geliebte Menschen vor diesen Feinden retten und mit in den Tod nehmen wollen – ein so genannter »erweiterter« Suizid droht dann.
Halluzinationen werden bei Depression seltener beobachtet als bei der Manie. Betroffene sehen Teufel und Geister, lebendige Tote, abgehackte Köpfe, furchteinflößende

Symptome der Depression

Stimmung	• Gedrückte, dysphorische Stimmung • Stimmungsschwankungen • »Morgentief« (das sich im Lauf des Tages bessert) • Schuldgefühle • Gefühl der Wertlosigkeit • Empfindungsverlust für Freude (Anhedonie) • Sozialer Rückzug (innere Emigration) • Suizidgedanken
Aktivität	• Verminderter Antrieb • Reduziertes Energieniveau • Apathie oder Unruhe • Verlangsamte Sprache
Körperliche Befindlichkeit	• Schlafstörungen (Schlaflosigkeit/übermäßiger Schlaf) • Essstörungen (Gewichtszunahme/Gewichtsverlust) • Verminderter Sexualtrieb (Libidostörung) • Müdigkeit • Verstopfung • Kopfschmerz • Rückenschmerzen • Verschlechterung von Befindlichkeitsstörungen (Hypochondrie)
Denken	• Konzentrationsstörung • Gedächtnisstörung • Entscheidungsunfähigkeit • Denkhemmung
Psychose	• Wahnideen (Versündigungs-, Schuldwahn) • Halluzinationen (Stimmenhören)

Tiere oder sie hören die Schreie gequälter Folteropfer. Schwerstkranke können in den Zustand verzweifelter Lethargie verfallen, den so genannten depressiven Stupor. Bis vor wenigen Jahrzehnten, als es noch keine Antidepressiva gab, kam das depressive Endstadium der völligen Abgestumpftheit und Unbeweglichkeit, die so genannte Katatonie, noch häufiger vor. In solchen extremen depressiven Zuständen war häufig die elektrokonvulsive Therapie (»Elektroschock«), nach den Regeln der Kunst angewandt, eine wirksame Hilfsmaßnahme.

»Immer wenn ich die Haustür aufmachte, war die Welt verzerrt, ein Spiegelkabinett. Alles war dunkel. All diese Frauengesichter im Meer sagten: Hilfe, Hilfe. Sie machten Grimassen und lachten – ha, ha, ha. Ich hörte mir Opern an und driftete ab in eine andere Welt der höchsten und der tiefsten Töne. Ich wollte mich mein ganzes Leben lang umbringen. Denn das ist einfacher, als sich sein ganzes Leben lang durch Hinterfragen auszulaugen. Alle meine Gefühle kommen heraus, hauen mir auf den Kopf, machen meine Welt zunichte und sagen: Wir können hier nicht mehr leben.« Karen Wong

Zur Behandlung der Depression stehen heute wirksame Antidepressiva und andere Therapieformen zur Verfügung – Maßnahmen, die verhindern können, dass der depressive Mensch auf den Spuren Dantes in ein auswegloses Inferno gelangt, wo das Leben zur lähmenden Hölle wird.

Ein Depression-Selbstbeurteilungsinventar finden Sie im Anhang dieses Buches!

Bipolare Mischzustände

»Von ganz besonderer Bedeutung aber sind die Mischzustände, die uns auf das eindringlichste lehren, dass manische und depressive Bilder in allernächstem Grade mit einander verwandt sind. Sehen wir doch auch ungezählte Male die anscheinend so verschiedenartigen Zustände ganz unvermittelt in einander übergehen!« Emil Kraepelin

Je mehr das Wissen über die bipolare Erkrankung zunimmt, desto klarer zeigt sich, dass bei vielen Patienten eine Stimmungsstörung vorliegen kann, die gleichzeitig sowohl manische als auch depressive Merkmale trägt. Des Weiteren kann ein rascher

Definition bipolarer Mischzustände

- Manische Symptome, begleitet von depressiven Symptomen
- Kombination gleichzeitig vorliegender manischer und depressiver Symptome
- Extrem rascher Wechsel manischer und depressiver Symptome

Symptomauswahl bipolarer Mischzustände

- Depressive, dysphorische Stimmung
- Reizbarkeit
- Hyperaktivität
- Gepresste Sprache
- Feindseligkeit
- Ideenflucht
- Angstattacken
- Wahnvorstellungen

Wechsel zwischen manisch beziehungsweise depressiv geprägten Symptomen innerhalb einer Krankheitsepisode stattfinden. Diese Stimmungsstörung wird bipolarer Mischzustand genannt und kommt häufiger vor, als man bisher angenommen hat: Etwa 40 Prozent der als reine Manie eingestuften Stimmungsstörungen sind offensichtlich bipolare (manisch-depressive) Mischzustände.

Bereits 1899 beschrieb der deutsche Psychiater Emil Kraepelin einige solcher Mischzustände: »depressive Manie«, »erregte Depression«, »gedankenarme Manie«, »manischer Stupor«, »Depression mit Ideenflucht« und »gehemmte Manie«. Die diagnostischen Kriterien für solche Mischzustände sind allerdings gegenwärtig noch nicht einheitlich festgelegt. Als symptomatische Kennzeichen der bipolaren Mischzustände gelten desynchronisierte Elementarfunktionen wie Denken, Stimmung und Motorik sowie eine Vielzahl unterschiedlicher Symptome, die innerhalb einer Krankheitsepisode stark zwischen den beiden Polen Manie und Depression angesiedelt sind.

Bipolare Mischzustände kommen bei Frauen doppelt so häufig vor wie bei Männern, sie sind deutlicher ausgeprägt und müssen häufiger stationär behandelt werden. In vielen Fällen leiden die Betroffenen zusätzlich an Substanzmissbrauch (Alkohol, Drogen, Arzneimittel) und sind stärker suizidgefährdet. Bipolare Mischzustände haben eine schlechtere Verlaufsprognose und sind schwerer zu behandeln als andere Stimmungsstörungen.

Rapid Cycling

Wechselt die abnorme Stimmung bei bipolarer Erkrankung sehr rasch zwischen manischen und depressiven Phasen, spricht man von »Rapid Cycling«: Mindestens vier Episoden einer Depression oder Manie treten innerhalb eines Jahres auf. Eine manische Episode kann direkt in eine depressive Episode übergehen – und umgekehrt –, oder es liegt ein mindestens zweimonatiges Intervall normaler Stimmung zwischen den Krankheitsepisoden. Vollzieht sich der Phasenwechsel innerhalb von Tagen, spricht man von »Ultra Rapid Cycling« und bei einem innerhalb von Stunden eintretenden Phasenwechsel von »Ultra-Ultra Rapid Cycling«.

Es wird angenommen, dass bei etwa jedem fünften Patienten mit bipolarer Erkrankung die Diagnose Rapid Cycling zutrifft. Frauen leiden häufiger an dieser Stimmungsstörung als Männer.

Dschungel der Diagnosen

»Aus allen diesen Gründen sehe ich mich veranlasst, den klinischen Formenkreis des manisch-depressiven Irreseins als eine Einheit aufzufassen und die einzelnen Zustandsbilder und Verlaufsarten als Sondergestaltungen des einen gemeinsamen Krankheitsvorganges darzustellen.« *Emil Kraepelin*

Eine der wichtigsten Aufgaben der Medizin ist die Feststellung und Benennung der Krankheit, an der ein Mensch leidet, die Diagnose. In der Regel führt der Arzt zahlreiche Untersuchungen und Tests durch, um zu einer Diagnose zu kommen. Nur wenn diese Diagnose zutrifft, kann auch die richtige Behandlung mit den besten Heilungschancen für den Kranken eingeleitet werden.

Die psychiatrische Diagnose bipolarer Erkrankungen kann sich allerdings nicht auf Röntgenbefunde oder Blutuntersuchungen stützen. Bis heute gibt es weder ein bildgebendes Verfahren noch einen Bluttest, mit dem eine bipolare Erkrankung eindeutig identifiziert werden könnte. Der Psychiater muss sich heute, wie vor hundert Jahren zu Kraepelins Zeiten, vor allem auf seine Augen und Ohren und seine ärztliche Erfahrung verlassen, um zu einer Diagnose zu kommen:

- Er wird betroffenen Patienten, Familienangehörigen oder Bezugspersonen zuhören und sie zu aktuellen Beschwerden, zum Beginn und Verlauf der Stimmungsstörungen befragen (Anamnese).
- Er wird eine Untersuchung des »mentalen Status« durchführen: Er beobachtet Sprachmuster und Verhalten, stellt Fragen zur Stimmung und zu Denkprozessen, prüft Konzentrations- und Gedächtnisleistungen.
- Er wird alle Untersuchungsergebnisse zusammenfassen und sorgfältig auswerten, um zu einer die Symptomatik und den Verlauf der Erkrankung treffenden Diagnose zu kommen.
- Er wird eine Diagnose stellen, eine Aussage zum weiteren Verlauf der Erkrankung machen und die individuell bestmögliche Behandlung vorschlagen, einleiten und durchführen.

Klingt einfach, ist es aber gerade im Falle bipolarer Erkrankungen durchaus nicht. Abgesehen von medizinischen Diskussionen über die Existenz bestimmter eigenständiger Erscheinungsformen bipolarer Erkrankungen, die seit mehr als hundert Jahren geführt werden, besteht das Diagnoseproblem hauptsächlich darin, dass ein großer

»Nur« depressiv oder bipolar? – Was ist heute definitiv gesichert?

- Eine eigenständige Erkrankung, bei der ausschließlich manische Symptome auftreten, ist extrem selten.
- Bei einer unipolaren Depression treten niemals manische Symptome auf. Frauen sind häufiger von unipolarer Depression betroffen und das Ersterkrankungsalter ist höher.
- Bei einer bipolaren Erkrankung treten immer manische Symptome auf. Frauen und Männer sind gleich häufig betroffen, und das Ersterkrankungsalter ist niedriger.

Teil der Ärzteschaft und der Öffentlichkeit über die bipolare Erkrankung nicht informiert ist. Für die betroffenen Patienten kann dies zu katastrophalen Konsequenzen führen, zu nebenwirkungsreichen Fehlbehandlungen, zu fälschlichen Klinikeinweisungen und zur Stigmatisierung.

Diagnoseprobleme und Fehldiagnosen

Es muss an dieser Stelle klar ausgesprochen werden: Die Mehrheit der Ärzte ist über die bipolare Erkrankung offenkundig nicht informiert. Aktuelle Studienergebnisse der National Depressive and Manic-Depressive Association (NDMDA) aus dem Jahr 2001 sprechen eine deutliche Sprache:

- 60 Prozent der Ärzte hatten bei der Diagnose psychiatrischer Erkrankungen die Möglichkeit einer bipolaren Stimmungsstörung überhaupt nicht in Erwägung gezogen!
- 40 Prozent der Ärzte fielen die typischen Symptome überhaupt nicht auf.
- 37 Prozent der Ärzte klagten über Kommunikationsprobleme mit ihren Patienten.
- 28 Prozent der Ärzte klagten über ungenügende Angaben ihrer Patienten.

Wohlgemerkt beziehen sich diese Angaben auf Studienergebnisse aus den USA, wo mit psychiatrischen Erkrankungen offener umgegangen wird und die Informationsmöglichkeiten in Bezug auf die bipolare Erkrankung deutlich besser sind als hier zu Lande. Und welche Diagnosen hatten die Patienten zu erwarten?

- Frauen wurden besonders häufig als »unipolar depressiv« eingestuft.
- Männer wurden besonders häufig als »schizophren psychotisch« eingestuft.

Diagnoseprobleme der bipolaren Erkrankung

- Zu wenige Ärzte sind über die Symptome, die Diagnose und Behandlung der bipolaren Erkrankung informiert.
- Bipolare Erkrankungen werden zu selten diagnostiziert.
- Bipolar erkrankte Menschen werden zu häufig falsch diagnostiziert.
- Die Diagnoseregeln sind noch unausgereift.
- Standardisierte Diagnoseinstrumente fehlen.
- Die wirksame Therapie und Rezidivprophylaxe bipolarer Erkrankungen werden verzögert.
- Es dauert in der Regel acht bis zehn Jahre, bis die richtige Diagnose der bipolaren Erkrankung gestellt wird.

»Die Ärzte stellten verschiedene Diagnosen: Schizoaffektive Schizophrenie, paranoide Schizophrenie, multiple Persönlichkeit, manisch-depressiv. Ich wurde noch einige Male eingesperrt. Mit einem Ehemann wäre mir das wohl gar nicht erst passiert.« Deedee Bloom

Untersuchungsergebnisse aus Deutschland weisen nach, dass 30 bis 80 Prozent der als »akut schizophren« (Zeitraum: 1970 bis 1990) und 50 bis 70 Prozent der als »psychotisch« diagnostizierten Patienten (Zeitraum: 1990 bis 2000) tatsächlich an bipolaren Stimmungsstörungen litten. Diese Mitteilungen zeigen überdeutlich, wie wichtig eine sachgerechte Aufklärung über die bipolare Erkrankung ist – für Ärzte, für die Betroffenen und für die interessierte Öffentlichkeit.

Die Informationen in diesem Buch möchten einen Beitrag dazu leisten, vielen Menschen mit bipolaren Stimmungsstörungen das Schicksal einer Fehldiagnose und Fehlbehandlung zu ersparen. Betroffene Patienten oder Angehörige sollen ausdrücklich dabei unterstützt werden, individuelle psychiatrische Diagnosen zu überprüfen. Sprechen Sie gut vorinformiert mit Ihrem Arzt!

Die richtige Diagnose: Bipolare Erkrankung

Die qualifizierte Diagnose beziehungsweise Differentialdiagnose (Berücksichtigung anderer in Frage kommender Erkrankungen) erfordert von einem Arzt die Beachtung bestimmter Regeln. Um die Diagnose einer bipolaren Erkrankung festzustellen oder auszuschließen, müssen grundsätzlich folgende Informationen gewonnen werden:

- Symptome der akuten Episode mit Stimmungsstörung (Querschnittdiagnose)
- Im Langzeitverlauf aufgetretene Episoden von Stimmungsstörungen (Längsschnittdiagnose)
- Intervall ohne Stimmungsstörungen (Intervalldiagnose)

Querschnittdiagnose

In Bezug auf die Diagnostik der Episoden muss auf die Art der Stimmungsstörungen geachtet werden, auf Zustände der Manie, der Depression oder Mischzustände sowie auf atypische oder gering ausgeprägte Symptome. Die Zeitspanne zur Beurteilung der akuten Episode darf nicht zu kurz gewählt werden.

Langzeitdiagnose

In Bezug auf den Langzeitverlauf der bipolaren Erkrankung muss auf die Häufigkeit der wiederkehrenden Episoden von Stimmungsstörungen geachtet werden: selten (oligozyklisch), regelrecht (normozyklisch), häufig (polyzyklisch, Rapid Cycling) oder permanent. Psychotische Merkmale einzelner Episoden sollten nicht vorschnell als Schizophrenie diagnostiziert werden.

Intervalldiagnose

In Bezug auf das beschwerdefreie Intervall bei bipolarer Erkrankung muss auf den Grad der Rückbildung der Stimmungsstörungen (Remissionsgrad), auf Begleiterkrankungen (Komorbidität), auf die Persönlichkeit und das Temperament sowie auf Bewältigungsprobleme des Patienten geachtet werden. Auf Begleiterkrankungen (etwa Drogenmissbrauch) beruhende Symptome sollten nicht als Restsymptomatik der bipolaren Erkrankung fehlgedeutet werden.

So genannte »Life-Charts« – darunter versteht man die Darstellung aller erfragten Stimmungsstörungen (Episoden und Intervalle), die der Patient im Lauf seines bisherigen Lebens durchgemacht hat, auf einer Zeitachse – sind ein sehr hilfreiches Diagnoseinstrument. Die Bedeutung der Kenntnis des Langzeitverlaufs hatte schon Kraepelin unterstrichen: »Vor allem ist es wichtig, den gesamten Lebenslauf unserer Kranken im Auge zu behalten.«

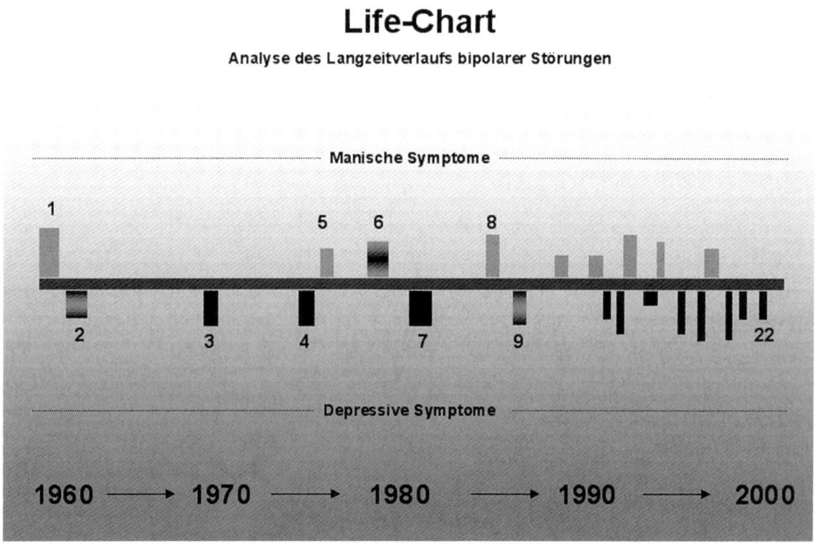

Abfolge der depressiven und manischen Episoden sowie der beschwerdefreien Intervalle während eines Zeitraums von 40 Jahren bei einer Frau, die erstmals im Alter von 25 Jahren erkrankte und bis zum Jahr 2000 insgesamt 22 Phasen von Stimmungsstörungen erlebt hatte.

»Diagnosebibeln«: DSM-IV und ICD-10

Die Diagnose der bipolaren Erkrankung ist nicht einfach. Eine Hilfestellung für psychiatrische Diagnosen, auch die bipolare Erkrankung, bieten zwei Kriterienkataloge, in welchen die Erscheinungsformen der mit Stimmungsstörungen verbundenen Erkrankungen aufgelistet und mehr oder minder genau definiert werden: DSM-IV und ICD-10.

- DSM-IV *(Diagnostic and Statistical Manual of Mental Disease)* ist die von der amerikanischen Psychiatrievereinigung *(American Psychiatric Association)* entwickelte und publizierte, aktuelle Liste psychischer Erkrankungen sowie deren Diagnose- und Begriffskriterien (letzte Version aus dem Jahr 1994).
- ICD-10 *(International Classification of Diseases)* beziehungsweise die Internationale statistische Klassifikation der Krankheiten und verwandter Gesundheitsprobleme, 10. Revision, Version 1.3., ist ein von der Weltgesundheitsorganisation (WHO) aufgestellter Diagnoseschlüssel mit Diagnose- und Begriffskriterien. Die Klassifikation wurde vom Statistischen Bundesamt Wiesbaden 1968 veröffentlicht und für Deutschland als verbindlich erklärt. Die bipolare Erkrankung findet sich im Kapitel V (Psychische und Verhaltensstörungen) unter F30 bis F39 (Affektive Störungen).

Von einem Arzt, der eine psychiatrische Diagnose stellen beziehungsweise eine bipolare Erkrankung richtig diagnostizieren möchte, muss zumindest erwartet werden können, dass er die Kriterien dieser »Diagnosebibeln« berücksichtigt. DSM-IV und ICD-10 bieten viele diagnostische Anhaltspunkte, können aber nicht alle Erscheinungsformen bipolarer Erkrankungen erfassen. Zudem unterscheiden sich beide Kriterienkataloge geringfügig in manchen Punkten.

Lesen Sie die diagnostischen Kriterien der bipolaren Erkrankungen nach DSM-IV und ICD-10 im Anhang dieses Buches nach!

Es sollte nicht vergessen werden, dass sich die wissenschaftliche Medizin in stetem Wandel befindet und einige diagnostische Kriterien heute möglicherweise überarbeitet oder ergänzt werden müssen. So lange die Ursachen der bipolaren Erkrankung nicht eindeutig geklärt sind, bleiben diese beiden Klassifikationssysteme wertvolle Bestandteile der diagnostischen Praxis.

Bipolare Erkrankungen im DSM-IV

- Bipolar-I-Erkrankung: Manie und Depression
- Bipolar-II-Erkrankung: Depression und Hypomanie
  - Kriterien des Schweregrads bipolarer Erkrankungen
  - Kriterien spezieller Erscheinungsformen bipolarer Erkrankungen
  - Kriterien des Langzeitverlaufs bipolarer Erkrankungen
- Bipolare Erkrankung, nicht näher bezeichnet
- Zyklothymie: depressive Symptome und Hypomanien
- Substanzinduzierte Stimmungsstörungen
- Stimmungsstörungen auf Grund medizinischer Krankheitsfaktoren

Bipolare Erkrankungen und Stimmungsstörungen in der ICD-10

- F30 Manische Episode
- F31 Bipolare affektive Störung
- F32 Depressive Episode
- F33 Rezidivierende depressive Störung
- F34 Anhaltende affektive Störungen
- F38 Andere affektive Störungen
- F39 Nicht näher bezeichnete affektive Störung

Bipolar-I-Erkrankung

»Die Erkennung des manisch-depressiven Irreseins ist leicht in denjenigen Fällen, in denen bereits eine Reihe von Anfällen vorausgegangen ist.«
Emil Kraepelin

Die Bipolar-I-Erkrankung ist die klassische Form der bipolaren Stimmungsstörung, die historische »manisch-depressive Erkrankung«. Von einer Bipolar-I-Erkrankung spricht man, wenn der Betroffene eine mindestens 14 Tage dauernde Krankheitsphase hat, die die Kriterien der Manie erfüllt. Das Muster der abnormen Stimmungsphasen kann individuell stark variieren, jeder Patient hat »seinen« Rhythmus wiederkehrender Phasen von Stimmungsstörungen. Erste Symptome treten gewöhnlich kurz vor dem 20. Lebensjahr oder während der ersten Jahre des dritten Lebensjahrzehnts auf. Die Bipolar-I-Erkrankung ist eine Krankheit, die »kommt und geht« (rezidivierende Erkrankung). Zwischen den akuten Krankheitsphasen liegen in der Regel beschwerdefreie Phasen (Intervall), die Krankheit »schläft« dann. Dieses Verlaufsmuster macht die Bipolar-I-Erkrankung – wie alle Krankheiten mit Stimmungsstörungen – schwer diagnostizierbar und schwer behandelbar.
Anders als etwa bei einer bakteriellen Infektion, bei der Mikroorganismen eine Erkrankung verursachen, Antibiotika die Krankheitsursache (Bakterien) beseitigen und den Patienten heilen, gibt es bei der bipolaren Erkrankung nicht die klassische Abfolge von Krankheitsbeginn, Krankheitskrise und Heilung. Die bipolare Erkrankung hat viele Anfänge und viele Enden, sie kann bei einem Menschen plötzlich auftreten und dann – gelegentlich sogar spontan und ohne Behandlung – wieder verschwinden und jahrelang verschwunden bleiben. Die Krankheit geht in eine beschwerdefreie Phase über, die Remission. Während dieser Phase ist der Betroffene weder »gesund« noch »geheilt«.
Die Bipolar-I-Erkrankung ist eine Krankheit, die ohne vorbeugende Behandlung (Rezidivprophylaxe) jederzeit wieder aus der Remission »erwachen« kann. Es ist gleichgültig, wie gut es dem Betroffenen während der Remission oder nach einer erfolgreichen Behandlung geht, die Krankheitssymptome können zurückkommen – wie gesagt, jederzeit! Bereits an dieser Stelle wird deutlich, wie wichtig die vorbeugende Behandlung ist: Nur durch die korrekte, kontinuierliche prophylaktische Therapie kann die »schlafende« Krankheit kontrolliert werden. Wenn die Diagnose Bipolar-I-Erkrankung

gestellt ist, ist es unmöglich, vorauszusagen, ob der Patient weitere zwei oder drei oder sogar 20 Krankheitsepisoden haben wird.

Mit Hilfe von Studienergebnissen aus dem Jahr 1942, einer Zeit ohne wirksame Psychopharmaka, kann der »natürliche« Langzeitverlauf der Bipolar-I-Erkrankung beurteilt werden. An dieser Studie hatten 66 »manisch-depressive« Patienten teilgenommen, die bis zu 26 Jahre lang beobachtet worden waren. Es zeigte sich, dass bei wenigen Patienten eine Krankheitsepisode, bei einem Drittel zwei bis drei, bei einem weiteren Drittel vier bis sechs, sowie bei einem knappen Drittel mehr als sieben Krankheitsepisoden aufgetreten waren. Die Krankheitsepisoden dieser unbehandelten Patienten hatten im Durchschnitt sechseinhalb Monate gedauert. Kürzere und längere, Jahre dauernde Episoden waren gleichfalls beobachtet worden. Monate- oder jahrelang andauernde Krankheitsepisoden sind heutzutage dank wirksamer Behandlungsmethoden sehr selten.

Lesen Sie die diagnostischen Kriterien der Bipolar-I-Erkrankung nach DSM-IV und ICD-10 im Anhang dieses Buches nach!

Wie lange bleibt ein Patient mit Bipolar-I-Erkrankung im beschwerdefreien Intervall (Remission) ohne Symptome? Bereits aus den Aufzeichnungen Kraepelins sowie den

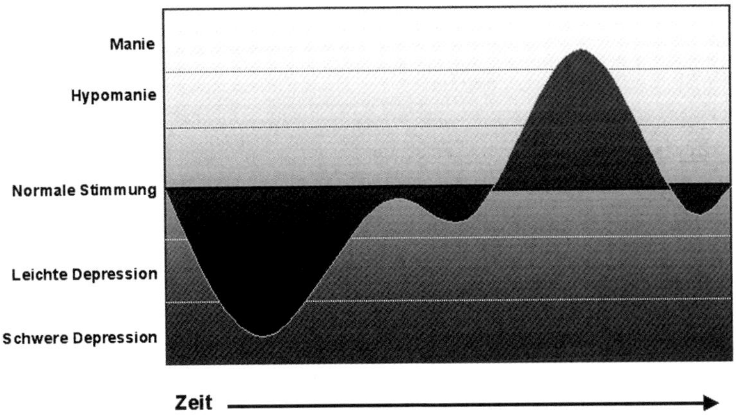

Schematische Darstellung der Stimmungsveränderungen bei Bipolar-I-Erkrankung

Merkmale der Bipolar-I-Erkrankung

Stimmung	• Episoden voll ausgeprägter Manie • Episoden voll ausgeprägter Depression
Andere Merkmale	• Unbehandelte Episoden dauern etwa sechs Monate • Halluzinationen und Wahnvorstellungen treten ohne Behandlung häufig auf • Dreiphasige Episoden können vorkommen • Mit zunehmendem Lebensalter nimmt die Häufigkeit der Stimmungsstörungen zu

Ergebnissen späterer Studien wissen wir, die Bipolar-I-Erkrankung neigt ohne Behandlung dazu, dass Krankheitsepisoden mit zunehmendem Lebensalter häufiger und mit immer kürzer werdenden beschwerdefreien Intervallen auftreten – die Krankheit »beschleunigt« sich deutlich.

Bipolar-II-Erkrankung

Von einer Bipolar-II-Erkrankung spricht man dann, wenn der Betroffene eine mindestens 14 Tage dauernde Krankheitsphase hat, die die Kriterien der Depression erfüllt, sowie mindestens eine Episode einer Hypomanie. Das Muster der abnormen Stimmungsphasen kann stark variieren, jeder Patient hat seinen eigenen Rhythmus wiederkehrender Phasen von Stimmungsstörungen. Erste Symptome treten gewöhnlich zu Beginn des dritten Lebensjahrzehnts auf. Die Bipolar-II-Erkrankung ist gleichfalls eine Krankheit, die »kommt und geht« (rezidivierende Erkrankung). Zwischen den akuten Krankheitsphasen liegen in der Regel beschwerdefreie Phasen (Intervall), während der die Krankheit »schläft«.

Während der 1970er Jahre, als Lithium bereits zur Behandlung bipolarer Erkrankungen zur Verfügung stand, suchten Mediziner nach besseren Diagnosekriterien dieser Erkrankungen und stellten fest, dass es eine große Gruppe von Patienten ohne voll ausgeprägte Manie gab, die dennoch ohne Zweifel bipolar erkrankt waren. Diese Patienten hatten nur leicht ausgeprägte Hochphasen, die niemals in eine Manie übergingen. Spätere Studienergebnisse bestätigten, dass diese Patientengruppe tatsächlich nur an leicht ausgeprägten manischen Symptomen, einer Hypomanie, und De-

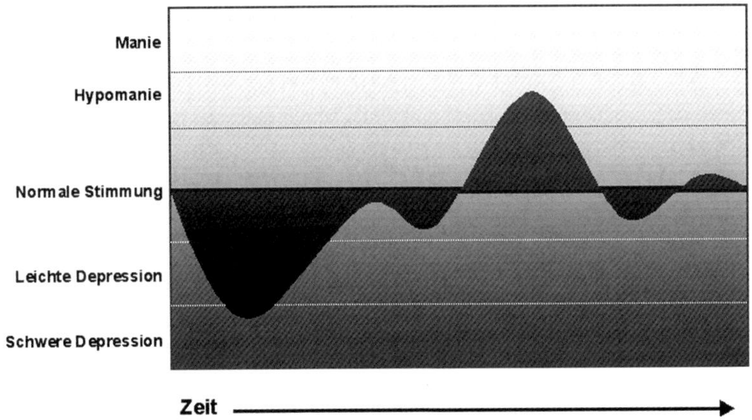

Schematische Darstellung der Stimmungsveränderungen bei Bipolar-II-Erkrankung

pressionen litten. Außerdem zeigte sich, dass häufig Familienangehörige gleichfalls an Bipolar-II-Erkrankungen oder depressiven Stimmungsstörungen mit und ohne Manie oder Hypomanie litten. Da die Bipolar-II-Erkrankung eine vergleichsweise »neue« Diagnose ist, gibt es kaum Beobachtungen über den »natürlichen« Verlauf dieser Erkrankung.

Bei Bipolar-II-Patienten steht offensichtlich die Depression im Vordergrund. Die Depression ist so auffallend, dass ein Großteil der Betroffenen mit der Fehldiagnose Depression und ohne Behandlung der bipolaren Erkrankung leben muss. Studienergebnissen aus dem Jahr 1995 zufolge waren etwa zehn Prozent der Patienten mit Fehldiagnose unbehandelte Bipolar-II-Patienten. Die Analysen zeigten, dass bei Bipolar-II-Erkrankung die depressiven Phasen wesentlich länger dauerten als bei Bipolar-I-Erkrankung (mehr als zwölf Monate), und dass Hypomanie-Episoden meist einige Monate nach Beginn der Depression auftraten.

Lesen Sie die diagnostischen Kriterien der Bipolar-II-Erkrankung nach DSM-IV und ICD-10 im Anhang dieses Buches nach!

Gelegentlich hatte es bis zu neun Jahre gedauert, bis die korrekte Diagnose gestellt wurde. Darüber hinaus haben Bipolar-II-Patienten auch ein erhöhtes Risiko für Alkoholabhängigkeit.

Merkmale der Bipolar-II-Erkrankung	
Stimmung	• Episoden voll ausgeprägter Depression • Episoden mit Hypomanie
Andere Merkmale	• Vermehrter Schlaf und Appetit während Depressionen • Gelegentlich chronische Depression • Bipolar-II-Erkrankung bei Blutsverwandten nachweisbar • Späteres Ersterkrankungsalter • Seltener stationäre Behandlung erforderlich • Möglicherweise erhöhtes Risiko für Alkoholabhängigkeit

Derzeit wird übereinstimmend anerkannt, dass es sich bei Bipolar-I- und Bipolar-II-Erkrankungen um zwei eigenständige Krankheitsbilder handelt. Man könnte sagen, dass die Bipolar-II-Erkrankung eine leichtere Form der Bipolar-I-Erkrankung ist. Und die Bipolar-II-Erkrankung kommt bei weitem häufiger vor als die Bipolar-I-Erkrankung.

Zyklothymie

»Nur eine kleine Minderzahl, wohl kaum mehr als 4–5 %, bilden die Fälle, in denen vom ersten Anfalle an die Krankheit in regelmäßigem Wechsel der Färbung das ganze Leben gleichmäßig und vollständig ausfüllt. Mehrfach sah ich dabei die Verstimmung im Herbste einsetzen, um im Frühling in Erregung überzugehen, in gewissem Sinne den Stimmungswandlungen entsprechend, welche auch den gesunden Menschen im Wechsel der Jahreszeiten überkommen.« Emil Kraepelin

Unter Zyklothymie versteht man häufige kurze, Tage oder Wochen dauernde Phasen depressiver und hypomanischer Phasen, die von kurzen, Tage oder Wochen dauernden Phasen normaler Stimmung gefolgt sind. Die Betroffenen haben definitionsgemäß weder Episoden voll ausgeprägter Depression noch voll ausgeprägter Manie. Die moderne Forschung konnte im übrigen Kraepelins Schätzung bestätigen: Etwa drei bis sechs Prozent der Allgemeinbevölkerung sind wahrscheinlich von der Zyklothymie be-

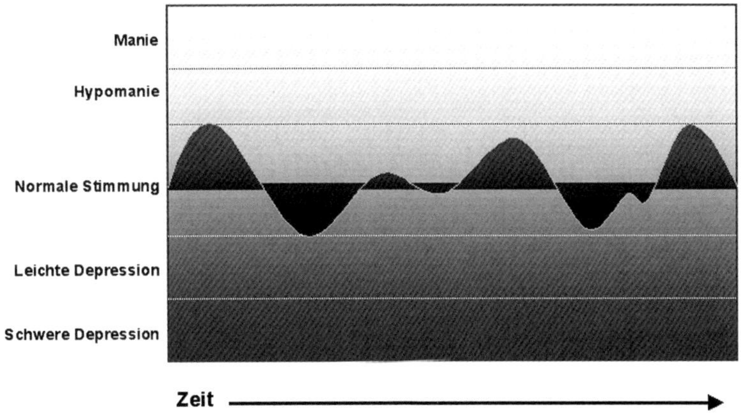

Schematische Darstellung der Stimmungsveränderungen bei Zyklothymie

troffen und die Mehrheit der Betroffenen wird weder diagnostiziert noch behandelt. Kraepelins Beobachtungen weisen auch auf regelmäßig jahreszeitlich auftretende Stimmungsstörungen hin, die so genannte »saisonal abhängige affektive Störung« (engl.: *seasonal affective disorder*, SAD). In der psychiatrischen Systematik wurde die Zyklothymie lange Zeit als »Persönlichkeitsproblem«, nicht als krankhafte Störung geführt und seit etwa 1980 wird sie im amerikanischen Diagnosemanual (DSM) als den Stimmungsstörungen zugehörig eingeordnet.

Menschen mit Zyklothymie erleben ein unablässiges Auf und Ab der Stimmung mit vergleichsweise seltenen normal gestimmten Phasen. Kraepelin zufolge oszillieren die Betroffenen ständig zwischen zwei entgegengesetzten Polen der Stimmung. Man kann sich leicht vorstellen, dass die konstanten Stimmungsschwankungen auch eine Instabilität in vielen Lebensbereichen verursachen.

Die Zyklothymie beginnt im frühen Erwachsenenleben, in den letzten Teenagerjahren oder ersten Jahren des dritten Lebensjahrzehnts. Obwohl die Zyklothymie in der Regel

Symptome der Zyklothymie

Stimmung	• Reizbarkeit (zumindest einige Tage lang) • Urplötzliche Wutanfälle
Aktivität	• Häufiger wechselnde Schlafmuster mit vermindertem Schlafbedürfnis • Schwankende berufliche Leistungsfähigkeit • Ungewöhnliche, riskante Unternehmungen, Kauforgien • Drogen- oder Alkoholmissbrauch • Abwechselnd intro- und extrovertiert
Denken	• Schwankendes Selbstwertgefühl (zwischen mangelndem Selbstvertrauen und Selbstüberschätzung) • Wechselnde Phasen von konfusem bzw. scharfem kreativem Denken

Diese Symptome wurden bei mindestens der Hälfte der untersuchten zyklothymen Patienten beobachtet.

Merkmale der Zyklothymie

Stimmung	• Häufiger Wechsel zwischen Phasen leichter Depression und leichter Hypomanie • Kurze irregulär zyklische Stimmungsveränderungen • Nur kurze Phasen normaler Stimmung
Andere Merkmale	• Betroffene wachen morgens häufig mit veränderter Stimmung auf • Die Stimmungsstörungen beginnen kurz vor dem 20. Lebensjahr oder während der ersten Jahre des dritten Lebensjahrzehnts • Häufige Fehldiagnose: »Persönlichkeitsstörung« • Gelegentlich entwickelt sich eine Bipolar-I- oder Bipolar-II-Erkrankung

niemals zu schweren Stimmungsstörungen führt, gibt es doch eine bedeutende Anzahl von Betroffenen, die eine voll ausgeprägte Depression oder Manie entwickeln – also eine bipolare Erkrankung. Schätzungen zufolge kann die Zyklothymie bei etwa sechs Prozent der Patienten in eine Bipolar-I-Erkrankung und bei bis zu 25 Prozent in eine Bipolar-II-Erkrankung übergehen. Allerdings bleiben mindestens die Hälfte aller Betroffenen von dieser Entwicklung verschont. Dies rechtfertigt die Zyklothymie als eigenständige Diagnose.

Bei Patienten mit Zyklothymie lassen sich häufig bipolare Erkrankungen in der Verwandtschaft nachweisen, selten jedoch reine Depressionen. Da die Zyklothymie häufig mit denselben Therapiemaßnahmen wie bei bipolaren Erkrankungen günstig beeinflusst werden kann, ist man heute übereinstimmend der Ansicht, dass den zyklothymen Stimmungsschwankungen ähnliche Ursachen zu Grunde liegen könnten wie den bipolaren Erkrankungen.

Lesen Sie die diagnostischen Kriterien der Zyklothymie nach DSM-IV und ICD-10 im Anhang dieses Buches nach!

»Bipolar-III-Erkrankung«

Seit langer Zeit wissen Psychiater, dass es viele Formen bipolarer Erkrankungen gibt, und Kraepelin bemerkt, »dass es praktisch unmöglich« ist, die verschiedenen Formen auseinander zu halten, da »überall Übergänge existieren«. Die klinischen Beobachtungen vieler Jahrzehnte machten jedoch deutlich, dass eine große Zahl der Patienten, die wegen unterschiedlicher Formen von Depression behandelt worden waren, Merkmale der bipolaren Erkrankung aufwiesen, ohne dass sie in eine der bekannten Kategorien eingeordnet werden konnten. Man kennzeichnet diesen Störungstyp mit Begriffen wie »pseudounipolare Depression« oder »Bipolar-III-Erkrankung«, im englischen Sprachraum auch als »soft bipolar disorder«.

Das Temperament der Betroffenen ist häufig durch eine lange Vorgeschichte depressiv oder manisch gefärbter Stimmungsschwankungen gekennzeichnet, mit gelegentlich stärker ausgeprägten depressiven Stimmungsstörungen, die dann ärztlich behandelt werden. Die Betroffenen sind vom Naturell her fröhlich und optimistisch (hyperthym) gestimmte Persönlichkeiten, beredsam, zuversichtlich und gesellig. Die Kehrseite der Medaille ist allerdings leichte Reizbarkeit, Impulsivität und eine gewisse Unruhe. In der Regel lassen sich bipolare Erkrankungen in der Blutsverwandtschaft nachweisen. Eine Neigung zu wiederkehrenden depressiven Episoden ist kennzeichnend für die »Bipolar-III-Erkrankung«.

Merkmale der pseudounipolaren Depression (Bipolar-III-Erkrankung)	
Bipolare Erkrankungen bei Familienangehörigen nachweisbar	
Hyperthymes Temperament	• Gelegentlich vermindertes Schlafbedürfnis (weniger als sechs Stunden Schlaf) • Frohnatur und Optimismus • Neigung zur leichten Reizbarkeit • Extrovertiert und gesellig
Wiederkehrende (rezidivierende) Depressionen	

Die ausschließliche Behandlung mit Antidepressiva (Fehldiagnose: unipolare Depression!) kann die Reizbarkeit verstärken und im ungünstigsten Fall sogar eine manische Episode auslösen (»switch«). Von einer Behandlung mit Stimmungsstabilisierern profitieren die Betroffenen hingegen.

Rapid Cycling

»Eine ganz besonders ungünstige Bedeutung dürfte die Kürze der Zwischenzeit zwischen den Anfällen haben. Wir kennen eine kleine Gruppe von Fällen, bei denen Anfälle wie Zwischenzeiten nur wenige Wochen andauern, sodass ein ziemlich regelmäßiger Wechsel zwischen Erregung und Beruhigung entsteht.«
Emil Kraepelin

Man spricht den aktuellen Diagnosekriterien zufolge dann von Rapid Cycling, wenn ein bipolar erkrankter Patient vier oder mehr Episoden von Stimmungsstörungen (Manie, Hypomanie, Depression, Mischzustand) innerhalb eines Jahres erlebt. Die Betroffenen gehören zu der Gruppe der schwerstkranken bipolaren Patienten, bei denen häufig auch Stimmungsstabilisierer wie Lithium nicht ausreichend wirksam sind. Zudem tritt diese Krankheitsform häufiger bei Frauen auf und beginnt in der Regel mit einer Depression.
Bislang sind in Bezug auf Rapid Cycling im Rahmen von Studien unterschiedliche Beobachtungen gemacht worden:

- Rapid-Cycling-Patienten litten häufiger an Schilddrüsenfunktionsstörungen und wurden häufiger mit Antidepressiva behandelt.
- Es könnte sein, dass durch die Behandlung mit Antidepressiva bei manchen bipolaren Patienten eine Umschaltung (engl.: *switch*) in ein Rapid-Cycling-Muster ausgelöst wird.
- Man hat aus Studienergebnissen abgeleitet, dass Rapid Cycling kein eigenständiges Krankheitsbild ist, sondern eine vorübergehende Phase der bipolaren Erkrankung, zu der manche Patienten besonders neigen.
- Übereinstimmend wurde beobachtet, dass fast drei Viertel der Betroffenen Frauen sind.
- In einer Untersuchung wurde festgestellt, dass etwa jeder fünfte bipolare Patient eine Rapid-Cycling-Phase erlebt, die einige Monate dauert und schwer zu behandeln ist.

Die Ursachen des Rapid Cycling und die Behandlung dieser komplizierten Stimmungsstörungen sind nach wie vor unklar.

»Schizoaffektive Störung«

Ohne Zweifel gibt es Patienten, die Merkmale zweier psychiatrischer Erkrankungen aufweisen, Merkmale der Schizophrenie (bizarre Wahnvorstellungen und Halluzinationen) und affektive Störungen (Stimmungsstörungen). An dieser Stelle offenbart sich ein großes Dilemma der psychiatrischen Diagnostik: Ist die »schizoaffektive Störung« wirklich ein eigenständiges Krankheitsbild? In der Vergangenheit ist dieses diagnostische Dilemma, wie aktuelle Studienergebnisse belegen, vielfach so gelöst worden, dass die Diagnose Schizophrenie gestellt wurde – eine Fehldiagnose, unter der bevorzugt männliche Patienten zu leiden hatten!

Bei bipolaren Patienten können durchaus Halluzinationen und Wahnvorstellungen auftreten, die jedoch auf die extrem veränderte Stimmungslage zurückgeführt werden.

- In schwer depressiver Stimmung glaubt der bipolare Patient möglicherweise, dass er sein ganzes Geld verloren hat, dass seine Angehörigen von Gewalttätern bedroht werden, und er hört möglicherweise die Schreie gequälter Folteropfer.
- In schwer manischer Stimmung glaubt der bipolare Patient möglicherweise, dass er ein Auserwählter Gottes ist, und er hört den Klang der Engelschöre.

Schizophrene Patienten haben zwar auch bizarre Wahnvorstellungen und Halluzinatio-

Halluzination
Sinnestäuschung bzw. mehrere bis alle Sinne betreffende, nicht durch entsprechende äußere Sinnesreize hervorgerufene, jedoch für die betroffene Person Realitätscharakter besitzende Sinneswahrnehmungen (Beispiel: Stimmenhören).

Wahn
Krankhafte, falsche Glaubensvorstellung von der Realität (Beispiel: Größenwahn, Verfolgungswahn).

nen, allerdings gibt es gewöhnlich keine besonders ausgeprägten Anzeichen einer Stimmungsstörung. Vor diesem Hintergrund wird die Berücksichtigung von Stimmungsstörungen bei Patienten, die Wahnvorstellungen oder Halluzinationen zeigen, zum wichtigsten Instrument, der Fehldiagnose Schizophrenie bei offensichtlich bipolar erkrankten Menschen vorzubeugen. In vielen Fällen profitieren Menschen mit Stimmungsstörungen und schizophreniformen Symptomen von einer Behandlung mit Stimmungsstabilisierern. Die Kriterien der »schizoaffektiven Störung« sind unsicher.

»Es ist, als hätte man einen Radiosender in sich drin, oder mehrere Radiosender im Kopf. Oh, das ist toll. Und dann gerät es Dir außer Kontrolle. Und wenn Du das verlierst, was Du für Kontrolle hältst, dann macht das etwas Angst. Es ist mühsam, den Sender im Kopf abzustellen. Das geht weiter und weiter. Es geht Nonstopp von der Tagesrealität in den Schlaf hinein und geradewegs wieder heraus. Nonstopp. Das ist wirklich beängstigend. Ich rede viel. Und irgendwann ist das nicht mehr verständlich – hat man mir gesagt. Nicht wirr, aber schwer verständlich, weil alles so schnell abläuft in meinem Kopf. Ich muss es schneiden, wie ein Telegramm.« *Hannah Ziegellaub*

Melancholie und Manie: eine unzertrennliche Geschichte

Trotz aller Fortschritte und Zukunftsvisionen der modernen Medizin hat sich immer wieder gezeigt, dass der Blick zurück auf die Wurzeln der europäischen Kultur lohnenswert ist. Dies gilt in besonderem Maße für die bipolare Erkrankung. Erste Beobachtungen einer Zusammengehörigkeit von Melancholie (Depression) und Manie stammen aus der Antike. In der Folge wurden Depression und Manie jahrhundertelang als zwei unterschiedliche Krankheiten betrachtet und erst im 19. Jahrhundert als zwei Erscheinungsformen ein und derselben Erkrankung wieder entdeckt.

Die schwarze und die gelbe Galle

> *»Meiner Ansicht nach ist die Melancholie ohne jeden Zweifel Anfang und sogar Teil der Krankheit, die Manie genannt wird. … Die Entwicklung einer Manie ist vielmehr eine Zunahme der Krankheit [der Melancholie] als ein Wechsel in eine andere Krankheit.«* *Aretaeus von Kappadokien, 1. Jahrhundert nach Christus*

Die Begriffe »Melancholie« und »Manie« stammen aus der antiken griechischen Medizin, als deren Begründer Hippokrates von Kos (5. Jahrhundert vor Christus) gilt. Nach den Vorstellungen seines Krankheitskonzeptes entstanden Krankheiten durch ein Ungleichgewicht von vier Lebenssäften: Blut, Schleim, »schwarze Galle« und »gelbe Galle«. Dieses medizinische System behielt bis zum Beginn der naturwissenschaftlichen Revolution im 19. Jahrhundert seine Gültigkeit.

Nach der Krankheitslehre des Hippokrates entsteht die Melancholie aus einer organischen Erkrankung der Milz: »Schwarze Galle« tritt aus der Milz aus und überflutet den ganzen Körper, dringt in das Gehirn ein und kann dort Schwermut verursachen. Hippokrates benutzte auch den Begriff Manie, um einen Zustand der Ekstase und Raserei zu beschreiben. Die Manie selbst entstand aus dem Überfluss an gelber Galle. Allerdings glaubte die altgriechische Medizin vor allem an körperliche Ursachen, die zur Erkrankung führen: »Der Schwerpunkt jedoch liegt sowohl bei der Manie als auch der Melancholie in den Bauchorganen.« Die Darstellung der Melancholie und der Manie bei Hippokrates deckt sich in vielen Punkten mit aktuellen Darstellungen.

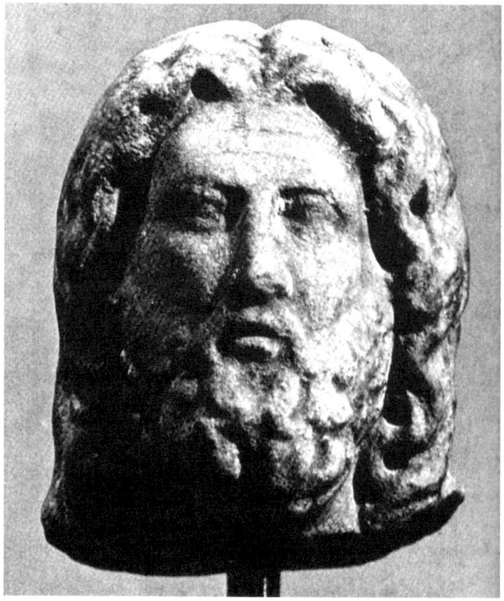
Büste des Hippokrates

Die erste Beschreibung der bipolaren (manisch-depressiven) Erkrankung geht auf den griechischen Arzt Aretaeus von Kappadokien zurück, der in der zweiten Hälfte des 1. Jahrhunderts nach Christus in Alexandria lebte. Als gemeinsame Ursache von Melancholie und Manie betrachtete er die »schwarze Galle« und die »Trockenheit« des Gehirns. Nach Aretaeus ist die Manie als Zunahme der Melancholie und gegenpolige Erscheinung der Melancholie zu verstehen. Sein Konzept des bipolaren Stimmungskontinuums ist noch breiter als unser heutiges und umfasst Manie, Hypomanie, Depression, »schizoaffektive Störungen«, psychotische Depression, durch Organerkrankungen bedingte Psychosen und Mischzustände.

Paulus von Aegina (625 bis 690), der letzte bedeutende altgriechische Arzt der ausgehenden Antike, sah eine ähnliche Verbindung der Manie und Melancholie, gleichfalls auf der Grundlage der Säftelehre. Er glaubte, dass die Melancholie durch den Überfluss »schwarzer Galle« erzeugt werde, behauptete jedoch, dass ein Übermaß an »gelber Galle«, die durch »zu viel Hitze« in »schwarze Galle« verwandelt wird, die Ursache der Manie sei.

Während des Mittelalters geriet das rationale Konzept der antiken Medizin, dass Krankheiten der Psyche auf körperliche Krankheitsfaktoren zurückgehen, zunehmend in Vergessenheit – Dämonen und Hexerei galten nun als Ursache solcher Störungen, und Priester übernahmen die Behandlung. Erst mit der Renaissance und Aufklärung entwickelte sich allmählich auch ein ärztlicher Berufsstand. Melancholie und Manie wurden in dieser Zeit überwiegend als zwei verschiedene Erkrankungen betrachtet.

Die Melancholie und die Tollheit

»Es ist eine absolute Notwendigkeit, Melancholie und Tollheit auf eine Art von Krankheit zurückzuführen und sie konsequenterweise aus einem gemeinsamen Blickwinkel zu betrachten ... Wir bemerken, dass sie beide aus der gleichen gemeinsamen Ursache und Quelle entspringen, und zwar der exzessiven Anhäufung von Blut im Gehirn ... Wir bemerken, dass melancholische Patienten ... leicht in Tollheit verfallen, und wenn diese entfernt ist, enthüllt sich die Melancholie wieder selbst.« Robert James, 18. Jahrhundert

Im 17. und 18. Jahrhundert waren es vor allem der Anatom Thomas Willis (1621 bis 1675) aus Oxford, der Begründer der Pathologie Giovanni Battista Morgagni (1682 bis 1771) aus Padua und Anne Charles Lorry (1726 bis 1783) aus Paris, die wiederkehrende Episoden von Manie und Melancholie im Langzeitverlauf beschrieben haben. Genauere Beobachtungen zum Zusammenhang von Melancholie und Manie trug auch der englische Arzt Robert James (1705 bis 1776) bei.
Durch die Entwicklung wissenschaftlicher Methoden im 18. Jahrhundert kam es zu einigen bemerkenswerten Fortschritten, was Erkrankungen der Psyche betraf. Der englische Arzt Richard Mead (1673 bis 1754) vermutete, dass Manie und Melancholie unterschiedliche Erscheinungsformen eines einzigen Krankheitsprozesses seien. Der italienische Arzt Vincenzo Chiarugi (1759 bis 1820) konnte 1794 nicht nur erstmals eine Schädigung des Gehirns anatomisch darstellen, er entwickelte auch ein Klassifikationssystem, dem die Melancholie, die Manie und die Amentia (Schwachsinn) zu Grunde lagen – Chiarugi bemerkte dazu: »Die Manie ist durch rasende Tollheit gekennzeichnet. Der Tollwütige ist wie ein Tiger oder Löwe und in dieser Beziehung kann die Manie als der der wahren Melancholie entgegengesetzte Zustand betrachtet werden.«

Das zirkuläre Irresein

Es war das Verdienst der französischen Psychiatrie des 19. Jahrhunderts, dass »Geisteskranke« von ihren Ketten und aus menschenunwürdigen Gefängnissen, wo sie oftmals schlimmer als Tiere vegetierten, befreit wurden. In Frankreich schlug auch die Geburtsstunde des modernen Konzepts der bipolaren Erkrankung. Im Jahr 1851 erschien in einem Pariser Ärzteblatt eine kurze Mitteilung von Jean-Pierre Falret (1794 bis 1870)

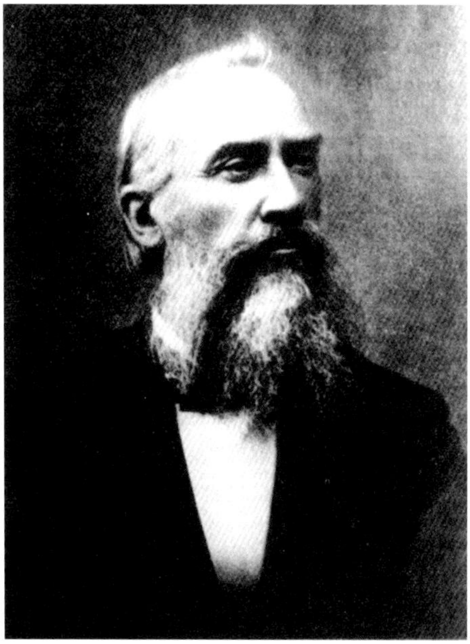

Karl Kahlbaum, deutscher Psychiater (1828 bis 1899)

über eine eigenständige Erkrankung unter der Bezeichnung »La folie circulaire« (»zirkuläres Irresein«): Ein kontinuierlicher Zyklus von Melancholie und Manie, mit oder ohne unterschiedlich langem beschwerdefreien Intervall. Drei Jahre später präsentierte sein Kollege Jules Baillarger (1809 bis 1890) die Beschreibung einer Sonderform der manisch-depressiven Erkrankung unter dem Titel »Folie à double forme«. Dieses Krankheitskonzept fand bald auch internationale Anerkennung, vor allem in Deutschland, England und Nordamerika.

Der nächste bedeutende Fortschritt auf dem Gebiet bipolarer Erkrankungen war ein Beitrag des deutschen Psychiaters Karl Kahlbaum (1828 bis 1899). Er kannte die Arbeiten aus Frankreich und stellte auf dieser Grundlage ein Konzept »partieller« und »totaler« psychischer Krankheiten vor: Krankheiten, die immer wiederkehren (»vecordia«), und Krankheiten, die in Demenz enden (»vesania typica«). Abhängig vom natürlichen Verlauf der Krankheit konnten Melancholie und Manie Erscheinungsformen beider Krankheitskategorien sein. Kahlbaum führte einige Zeit später auch den Begriff der »Zyklothymie« ein. Nach seiner Vorstellung bildeten die Melancholie, die Manie und die Zyklothymie eine Gruppe immer wiederkehrender psychischer Störungen.

Das manisch-depressive Irresein

»Das manisch-depressive Irresein, wie es in diesem Abschnitte geschildert werden soll, umfasst einerseits das ganze Gebiet des so genannten periodischen und circulären Irreseins, andererseits die meist noch davon unterschiedene

einfache Manie. Im Laufe der Jahre habe ich mich mehr und mehr davon überzeugt, dass alle die genannten Bilder nur Erscheinungsformen eines einzigen Krankheitsvorganges darstellen.« Emil Kraepelin, 1899

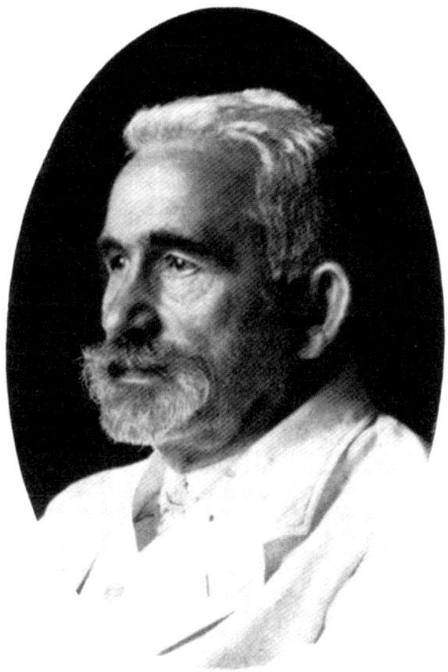

Emil Kraepelin (1856 bis 1926)

Es war die Leistung des deutschen Psychiaters Emil Kraepelin (1856 bis 1926), psychische Erkrankungen in ein großes Klassifikationssystem einzubringen. Er beendete damit auch den Begriffswirrwarr der damaligen Psychiatrie. Grundsätzlich unterschied er zwei Krankheitsgruppen: das manisch-depressive Irresein (Manie, Melancholie, Zyklothymie, Mischzustände) und die Dementia praecox (Fälle von Manie und Melancholie, die zu Demenz, Katatonie, Hebephrenie und Paranoia führen). Kraepelin kannte zwar das Konzept der »folie circulaire« Falrets (die heutige bipolare Erkrankung), ordnete jedoch alle leichten Formen von Hypomanie und Depression, affektive Temperamente und Reinformen der Depression in das breite Spektrum der manisch-depressiven Erkrankung ein – erstmals wurden alle Stimmungsstörungen miteinander in Beziehung gebracht.

Kraepelins Abhandlung über das manisch-depressive Irresein in seinem Lehrbuch »Psychiatrie. Ein Lehrbuch für Studirende und Aerzte« aus dem Jahr 1899 ist noch heute eine der lesenswertesten Abhandlungen zum Thema bipolare Erkrankungen. Er fasste hier seine jahrzehntelangen Beobachtungen vieler Hundert Patienten zusammen, beschrieb detailliert die Kennzeichen und Abstufungen von Manie und Melancholie, den natürlichen Verlauf manisch-depressiver Erkrankungen, die jeweiligen Prognosen und die erbliche Disposition dieser Erkrankung anhand von Familienstudien. Ferner wies er die Existenz von Episoden der Stimmungsstörung und beschwerdefreien Intervallen nach und er definierte so genannte Grundzustände (de-

pressiv, manisch, reizbar zyklothym), die den Zustand zwischen den Episoden oder eine lebenslange Befindlichkeit ohne solche Episoden kennzeichneten.
Ein Nachteil von Kraepelins Klassifikationssystem war es, dass auf Grund der Breite seines manisch-depressiven Krankheitsbegriffs eine eigenständige, ausschließlich depressive Erkrankung (die heutige unipolare Depression) keinen Platz hatte. Das Werk Kraepelins prägte das Gesicht der Psychiatrie des 20. Jahrhunderts weltweit, insbesondere aber in den USA.

Die moderne Wiedergeburt

Was es zu Kraepelins Zeiten nicht gab, war irgendeine Form der wirksamen Behandlung schwerer psychischer Erkrankungen. Aus diesem Grund hatte das Klassifikationssystem Kraepelins zunächst nur theoretischen, aber kaum einen praktischen Nutzen für die betroffenen Patienten.
Diese therapeutische Lücke wurde für einen Teil der Patienten mit psychischen Problemen durch den Aufstieg der Psychoanalyse und der Psychotherapie während der 1920er bis 1940er Jahre geschlossen. Manisch-depressive (bipolare) Patienten profitierten von einer solchen Behandlung allerdings nur sehr begrenzt. Der Zweite Weltkrieg und die Nazidiktatur machten dann allen Bemühungen, die psychiatrische Therapie voranzubringen, einen Strich durch die Rechnung.
Die einstmals glänzende deutsche Psychiatrie hatte sich vielfach zum Helfershelfer des verbrecherischen menschenverachtenden Rassenwahns des Naziregimes machen lassen. Prominente deutsche Psychiater beteiligten sich enthusiastisch an der Vernichtung »lebensunwerten Lebens«, und Zehntausende psychisch kranker Menschen in Europa wurden ermordet. Es sollte Jahrzehnte dauern, bis sich die deutsche Psychiatrie vor der Weltöffentlichkeit rehabilitieren konnte – ein Psychiatrie-Weltkongress fand erst im Jahr 1999 wieder auf deutschem Boden statt!
Weitere Fortschritte in der Diagnose und Therapie von Stimmungsstörungen waren eng mit Fortschritten der wissenschaftlichen Forschung, der Molekularbiologie, bildgebender Verfahren und der Entdeckung wirksamer psychopharmakologischer Substanzen verknüpft. Bereits 1948 hatte der australische Arzt John F. J. Cade die stimmungsstabilisierende Wirkung von Lithiumsalzen bei Manie entdeckt. Aber erst 1954 waren die Anwendungsbedingungen von Lithium zur Manietherapie und zur Rezidivprophylaxe bei bipolarer Erkrankung einigermaßen gesichert.

Ein weiterer Meilenstein war die Entdeckung der Wirksamkeit von Imipramin zur Behandlung der Depression durch den Schweizer Psychiater Roland Kuhn 1957. Spätestens zu diesem Zeitpunkt war klar, dass manisch-depressive Zustände mehr sein mussten als »psychologische Reaktionen«: Wenn manische Symptome durch Lithium verschwanden, musste es einen biochemischen Mechanismus geben. Wenn depressive Symptome durch Imipramin bei manchen Patienten verschwanden und bei manchen Patienten eine Manie auslösten, musste es gleichfalls biochemische Mechanismen geben – aber auch zwei verschiedene depressive Erkrankungen.

Das Jahr 1966 war das Jahr der Wiedergeburt der bipolaren Erkrankung wie sie heute anerkannt ist. Jules Angst und Carlo Perris wiesen unabhängig voneinander die Existenz bipolarer Erkrankungen und der unipolaren Depression nach. Sie zeigten, dass beide Krankheitsformen einen unterschiedlichen Verlauf und eine unterschiedliche genetische Grundlage hatten: Manie und bipolare Erkrankungen waren nur in Familien mit erkrankten Angehörigen nachweisbar, nicht bei ausschließlich depressiven Patienten. Eine rein manische Erkrankung ist demnach so gut wie ausgeschlossen bzw. sie existiert nicht.

Wenn auch viele Fragen zur Diagnose bipolarer Erkrankungen noch offen sind, so gibt es doch keinen Zweifel mehr über bipolare Charakteristika und die untrennbare Zusammengehörigkeit der Stimmungsstörungen Manie und Depression in einem Kontinuum der Emotionen. Diese Erkenntnisse waren wichtige Voraussetzungen dafür, dass heute wirksame Behandlungsformen und Psychopharmaka zur Verfügung stehen, die die erfolgreiche Therapie bipolarer Erkrankungen ermöglichen.

Meilensteine in der Geschichte bipolarer Erkrankungen

5. Jhd. v. Chr.	Hippokrates	»Melancholie« und »Manie« entstehen aus körperlichen Ursachen
1. Jhd. n. Chr.	Aretaeus von Kappadokien	Melancholie und Manie sind Erscheinungsformen ein und derselben Krankheit
7. Jhd. n. Chr.	Paulus von Aegina	Gemeinsame Ursache von Melancholie und Manie
1676	Thomas Willis	Im Langzeitverlauf wiederkehrende Melancholie und Manie

1750	Richard Mead	Manie und Melancholie sind Erscheinungsformen eines Krankheitsprozesses
1761	Giovanni Battista Morgagni	Im Langzeitverlauf wiederkehrende Melancholie und Manie
1705–1776	Robert James	Melancholie und Manie haben die gleiche Ursache
1765	Anne Charles Lorry	Im Langzeitverlauf wiederkehrende Melancholie und Manie
1800	Vincenzo Chiarugi	Klassifikationssystem für Melancholie und Manie
1851	Jean-Pierre Falret	»La folie circulaire« (»zirkuläres Irresein«)
1854	Jules Baillarger	»Folie à double forme«
1863	Karl Kahlbaum	Klassifikationssystem psychischer Krankheiten
1882	Karl Kahlbaum	Zyklothymie
1899	Emil Kraepelin	Manisch-depressives Irresein
1921	Ernst Kretschmer	Beschreibung des manisch-depressiven Spektrums
1948	John F. J. Cade	Entdeckung der stimmungsstabilisierenden Wirkung von Lithiumsalzen bei Manie
1949	Karl Kleist	Erbbiologische Unterscheidung unipolarer und bipolarer Krankheitsformen
1952	American Psychiatric Association	DSM I: Diagnostic and Statistical Manual: Mental Disorders
1957	Roland Kuhn	Entdeckung der antidepressiven Wirkung von Imipramin
1957	Karl Leonhard	Klassifikation phasischer und zykloider Psychosen
1966	Jules Angst Carlo Perris	Unterscheidung bipolarer Erkrankungen und unipolarer Depressionen
1994	American Psychiatric Association	DSM IV: Diagnostic and Statistical Manual: Mental Disorders

Das weite Feld der Ursachen

»Auf jeden Fall müssen die Menschen wissen, dass die einzige Quelle von Lust und Freude, Lachen und Scherzen sowie auch von Traurigkeit und Sorge, von Dysphorie und Weinen das Gehirn ist.«
Hippokrates (»Über die heilige Krankheit«)

Menschen hatten schon immer das Bedürfnis, die Gründe und Ursachen von Gesundheitsstörungen oder Krankheiten herauszufinden, vor allem, um der Angst und unheimlichen Bedrohung durch ein unerklärliches Geschehen zu begegnen. Das Wissen um die Ursachen einer Krankheit kann auch Wege zur Heilung aufzeigen.

Unsicherheit und Angst kennzeichnen in besonderem Maße den Umgang mit Störungen der Gefühlsäußerungen, mit ungewöhnlichen Verhaltensweisen oder Wahnvorstellungen – denn diese Störungen scheinen aus dem Gehirn zu kommen. Und das Wesen und die Funktionsweise des Gehirns sind heute noch immer weniger erforscht als Millionen Lichtjahre entfernte Galaxien. Das Gehirn ist ein hochkomplexes Organ – mehr als nur ein Supercomputer. Um so schwieriger ist es, die genauen Ursachen von Funktionsstörungen des Gehirns zu erkennen. Wir wissen ja noch nicht einmal über die Grundprinzipien der normalen Funktionsweise genügend Bescheid.

Wie entstehen bipolare Erkrankungen? Die Wissenschaft fand viele Antworten. Man kann sie am besten so zusammenfassen: Die bipolare Erkrankung entsteht häufig durch eine erhöhte, genetisch bedingte Verletzlichkeit zentralnervöser Funktionen, die durch Vererbung weitergegeben werden kann.

Viele verschiedene wissenschaftliche Forschungsdisziplinen versuchen die Ursachen bipolarer Erkrankungen zu ergründen: die Genetik, Psychobiologie, Psychopharmakologie, Verhaltensforschung, Epidemiologie, Psychiatrie, Neurophysiologie, Neurologie und die Neuroanatomie.

Höchste Zeit für Ursachenforschung!

- Die Depression ist weltweit die vierthäufigste Ursache einer Schwerbehinderung!
- Die bipolare Erkrankung ist weltweit die sechsthäufigste Ursache einer Schwerbehinderung!
- Die Depression wird Schätzungen zufolge im Jahr 2020 weltweit die zweithäufigste Ursache einer Schwerbehinderung sein!
- Die durch bipolare Erkrankungen verursachten Gesamtkosten in den USA im Jahr 1999 wurden auf $ 60 Milliarden geschätzt, zwei Drittel dieser Kosten entfallen auf Produktivitätsverluste!

Verletzliche Gene

Die wissenschaftlichen Befunde zur genetischen Verletzlichkeit (Vulnerabilität) bilden die Basis für die Erklärung der bipolaren Erkrankung. Heute ist weitgehend unumstritten, dass die bipolare Erkrankung nicht auf einen einzelnen Gendefekt (Einzeldefekt einer Erbinformation) zurückzuführen ist, sondern dass an der Vererbung bipolarer Stimmungsstörungen mehrere Gene beteiligt sind (oligogenetischer Vererbungsmodus). Des Weiteren spielen für die Entstehung einer bipolaren Erkrankung äußere Stressfaktoren eine geringere Rolle als für die unipolare Depression.

Mit diesen Erkenntnissen hat sich die moderne Naturwissenschaft wieder der altgriechischen Überzeugung angenähert, dass auch Erkrankungen des Gemüts oder des Gefühlserlebens auf körperlichen (genetischen) Ursachen beruhen. Ein bipolar erkrankter Mensch ist demnach weder »selbst schuld« an seiner Krankheit noch sind andere Menschen oder äußere Stressfaktoren dafür verantwortlich: Der bipolar kranke Mensch wurde mit einer besonderen Anfälligkeit (Verletzlichkeit) für Stimmungsstörungen, das heißt mit einer besonderen Verletzlichkeit des zentralen Nervensystems geboren.

Als so genannte »Kandidaten-Gene« der bipolaren Erkrankungen gelten Erbinformationen für bestimmte Nervenbotenstoffe (Noradrenalin, Serotonin, Dopamin) sowie Erbinformationen für intrazelluläre Signalproteine (G-Protein, GABA-System, Kalzium-, Kaliumionenkanäle).

Im Rahmen von Studien mit eineiigen (identische Genausstattung) und zweieiigen Zwillingen (gering unterschiedliche Genausstattung) wurde die erbliche Wahrscheinlichkeit für eine bipolare Erkrankung untersucht. Das Ergebnis war überzeugend: Die Erkrankungswahrscheinlichkeit für eineiige Zwillinge betrug 62 bis 72 Prozent, für zweieiige Zwillinge nur 0 bis 8 Prozent.

Die Ergebnisse von mehr als vierzig Studien haben gezeigt, dass das Risiko für eine bipolare Erkrankung deutlich erhöht ist, wenn auch Blutsverwandte von der Erkrankung betroffen sind. Krankhafte Stimmungsstörungen sind demnach auf Grund der Weitergabe defekter Gene erblich und die häufigste Stimmungsstörung unter Blutsverwandten ist die unipolare Depression – an zweiter Stelle folgt die bipolare Erkrankung.

Dass zusätzlich zur Erblichkeit der bipolaren Erkrankung auch veränderte Umweltbedingungen eine Rolle spielen könnten, zeigen die Ergebnisse einer epidemiologischen Studie: Die Häufigkeit der Neuerkrankungen an bipolaren und unipolaren Stimmungs-

Erbliche Risiken für eine bipolare Erkrankung

- Mehr als ein Prozent der Allgemeinbevölkerung weist Symptome einer bipolaren Erkrankung auf.
- Wenn ein Elternteil bipolar erkrankt ist, beträgt das Risiko der Nachkommen 7,8 Prozent für eine bipolare Erkrankung, 11,2 Prozent für eine unipolare Depression und 19 Prozent für jede Form einer Stimmungsstörung. Wenn mehrere Blutsverwandte bipolar erkrankt sind, ist das erbliche Risiko noch höher.
- Wenn beide Elternteile bipolar erkrankt sind, beträgt das Risiko für eine krankhafte Stimmungsstörung beim Nachwuchs 50 bis 75 Prozent.

störungen hat seit den 1930er Jahren dramatisch zugenommen. Diese Zunahme kann nicht durch Genveränderungen allein erklärt werden, da sie innerhalb einer zu kurzen Zeit beobachtet wurde. Sind dafür die Reizüberflutung des Medienzeitalters, nährstoffarme Ernährung oder die ansteigenden Leistungserwartungen eines materialistischen Lebensstils verantwortlich? – Es gibt noch viele offene Fragen.

Genetisch bedingte Verletzlichkeit

- Affektive Erkrankungen beruhen auf einer genetisch bedingten Verletzlichkeit, die erblich ist.
- Die unipolare Depression ist die häufigste, die bipolare Erkrankung die zweithäufigste erbliche Stimmungsstörung.
- Bipolare Erkrankungen betreffen häufiger Angehörige von unipolar depressiven Patienten.
- Die Wahrscheinlichkeit, dass die Stimmungsstörungen erblich sind, ist besonders hoch, wenn schwere Symptome im Jugendalter auftreten.

Verdächtige Chromosomen

Studienergebnisse weisen darauf hin, dass die für die bipolare Erkrankung bedeutsamen Erbinformationen auf bestimmten Chromosomen, den einzelnen »Banden« der individuellen Genbank, lokalisiert sein könnten.

So zeigte sich, dass bipolare Erkrankungen häufiger in Familien beobachtet werden können, die an Erkrankungen leiden, die an das X-Chromosom gekoppelt sind. Dazu gehören die Farbenblindheit sowie Stoffwechselerkrankungen (Glukose-6-Dehydrogenase-Mangel) und Blutgerinnungsstörungen (Faktor-IX-Mangel). Veränderungen des X-Chromosoms könnten demnach ein Risikofaktor der bipolaren Erkrankung sein.

Im Rahmen einer weiteren Studie mit 22 Familien mit bipolarer Belastung konnten Wissenschaftler herausfinden, dass Veränderungen einer bestimmten Region des Chromosoms 18 einen deutlichen Bezug zu bipolaren Stimmungsstörungen aufwiesen. Dort befindet sich unter anderem die Erbinformation für ein intrazelluläres Signalprotein (so genanntes G-Protein), das etwa für die Lithiumwirkung eine besondere Rolle spielt.

Fehlfunktion von Nervenbotenstoffen

Das menschliche Gehirn ist ein hochkomplexes Gewebe. Es besteht im Wesentlichen aus dem Großhirn, Kleinhirn und Rückenmark. Es verfügt über zirka 100 Milliarden Nervenzellen (Neuronen), über Blutgefäße und es wiegt beim Erwachsenen knapp eineinhalb Kilogramm. Das Großhirn ist aus zwei Hälften zusammengesetzt und enthält so genannte graue und weiße Substanz. Neuronen bestehen aus einem Zellkörper und Zellausläufern (Axone, Dendriten).

Über ihre Zellausläufer sind die Neuronen miteinander verbunden. Jede Nervenzelle kann Signale von bis zu 50 000 anderen Neuronen empfangen oder an ebenso viele Neuronen Signale übermitteln. Ähnlich wie bei einem Computer können Nervenzellen auf »an« oder »aus« geschaltet werden. Dazu nutzt der menschliche Körper elektrische oder chemische Signale. Die Gesamtheit aller Signalfunktionen entspricht der Hirnfunktion. Für das biochemische Signalsystem werden Nervenbotenstoffe, so genannte Neurotransmitter benutzt. Die wichtigsten Neurotransmitter sind Serotonin, Noradrenalin und Dopamin.

Bei der chemischen Signalübermittlung werden Neurotransmitter an das Ende eines Nervenausläufers, die Synapse, geschickt. Die Synapse sitzt nicht direkt auf einem Ausläufer der Empfängernervenzelle, sondern ist von diesem durch einen winzigen Spalt getrennt, den synaptischen Spalt. Auf der Empfängerseite des Spalts befinden sich Andockstellen für Neurotransmitter, so genannte Rezeptoren. Neurotransmitter fließen über den synaptischen Spalt zu den Rezeptoren und lösen ein Signal aus. Anschließend werden sie wieder von den Rezeptoren entfernt, damit die Empfängernervenzelle für das nächste Signal bereit ist. Die Neurotransmitter können wieder in die Synapse der Senderzelle aufgenommen werden (engl.: *reuptake*).

Ist der ständige Austausch der Neurotransmitter an der Synapse aus dem Gleichgewicht geraten, dann ist das Signalverhalten durch einen zu hohen oder verminderten Fluss der Neurotransmitter gestört. Fehlfunktionen des Gehirns beziehungsweise sichtbare Symptome können die Folge sein.

Man hat unter anderem herausgefunden, dass Antidepressiva die Menge an Neurotransmittern in der Synapse erhöhen können, da sie die Wiederaufnahme in die Synapse verhindern. Offensichtlich sind bei der Depression zu wenig und bei der Manie zu viel Noradrenalin-Neurotransmitter in der Synapse. Auch durch die Hemmung der Wiederaufnahme des Neurotransmitters Serotonin kann eine gute antidepressive Wirkung erzielt werden. Veränderungen des Gleichgewichts der nervösen Signalübermitt-

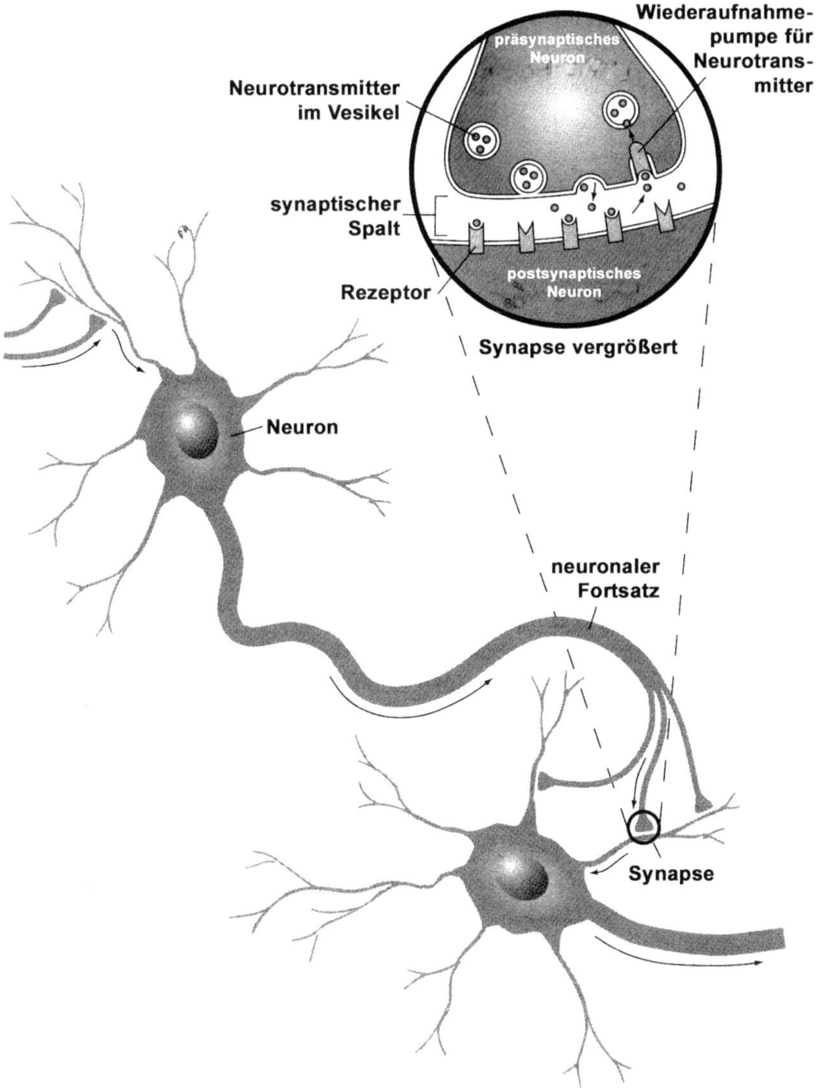

Darstellung der Funktionseinheit von Neuron und Synapse (nach Mondimore 1999)

lung durch Neurotransmitter spielen für Stimmungsstörungen beziehungsweise die Symptomatik der bipolaren Erkrankung eine große Rolle. Sie sind allerdings nicht die einzige Ursache des krankhaften Geschehens.

Signalstörung in Nervenzellen

Jede Nervenzelle ist selbst eine Art Mikrocomputer und bildet mit allen anderen Nervenzellen zusammen das »Computernetzwerk« des Nervensystems. Offenbar sind Veränderungen der Funktionen innerhalb des Neurons auch für die Entstehung von Stimmungsstörungen von Bedeutung. Der Stimmungsstabilisierer Lithium etwa beeinflusst die zelleigene Signalübermittlung von der Rezeptorandockstelle der Neurotransmitter zum »Mikroprozessor« der Zelle, dem Zellkern. Gelangt ein Neurotransmittersignal an den Rezeptor, muss dieses Signal über sekundäre Botenstoffe (engl.: *second messenger*) zum Zellkern weitergeleitet werden, damit die Nervenzelle aktiviert werden kann. Einer dieser sekundären Botenstoffe innerhalb der Zelle ist das so genannte G-Protein. Es hat sich gezeigt, dass Lithium Enzyme hemmt, die für die Produktion einiger solcher sekundärer Botenstoffe zuständig sind.

Möglicherweise entsteht die bipolare Erkrankung durch die defekte Signalübermittlungsfunktion des G-Protein- beziehungsweise des Botenstoffsystems im Inneren der Nervenzelle. Insbesondere die Weiterleitung von Signalen der Rezeptoren für Noradrenalin und Serotonin wird dann beeinflusst. Ist dieses Botenstoffsystem »zu hoch« oder »zu niedrig« eingestellt, können Stimmungsstörungen auftreten. Lithiumionen können offensichtlich extreme Abweichungen des intrazellulären Botenstoffsystems beziehungsweise die Stimmung ausgleichen und stabilisierend beeinflussen.

Auch Stoffwechselvorgänge an der Nervenzellmembran könnten für die Entstehung bipolarer Stimmungsstörungen von Bedeutung sein. Für die Signalweiterleitung innerhalb der Zelle ist ein bestimmter Kalziumgehalt erforderlich. Ist die Durchlässigkeit der Zellmembran für Kalzium erhöht, vermindert sich der Kalziumgehalt der Zelle und Signalstörungen treten auf. Viele wissenschaftliche Befunde haben den Stellenwert des Kalziumgleichgewichts für die Entstehung von Stimmungsstörungen nachweisen können. Als weitere Mechanismen für die Entstehung von Stimmungsstörungen werden Veränderungen des Inositol-Phospholipid-Stoffwechsels, der Natrium- und Kaliumkanäle sowie der GABA- und Adenosin-Rezeptoren an der Zellmembran diskutiert.

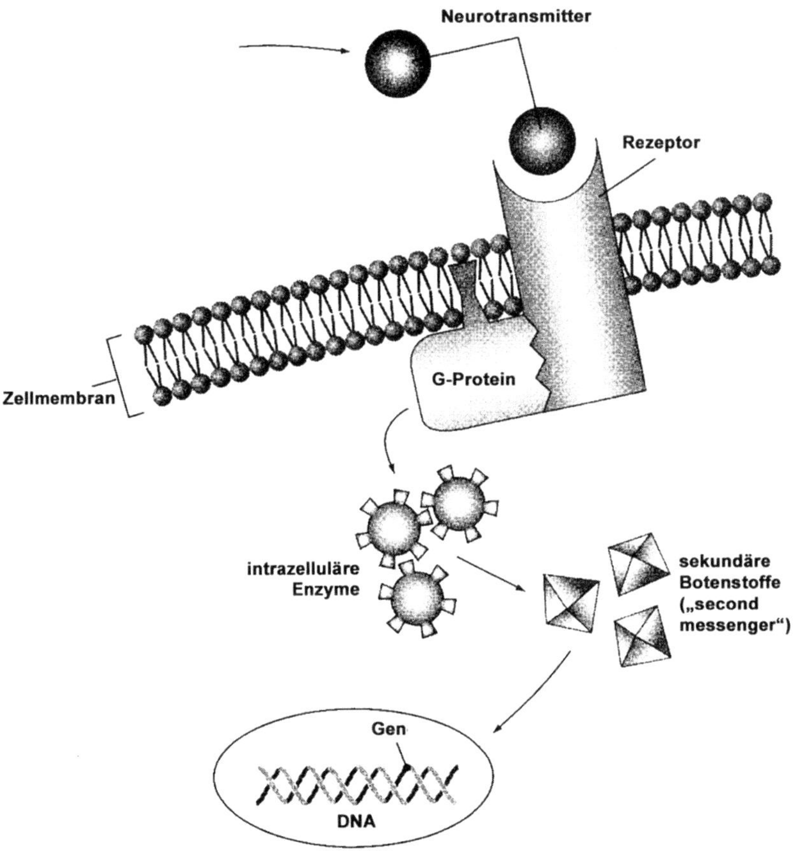

Zellmembran und intrazelluläre Signalübermittlung (nach Mondimore 1999)

Hirngewebeveränderung

Es stellt sich folgende Frage: Gibt es krankhafte Veränderungen des Hirngewebes, die für eine bipolare Erkrankung typisch sind? Mit Hilfe bildgebender Verfahren (Neuroradiologie) können Veränderungen des Hirngewebes heute sehr gut sichtbar gemacht werden. Die Magnetresonanz- (MRI) und Positronen-Emissions-Tomographie (PET) erlauben die Darstellung von gesundem und krankem Hirngewebe, und sogar die Dynamik der aktivierten Hirnfunktion kann beobachtet werden (funktionelles MRI).

An der Regulierung des Stimmungsgleichgewichts sind bestimmte Schaltzentren des zentralnervösen Computernetzwerks besonders beteiligt: Amygdala und Hippokampus, die präfrontale Hirnrinde, Teile des Thalamus-, des Pallidum- und Striatumbereichs. Bislang waren jedoch eindeutige, für eine bipolare Erkrankung typische Veränderungen dieser Schaltzentren nicht nachweisbar.
Mit funktionell-bildgebenden Verfahren konnten jedoch Veränderungen der Aktivität des limbischen Systems während der Krankheitsepisode beobachtet werden. Offensichtlich sind auch Schädigungen oder der Untergang von Nervenzellen (neurodegenerative Schädigung) im Zusammenhang mit akuten Episoden der bipolaren Erkrankung nicht auszuschließen, vor allem im limbischen System beziehungsweise im Bereich des dritten Hirnventrikels.

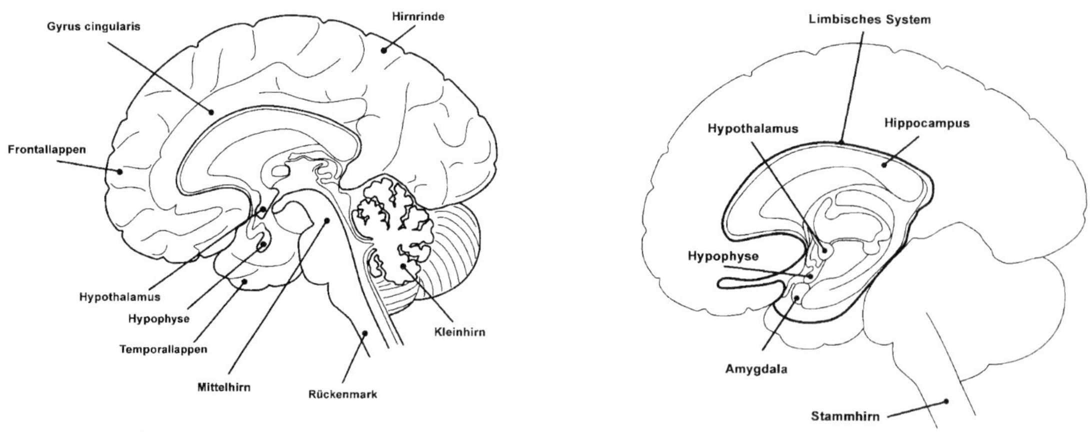

Schematische Übersicht wichtiger Hirnbereiche (nach J. Fawcett et al. 2000)

Sensibilisierung und Verstärkung

Bereits Kraepelin hatte beobachtet, dass der ersten Krankheitsäußerung, etwa einer akut manischen Episode, häufig ein Stressereignis vorausgehen kann, beispielsweise der Verlust eines geliebten Menschen oder eine Entbindung. Für das Auftreten nachfolgender Episoden spielen auslösende Stressfaktoren dann eine immer geringere Rolle. Verhaltensforscher fanden in Tierversuchen heraus, dass bei Ratten, die mit Kokain

gefüttert wurden, eine körperliche Überaktivität erzeugt werden konnte. Wenn den Ratten anschließend wiederholt Kokain gegeben wurde, verstärkte sich die Überaktivität weiter. Beim Menschen verursacht chronischer Kokainkonsum zunehmend Stimmungsveränderungen mit Reizbarkeit oder sogar paranoiden Episoden.
Man weiß überdies, dass sich das Hirngewebe im Bereich der Amygdala durch ständige Kokainstimulation verändern kann. Dieser Bereich gilt auch bei bipolarer Erkrankung als potenziell von Veränderungen betroffener Bereich. Aus diesen Gründen könnte eine Sensibilisierung bestimmter Hirnzentren durch ständige gleichartige Reizung (Konditionierung) für die Entstehung krankhafter Stimmungsstörungen eine Rolle spielen. Dass etwa bei einem bipolaren Patienten am Jahrestag des Todes seines Partners eine akute depressive Episode ausgelöst wird, kann als Ergebnis einer solchen Sensibilisierung interpretiert werden. Nach dieser Vorstellung werden bestimmte Hirnbereiche durch sich wiederholende bipolare Episoden so »trainiert« beziehungsweise sensibilisiert, dass die Symptomatik auch ohne starken Stressfaktor ausgelöst wird.
Ein weiteres Vorstellungsmodell für die zunehmende Unabhängigkeit von äußeren Stressfaktoren bei wiederholt auftretenden Episoden ist das so genannte »kindling«. Forschungsergebnisse haben gezeigt, dass die wiederholte Reizung der Amygdala-Region die Schwelle für die Auslösung eines epileptischen Anfalls erniedrigt und dass dann häufiger spontane epileptische Aktivität zu beobachten ist. Übertragen auf die bipolare Erkrankung bedeutet dieses Vorstellungsmodell, dass die Hemmschwelle für akute Episoden (die Aktivierung beziehungsweise Hemmung von Nervenzellen in bestimmten Hirnbereichen) durch wiederholte Episoden immer niedriger gesetzt wird. Es bedarf schließlich kaum mehr eines Reizes, um Episoden von Stimmungsstörungen »anzufachen« – eine mögliche Erklärung für unkontrollierbare Stimmungsschwankungen bei Rapid Cycling.

Stressfaktoren

In der Regel gehen der ersten Episode einer bipolaren oder unipolaren Stimmungsstörung Stressereignisse voraus. Welchen genauen Stellenwert Stressfaktoren für die Auslösung einer Stimmungsstörung haben, ist bis heute nicht geklärt. Veränderungen des Gleichgewichts der Neurotransmitterfunktionen, die Sensibilisierung oder »Kindling«-Effekte sind denkbare Mechanismen für die zunehmende Empfindlichkeit des Nervensystems für Stimmungsstörungen – auch ohne starken Stressfaktor.

Einige Stressfaktoren, die manische oder depressive Episoden auslösen können

- Abschlussprüfung, Hochzeit oder Umzug
- Alkohol- oder Drogenmissbrauch
- Arbeitslosigkeit oder Obdachlosigkeit
- Burn-out-Syndrom
- Chronische Schmerzzustände
- Einsamkeit, Isolation und geringes Selbstwertgefühl
- Körperlicher, emotionaler oder sexueller Missbrauch
- Operationen, Fehlgeburt, Abtreibung, Entbindung
- Partnerschaftsprobleme
- Ruhestand oder Berufsstart
- Scheidung oder das Ende einer Beziehung
- Traumatische Ereignisse (Unfall, Krieg, Naturkatastrophe)
- Umstellung der Arzneimitteltherapie
- Veränderungen des Schlaf-Wach-Rhythmus
- Verlust geliebter Menschen

Klar ist jedoch auch, dass Stressfaktoren wie zerrüttete Familienverhältnisse, berufliche Probleme, Armut und Obdachlosigkeit, der Verlust von Angehörigen oder Freunden die Stimmungsstabilität eines mit einer besonderen emotionaler Verletzlichkeit ausgestatteten Menschen nicht fördern. Einschneidende oder katastrophale Lebensereignisse können auch für Menschen mit stabilem Stimmungshaushalt eine schwere emotionale Belastung sein.

Behandlung bipolarer Erkrankungen

Für die Behandlung der bipolaren Erkrankung können zahlreiche wirksame Maßnahmen eingesetzt werden, die in vielen Fällen eine erfolgreiche Kontrolle der Stimmungsstörungen ermöglichen. Dazu gehören Psychopharmaka wie Stimmungsstabilisierer, Antidepressiva, klassische und atypische Neuroleptika sowie alternative Wirkstoffe. Daneben stehen etwa auch die elektrokonvulsive Therapie, die Psychotherapie und Psychoedukation zur Verfügung.

Stimmungsstabilisierer

Stimmungsstabilisierer (engl.: *mood stabilizer*) sind Substanzen, die sowohl antimanische als auch antidepressive Wirkeigenschaften haben. Es handelt sich wahrscheinlich um die wichtigsten psychopharmakologischen Arzneimittel zur Behandlung der bipolaren Erkrankung. Stimmungsstabilisierer können die Häufigkeit und Schwere episodischer Stimmungsstörungen vermindern und den Betroffenen im Rahmen der Rezidivprophylaxe während des beschwerdefreien Intervalls vor akuten Episoden schützen. Sie können allein oder miteinander beziehungsweise mit anderen Arzneisubstanzen kombiniert eingesetzt werden.

Lithium

Lithium ist ein natürliches Element, das in Mineralquellen, im Meerwasser und in Erzen vorkommt. Wie das verwandte Natrium ist Lithium in der Natur nicht in reiner elementarer Form zu finden, sondern nur als Ion einer Salzverbindung. Als Grundstoff zur Herstellung von Keramik und Batterien wird Lithium industriell abgebaut. Zu Heilzwecken benutzt man in der Regel die Verbindung Lithiumkarbonat.

Heilquellen und Doppelblindstudien

Die therapeutische Wirkung von Lithiumsalzen bei Stimmungsstörungen wurde während der 1940er Jahre zufällig von dem australischen Arzt John Cade entdeckt. Aber bereits im 2. Jahrhundert nach Christus hatte der griechische Arzt Seranus Ephisios seinen Kollegen empfohlen, manischen Patienten »natürliche Wässer, etwa von alkalischen Quellen« zu verordnen. Altrömische Ärzte empfahlen ihren Patienten gleichfalls häufig eine Trinkkur gegen körperliche und psychische Beschwerden. Man weiß heute, dass alkalisches Quellwasser besonders reich an Lithiumionen ist. Die Bädermedizin erlebte

während des 19. Jahrhunderts eine neue Blüte und Lithiumsalze benutzte man zu dieser Zeit versuchsweise zur Behandlung der Gicht und von Nierensteinleiden.
Auch Doktor Cade hatte seinen an Gicht leidenden Patienten mit Lithiumsalz statt Kochsalz versetzte Nahrung gegeben, um die Uratkristalle in ihren schmerzenden Gelenken aufzulösen – mit katastrophalen Konsequenzen. Lithium als Salzersatz erwies sich als hochgiftig, sogar potenziell tödlich. Was blieb, war der schlechte Ruf von Lithium, obwohl Cade bei manischen Patienten mit Lithium eine dramatische Besserung der Maniesymptome hatte erreichen können. Im Sinne Kraepelins stellte Cade psychiatrische Diagnosen erst nach eingehender Untersuchung und Analyse der Krankengeschichte des Patienten. Voraussetzung für die Entdeckung der antimanischen Wirkung von Lithium war Cades Annahme, dass seine chronisch agitierten Patienten an einer biologisch/körperlichen (statt »emotionalen« oder »funktionellen«) Störung litten und es deshalb auch ein »biologisches Mittel« zur Behandlung (eben Lithium) geben müsse.
Während der 1950er Jahre begann der dänische Psychiater Morgens Schou die Wirksamkeit von Lithium bei bipolaren Patienten zu untersuchen und 1967 teilte er der Ärzteschaft die Ergebnisse einer mehrjährigen Studie mit: Mit Lithium war es gelungen, die Dauer und Häufigkeit episodischer Stimmungsstörungen deutlich zu vermindern, manche Patienten waren jahrelang beschwerdefrei geblieben. Die Ärzteschaft blieb dennoch skeptisch. Erst 1970 wies Schou die stimmungsstabilisierende Wirkung von Lithium im Rahmen einer Doppelblindstudie überzeugend nach: Von 39 Patienten, die statt mit Lithium mit einem unwirksamen Scheinmedikament (Plazebo) behandelt wurden, erlitten 21 innerhalb von fünf Monaten Rückfallepisoden, von den mit Lithium weiter behandelten Patienten kein einziger. Kurze Zeit später wurde Lithium in den USA zur Therapie bipolarer Stimmungsstörungen zugelassen.

Therapeutisches Profil

Als Elementarstoff wird Lithium im menschlichen Körper nicht verstoffwechselt. Wegen seiner Ähnlichkeit mit Natrium geht Lithium einen ähnlichen Weg durch den Körper: Es wird rasch vom Magen-Darm-System aufgenommen, gelangt dann ins Blut und wird über die Nieren wieder ausgeschieden.
Die Zeitspanne, in der sich der Blutspiegel von Lithium im Körper halbiert hat (Halbwertszeit), beträgt bei Erwachsenen 15 bis 30 Stunden. Es dauert zirka fünf Tage, bis sich im Blut eines Patienten, der mit der Einnahme einer definierten Dosis von Lithium begonnen hat, ein stabiler Lithiumgehalt (engl.: *steady state*) aufgebaut hat. Wenn die

Dosis verändert wird, dauert es deshalb gleichfalls fünf Tage, bis das neue Lithiumgleichgewicht im Blut eingestellt ist.
Lithium ist ein hochwirksames Arzneimittel mit einem sehr niedrigen »therapeutischen Index« – das heißt, der Unterschied zwischen der therapeutischen und der toxischen (giftigen) Dosis ist äußerst gering. Aus diesem Grund muss der Lithiumgehalt im Blut stabil eingestellt sein und regelmäßig mit einem Bluttest kontrolliert werden. Um zuverlässige Messwerte zu bekommen, wird der Lithiumgehalt im Blut immer zwölf Stunden nach Einnahme der letzten Dosis bestimmt.
Der Standarddosisbereich, in dem Lithium ungiftig und therapeutisch am besten wirksam ist, beträgt etwa 0,8 bis 1 mmol/l, der so genannte Niedrigdosisbereich etwa 0,4 bis 0,6 mmol/l Lithium im Blut. Mit höherer Dosis steigt das Nebenwirkungsrisiko und bei niedrigerer Dosis kann Lithium unwirksam sein. Die »richtige Dosis«, um Stimmungsstörungen zu stabilisieren und vorzubeugen, kann individuell verschieden sein – manche Patienten brauchen mehr, manche weniger Lithium. Man hat auch beobachtet, dass bereits sehr geringe Veränderungen der Lithiumdosis um 0,1 bis 0,2 mmol/l nach oben oder unten die Lebensqualität der Patienten während der Erhaltungstherapie deutlich verbessern können.

> *»Die Diagnose ist meistens manisch-depressiv. Ich nahm Lithium gegen Depressionen. Es erschien damals ein Buch über Virginia Woolf. Ihr ganzes Leben lang ging es rauf und runter, bis sie mit 60 ins Wasser ging. Ich sagte: Ohne mich! Das wird mir nicht passieren. Ich bringe mich nicht um, außer ich entscheide mich dafür. Die Depression wird mich nicht beherrschen, ich bin nicht sie. Ich will nicht, dass etwas die Kontrolle über mich gewinnt. Am nächsten Tag ging ich zu meinem Therapeuten. Ich sagte zu ihm: Gut, ich nehme das Lithium. Ich nahm eine in der Praxis und welche mit nach Hause. Ich setzte mich auf die Couch und schlief ein. Ich war so depressiv. Alles war grau. Als ich aufwachte, war dieser blaue Fleck am Himmel. Nicht groß, aber ich merkte, dass Lithium wirkte.« Hannah Ziegellaub*

Nebenwirkungsprofil
Die Empfindlichkeit für die Nebenwirkungen von Lithium ist individuell unterschiedlich. Einige Patienten vertragen Lithium gut, andere nicht. Häufig sind die Nebenwirkungen von Lithium dosisabhängig, und eine niedrigere Dosis beseitigt unerwünsch-

te Effekte. In jedem Fall gilt: Je höher die Lithiumdosis, desto höher das Nebenwirkungsrisiko. Dies gilt insbesondere für die von vielen Patienten beklagte »Abstumpfung« der geistigen Leistungsfähigkeit und der Koordination. Oftmals fällt das Lernen schwer, die Merkfähigkeit ist leicht verändert und man fühlt sich geistig träge. Ein Vergleich mit gesunden Freiwilligen, die Lithium eingenommen hatten, bestätigte diese dosisabhängigen Lithiumeffekte. Glücklicherweise bessern sich diese Beschwerden häufig mit der Zeit. Das therapeutische Ziel bleibt die für den Patienten optimale Lithiumdosis: Die niedrigst mögliche Erhaltungsdosis, die die Stimmung bestmöglich stabilisiert.

Einige Nebenwirkungen gleichen dem Effekt einer erhöhten Aufnahme von Kochsalz: vermehrtes Durstgefühl, häufiger Harndrang und Wasserrückhaltung. Oft treten diese Nebenwirkungen nur vorübergehend auf. Bei hartnäckigen Beschwerden kann die Verschreibung eines Diuretikums die Wasserausscheidung verbessern. Da in sehr seltenen Fällen Störungen der Nierenfunktion beobachtet wurden, werden in der Regel bei der Kontrolle des Lithiumgehalts im Blut auch die Nierenfunktionswerte bestimmt. Lithium kann Magen-Darm-Störungen, Übelkeit und Durchfall verursachen. Am besten nimmt man Lithium deshalb nach dem Essen ein. Wird Lithium höher dosiert eingesetzt, kann ein leichtes Zittern der Hände auftreten. Gelegentlich beseitigen Betablocker dieses Problem.

Bei etwa fünf bis 35 Prozent der Patienten kommt es zu einer Störung der Schilddrüsenfunktion, zur Hypothyreose (Schilddrüsenunterfunktion) mit folgenden Symptomen: trockene Haut, Müdigkeit oder erhöhte Wärmeempfindlichkeit. Behandelnde Ärzte sollten immer auf solche Symptome achten, im Zweifel einen Schilddrüsenfunktionstest durchführen und bei Bedarf eine zusätzliche Behandlung mit Schilddrüsenhormon einleiten.

Auch die Haut kann empfindlich auf Lithium reagieren. Gelegentlich wird das Aufflammen vorbestehender Hautsymptome durch Lithium begünstigt. Lassen Sie sich im Zweifel von Ihrem Hautarzt beraten, wenn Sie an Schuppenflechte, Akne oder anderen Hauterkrankungen leiden.

Frauen müssen bei einer Lithiumtherapie in jedem Fall darauf achten, nicht schwanger zu werden. Es ist sehr wahrscheinlich, dass Lithium das Missbildungsrisiko erhöht. Sorgen Sie für eine zuverlässige Empfängnisverhütung, wenn Sie Lithium einnehmen müssen. Frauen im Wochenbett, die mit Lithium behandelt werden, sollten ihre Kinder nicht stillen, da Lithium auch in die Muttermilch übergeht.

Steckbrief Lithium

Arzneimittelklasse	**Stimmungsstabilisierer**
Markennamen	Hypnorex®, Quilonum®, Lithium-Duriles® und andere
Halbwertszeit	14 bis 30 Stunden
Wirkungseintritt	Nach 5 bis 14 Tagen
Verstoffwechselung	Keine
Ausscheidung	Über die Nieren
Vorsichtsmaßnahmen	Empfängnisverhütung obligatorisch!
Therapeutischer Bereich	Stabile Konzentrationen von 0,5 bis 1,2 mmol/l Lithium im Blutserum sind sehr wichtig!
Lithiumkonzentrationen	Manie: 1,0 bis 1,2 mmol/l Prophylaxe: 0,6 bis 0,8 mmol/l
Kontrolluntersuchungen	Blutbild, Nierenfunktion, Schilddrüsenhormone, EKG, EEG, Schwangerschaftstest, Körpergewicht, Halsumfang
Häufige Nebenwirkungen	Erbrechen, Schwindel, Müdigkeit, Erhöhung der Leberwerte, feinschlägiges Zittern
Seltene Nebenwirkungen	Allergische Hautveränderungen, Blutbildungsstörung (aplastische Anämie), Natriummangel (Hyponatriämie), Kaliummangel (Hypokaliämie)
Frühe Nebenwirkungen	Müdigkeit, Schwindel, abnorm erhöhtes Durstgefühl, abnorm erhöhte Harnausscheidung
Späte Nebenwirkungen	Gewichtszunahme, Nierenfunktionsstörungen, Schilddrüsenunterfunktion, Gedächtnisstörungen
Überdosierung	Starkes Zittern, Koordinationsstörungen, verwaschene Sprache, Übelkeit, Erbrechen, Kreislaufkollaps, Apathie, lebensbedrohliche Überdosis bei Lithium-Blutspiegeln von 2,5 mmol/l oder mehr

Valproinsäure

Auch die Entdeckungsgeschichte von Valproinsäure (Valproat) für die Behandlung bipolarer Erkrankungen ist mit einer gehörigen Portion Zufall verbunden. Valproinsäure ist eine Kohlenstoffverbindung, die in tierischem Fett und Pflanzenölen vorkommt, eine Fettsäure. Im Jahr 1882 wurde diese Verbindung erstmals künstlich hergestellt und in der Folgezeit vor allem als organisches Lösungsmittel benutzt, etwa für Wismutsalze zur Behandlung von Magen- und Hautleiden.

In den frühen 1960er Jahren suchten Wissenschaftler nach neuen Wirkstoffen für die Therapie der Epilepsie und verwendeten Valproinsäure als Lösungsmittel für verschiedene Substanzen, die getestet werden sollten. Die Ergebnisse dieser Studien waren äußerst verwirrend, bis jemandem auffiel, dass es völlig egal war, welche Substanz getestet wurde, solange darin Valproinsäure enthalten war. Das »Lösungsmittel« Valproinsäure erwies sich als wirksames Antiepileptikum und wurde 1978 zur Therapie dieser Erkrankung in den USA zugelassen.

Valproat
Verbindung des negativen Valproations mit einem positiven Natriumion.

Valproinsäure
Verbindung des negativen Valproations mit einem positiven Wasserstoffion.

Während der 1960er Jahre wurden vereinzelte Beobachtungen mitgeteilt, dass Valproinsäure auch zur Behandlung der bipolaren Erkrankung sinnvoll sein könnte. Während der folgenden zehn Jahre untersuchten vor allem französische Psychiater die Wirkung von Valproinsäure bei bipolaren Patienten. Nach der Entdeckung der antimanischen Eigenschaften von Carbamazepin (siehe Seite 71) nahm das Interesse an Valproinsäure als weiterem möglichen Stimmungsstabilisierer wieder zu. Mitte der 1980er Jahre berichteten amerikanische Psychiater über die Therapie der bipolaren Erkrankung mit Valproinsäure, und seit Mitte der 1990er Jahre ist diese Substanz als wirksames Arzneimittel bei Manie und als Stimmungsstabilisierer fest etabliert.

Der Wirkmechanismus von Valproinsäure bei bipolarer Erkrankung ist noch immer vollkommen unklar. Man weiß, dass diese Substanz die Weiterleitung von Signalen der Nervenzelle mit Hilfe des Neurotransmitters Gamma-Amino-Butyrat (GABA) verbessert. GABA beeinflusst die Hirnfunktionen in vielen Bereichen und Valproinsäure verstärkt offenbar diesen Einfluss.

Therapeutisches Profil

Die Wirksamkeit von Valproinsäure in der Behandlung der akuten Manie ist anerkannt. Offensichtlich eignet sich die Substanz auch gut als Stimmungsstabilisierer zur Vorbeugung bipolarer Episoden und zur Verminderung des Schweregrads von Episo-

Steckbrief Valproinsäure	
Arzneimittelklasse	**Stimmungsstabilisierer, Antikonvulsiva**
Markennamen	Convulex®, Ergenyl®, Leptilan®, Orfiril® und andere
Halbwertszeit	6 bis 16 Stunden
Wirkungseintritt	Innerhalb von drei Tagen
Verstoffwechselung	Wechselwirkung mit anderen Antikonvulsiva
Ausscheidung	Überwiegend über die Nieren
Vorsichtsmaßnahmen	Empfängnisverhütung obligatorisch!
Dosierung	Manie: 20 Milligramm pro Kilogramm Körpergewicht pro Tag Prophylaxe: 600 bis 2.400 Milligramm pro Tag
Therapeutischer Bereich	Konzentrationen von 50 bis 100 Mikrogramm pro Milliliter im Blutserum
Häufige Nebenwirkungen	Schwindel, Durchfall, Zittern, Erhöhung der Leberwerte, Gewichtszunahme
Seltene Nebenwirkungen	Erbrechen, vorübergehender Haarausfall, Verminderung der Blutplättchen (Thrombozytopenie), polyzystisches Ovar
Sehr seltene Nebenwirkungen	Bauchspeicheldrüsenentzündung (Pankreatitis), Koma, Lupus erythematodes
Kontrolluntersuchungen	Valproat-Blutkonzentrationen sinnvoll, Leberwerte, Blutbild

den. Die Therapieerfahrungen mit Valproat bei depressiven Episoden sind dagegen weniger beeindruckend.

Die Halbwertszeit von Valproinsäure beträgt bei Erwachsenen sechs bis sechzehn Stunden. Man erreicht also schneller als mit Lithium innerhalb von zwei bis drei Tagen ein stabiles Gleichgewicht (*steady state*) im Körper. Im Vergleich zu Lithium ist Valproinsäure bei manischen Episoden rascher wirksam. Die volle Wirksamkeit von Valproinsäure wird innerhalb von fünf Tagen Therapie erreicht, mit Lithium braucht man dazu etwa drei Wochen.

Als besonders effektiv hat sich die Anwendungsstrategie der »loading dose« bei akuten Maniezuständen erwiesen: Auf Basis des Körpergewichts des Patienten wird eine Valproinsäuredosis berechnet, die für den individuell optimalen Valproinsäuregehalt im Blut benötigt wird. Diese Dosis wird sofort verabreicht, nicht wie sonst üblich langsam aufdosiert.

Auch ist Valproinsäure für bestimmte Gruppen manischer Patienten besser geeignet als Lithium, so zum Beispiel für Patienten mit Rapid Cycling (mehr als vier Episoden von Stimmungsstörungen im Jahr) und für Patienten mit bipolaren Mischzuständen. Darüber hinaus ist Valproinsäure deutlich weniger giftig als Lithium.

Als Nachteil von Valproinsäure gilt die im Vergleich zu Lithium geringere Wirksamkeit bei akuter Depression. Aus diesem Grund ist Valproinsäure wahrscheinlich für Patienten mit Rapid Cycling und bipolaren Mischzuständen, Lithium aber für Patienten mit klassischen bipolaren (manisch-depressiven) Stimmungsstörungen besser geeignet.

Der Valproinsäuregehalt im Blut ist schwieriger zu messen als der Lithiumgehalt und der Bluttest aufwändiger. Damit eine therapeutische Wirkung erzielt wird, müssen mindestens 45 Mikrogramm Valproinsäure pro Milliliter Blut erreicht werden. Nebenwirkungen sind vor allem bei Blutspiegeln von mehr als 125 Mikrogramm zu erwarten. Auch die Valproinsäure-Blutuntersuchung sollte zwölf Stunden nach der letzten Dosis durchgeführt werden.

Studienergebnisse haben gezeigt, dass mit Valproinsäure auch die Zyklothymie und die Bipolar-II-Erkrankung günstig beeinflusst werden können – und zwar mit einer geringeren Dosis als bei der Behandlung der Bipolar-I-Erkrankung.

Nebenwirkungsprofil

Valproinsäure ist deutlich besser verträglich als Lithium und auch bei einer Überdosierung wesentlich ungiftiger. Nebenwirkungen sind insbesondere zu Beginn der Behandlung nicht ungewöhnlich, etwa kurzfristige Magenbeschwerden und Schläfrigkeit. Appetitsteigerung und Gewichtszunahme treten eher selten auf. Leichtes Händezittern kann mit Betablockern behandelt werden. Bei einigen Patienten wurde Haarausfall

beobachtet, der sich schneller zurückbildet, wenn die Mineralstoffe Zink und Selen nahrungsergänzend zugeführt werden.
Fälle schwerer Leberfunktionsstörungen wurden fast ausschließlich bei Kindern unter zehn Jahren beobachtet, die wegen Epilepsie mit Valproinsäure sowie mit zahlreichen anderen Arzneimitteln behandelt worden waren. In einer Übersichtsarbeit aus dem Jahr 1989 wurde mitgeteilt, dass niemals ernsthafte Leberprobleme unter Valproinsäure bei über zehnjährigen Patienten beobachtet worden sind. Aus Sicherheitsgründen werden dennoch gelegentlich die Leberwerte im Blut von Patienten kontrolliert, die Valproinsäure erstmals einnehmen. Blutbildungsstörungen unter Valproinsäure kommen nur sehr selten vor und entwickeln sich meist während der ersten sechs Monate der Anwendung. Mit Routine-Bluttests können solche Veränderungen rasch erfasst werden.
Valproinsäure kann wie Lithium angeborene Missbildungen verursachen. Frauen im gebärfähigen Alter, die mit Valproinsäure behandelt werden, sollten deshalb für eine zuverlässige Empfängnisverhütung sorgen.

Carbamazepin

Nachdem Carbamazepin während der 1960er Jahre als Antiepileptikum zugelassen worden war, erschienen einige Mitteilungen darüber, dass Epileptiker mit bipolarer Erkrankung auch in Bezug auf Stimmungsstörungen von der Carbamazepin-Therapie profitiert hatten. In der Folge wurde die Wirkung von Carbamazepin bei ausschließlich bipolar erkrankten Patienten untersucht. Seit etwa 1980 ist Carbamazepin auch als Stimmungsstabilisierer anerkannt.

Therapeutisches Profil

Es gibt zahlreiche Patienten mit bipolarer Erkrankung, die aus unerklärlichen Gründen auf eine Standardtherapie mit Lithium nicht ansprechen, bei welchen auch Antidepressiva oder Neuroleptika versagen, oder deren Stimmung mit einer Substanz allein nicht ausreichend stabilisiert werden kann. Für solche Problempatienten eignet sich Carbamazepin offensichtlich als Therapiealternative, zum Beispiel kombiniert mit Neuroleptika oder Lithium.
Der Carbamazepingehalt im Blut kann wie bei anderen Stimmungsstabilisierern gemessen werden, um die individuell optimale Dosierung zu finden. In der Regel wird der aus der Epilepsietherapie bekannte Blutspiegel von Carbamazepin angestrebt.

Steckbrief Carbamazepin

Arzneimittelklasse	**Stimmungsstabilisierer, Antikonvulsiva**
Markennamen	Carba®, Finlepsin®, Fokalepsin®, Sirtal®, Tegretal®, Timonil® und andere
Halbwertszeit	18 bis 55 Stunden
Wirkungseintritt	Innerhalb einer Woche
Verstoffwechselung	Komplex, Arzneimittelwechselwirkungen möglich
Ausscheidung	Überwiegend über die Nieren
Vorsichtsmaßnahmen	Empfängnisverhütung obligatorisch!
Dosierung	Manie: 600 bis 2400 Milligramm pro Tag Prophylaxe: 600 bis 800 Milligramm pro Tag
Therapeutischer Bereich	Konzentrationen von 6 bis 12 Mikrogramm pro Milliliter im Blutserum
Häufige Nebenwirkungen	Erbrechen, Müdigkeit, Schwindel, allergische Hautveränderungen, Verminderung der weißen Blutkörperchen (Leukopenie)
Seltene Nebenwirkungen	Natriummangel (Hyponatriämie), Kalziummangel (Hypokalzämie), Blutbildungsstörung
Kontrolluntersuchungen	Carbamazepin-Blutkonzentrationen sinnvoll, Leberwerte, Blutbild

Carbamazepin wird in der Leber verstoffwechselt und aktiviert dort mit der Zeit zunehmend Enzyme, die diese Substanz unwirksam machen. Die Blutspiegel von Carbamazepin können demzufolge nach einigen Wochen absinken, die Dosis muss entsprechend erhöht werden. Dieser Anstieg der Leberenzyme beeinflusst auch die Verstoffwechselung anderer Arzneimittel, die der Patient einnimmt. Wechselwirkungen mit manchen Antidepressiva, Antiepileptika und bestimmten Hormonen, einschließlich der Antibabypille, können dann auftreten. Alle mit der Behandlung eines Patienten betrauten Ärzte sollten wissen, wann mit einer Carbamazepin-Behandlung begonnen wurde, um bei Bedarf die Dosis anpassen zu können.

Nebenwirkungsprofil
Carbamazepin kann wie viele andere Arzneimittel während der Anfangsphase der Anwendung Befindlichkeitsstörungen verursachen, etwa Schläfrigkeit, Schwindel oder Übelkeit. Solche Beschwerden sind vorübergehend und dosisabhängig. In wenigen Fällen sind unter Carbamazepin Leberfunktionsstörungen mitgeteilt worden. Eine Kontrolle der Leberwerte im Blut erfolgt deshalb routinemäßig.
Weitere Nebenwirkungen wie allergische Hautveränderungen, eine Verminderung der weißen Blutkörperchen (Leukopenie) oder ein gefährliches Stevens-Johnson-Syndrom (toxisch bedingte Hautnekrose) sind absolute Raritäten. Patienten, die mit Carbamazepin behandelt werden, sollten dennoch auf ungewöhnliche körperliche Symptome (Hautausschlag, Gelbsucht, Blutung, Infektion) achten.

Antidepressiva

Depressive Episoden der bipolaren Erkrankung können mit zahlreichen Antidepressiva sehr wirksam behandelt werden. Antidepressiva haben sich als ein wichtiges Hilfsmittel in der Behandlung der bipolaren Erkrankung erwiesen und viele Patienten profitieren zumindest während akuter depressiver Episoden von antidepressiv wirksamen Substanzen.
Es ist allerdings immer wieder beobachtet worden, dass bei bipolaren Patienten durch Anwendung von Antidepressiva manische Symptome ausgelöst werden. Bei manchen Patienten kommt es sogar zu einer Beschleunigung der Erkrankung mit vermehrten Episoden von Stimmungsstörungen oder auch zu Rapid Cycling. Es ist derzeit nicht voraussagbar, welche Patienten im Hinblick auf diesen Effekt besonders gefährdet sind. Offenbar weisen aber Patienten mit Bipolar-I-Erkrankung, Frauen, Patienten mit Rapid-Cycling-Vorgeschichte oder Zyklothymie ein höheres Risiko auf als andere Patienten. Bestimmte Antidepressiva wie Paroxetin und Monoaminooxidase-(MAO-)Hemmer gelten als risikoärmer in Bezug auf die Auslösung manischer Symptome.

Der häufigste Irrtum
Antidepressiva machen nicht abhängig oder süchtig, wie oft angenommen wird!

Trizyklische Antidepressiva

Die ersten wirksamen Substanzen, die zur Behandlung von Depressionen zur Verfügung standen, waren trizyklische Antidepressiva (TCA). Trotz zahlreicher neuer antidepressiver Wirkstoffe gelten die trizyklischen Antidepressiva noch immer als therapeutischer Standard. Der Name dieser Substanzklasse leitet sich von der chemischen

Grundstruktur (drei Ringe) ab – es gibt auch Substanzen mit einer Grundstruktur von vier Ringen (tetrazyklische Antidepressiva). Trizyklische Antidepressiva wirken primär über die Hemmung der Wiederaufnahme des Neurotransmitters Noradrenalin in die Nervenzelle.

Trotz aller wissenschaftlichen Erkenntnisse und der daraus abgeleiteten Theorien über die Entstehung der Depression muss zugegeben werden, dass nach wie vor sehr wenig

Trizyklische Antidepressiva

Wirkstoff	Markenname	Übliche Tagesdosis (mg/d)	Beruhigende Wirkung	Anticholinerge* Nebenwirkungen	Gewichtszunahme
Amitriptylin	Laroxyl® Saroten® Amineurin®	70 bis 300	⇑⇑⇑	⇑⇑⇑	⇑⇑
Amitriptylinoxid	Equlibrin®	70 bis 300	⇑⇑⇑	⇑⇑⇑	⇑⇑
Clomipramin	Anafranil® Hydiphen®	100 bis 200	⇑⇑	⇑⇑⇑	⇑
Desipramin	Pertrofan® Pertylyl®	100 bis 200	⇓/⇑	⇑	⇑
Doxepin	Aponal® Sinquan®	100 bis 200	⇑⇑⇑	⇑⇑	⇑⇑
Imipramin	Tofranil®	100 bis 200	⇑⇑⇑	⇑⇑	⇑⇑
Lofepramin	Gamonil®	105 bis 210	⇑⇑	⇑⇑	
Maprotilin	Aneural® Deprilept® Ludiomil®	100 bis 150	⇑⇑	⇑⇑	⇑⇑
Nortriptylin	Nortrilen®	75 bis 150	⇑	⇑	⇑
Trimipramin	Stangyl®	75 bis 400	⇑⇑⇑	⇑⇑⇑	⇑⇑

* anticholinerge Nebenwirkungen umfassen unter anderem Mundtrockenheit, Kreislaufstörungen, Verstopfung und Sehstörungen

(⇑⇑⇑ = stark, ⇑⇑ = mittel, ⇑ = schwach)

darüber bekannt ist, wie Antidepressiva wirklich funktionieren – ein ungelöstes Rätsel. Trizyklische Antidepressiva werden derzeit nicht mehr so häufig eingesetzt wie noch vor einigen Jahren. Dies beruht unter anderem darauf, dass Antidepressiva neuer Substanzklassen zur Verfügung stehen, und dass manche Patienten trizyklische Antidepressiva schlecht vertragen. Alle Nebenwirkungen sind jedoch dosisabhängig und treten in der Regel nur vorübergehend auf.

Während der ersten Tage der Anwendung fühlen sich Patienten häufig »wie benebelt« oder leicht schläfrig (Sedierung). Da trizyklische Antidepressiva den Neurotransmitter Acetylcholin blockieren, der an der Regulierung autonomer Körperfunktionen wie der Verdauung beteiligt ist, kommt es vielfach zu entsprechenden Beschwerden – den so genannten anticholinergen Nebenwirkungen: Verstopfung, Mundtrockenheit, Verschwommensehen oder Harnentleerungsstörungen. Meist muss dann die Dosis des Antidepressivums vermindert werden.

Patienten, die an erhöhtem Augeninnendruck (Glaukom) leiden oder Probleme mit der Harnblase haben, sollten trizyklische Antidepressiva nur unter ärztlicher Kontrolle anwenden. Zudem kommt es unter trizyklischen Antidepressiva gelegentlich auch zur Gewichtszunahme.

Die Überdosierung trizyklischer Antidepressiva ist sehr gefährlich, und viele Patienten mit Stimmungsstörungen haben diese Substanzen mit suizidaler Absicht eingesetzt. Die tödliche Dosis bei Erwachsenen entspricht etwa der 20-fachen Normaldosis. Allerdings reagieren Kinder wesentlich empfindlicher auf toxische Antidepressivawirkungen. Bewahren Sie diese Substanzen in jedem Fall sicher vor dem Zugriff von Kindern auf!

Selektive Serotonin-Wiederaufnahme-Hemmer

»Eine Nation auf Prozac« war eine der Schlagzeilen, die die Markteinführung einer neuen Substanzklasse von Antidepressiva in den USA 1988 begleiteten: Antidepressiva ohne die Nebenwirkungen der trizyklischen Antidepressiva und ohne toxisches Potenzial bei Überdosierung.

Diese neue Klasse antidepressiver Substanzen beeinflusst den Neurotransmitter Noradrenalin kaum, sondern blockiert stattdessen die neuronale Wiederaufnahme des Neurotransmitters Serotonin an der Synapse – daher der Name: Selektive Serotonin-Wiederaufnahme-Hemmer (engl.: *selective serotonin reuptake inhibitors,* SSRI). Studienergebnisse haben gezeigt, dass der Neurotransmitter Serotonin der für die Behandlung der Depression offensichtlich wichtigere Neurotransmitter ist. Die Therapieerfahrungen und wissenschaftlichen Beobachtungen, die sich auf SSRI beziehen, haben darüber hinaus zum besseren Verständnis von Stimmungsstörungen beigetragen.

Hauptnebenwirkung der SSRI sind Magen-Darm-Beschwerden oder Übelkeit, zumindest während der ersten Tage der Einnahme. Selten kommt es zu Durchfall oder Erbrechen. Vielfach führen SSRI, speziell Fluoxetin, zu stimulierenden Wirkungen auf die Stimmung – ein Zustand, der in der Regel von vielen Patienten der depressiven Stimmungslage vorgezogen wird. Andere erleben eher eine leichte »Nervosität«. Auch eine gewisse Schläfrigkeit (Sedierung) kann als Begleiterscheinung von SSRI gelegentlich auftreten. Wenn sie überhaupt vorkommen, sind diese Nebeneffekte mit der Anfangsphase der Behandlung verbunden und verlieren sich mit der Zeit.

Allerdings kann es nach wochen- oder monatelanger Einnahme von SSRI zu Veränderungen der sexuellen Funktion kommen. Das Interesse an Sexualität vermindert sich (Libidostörung) oder die Betroffenen haben Schwierigkeiten, einen Orgasmus zu bekommen. Obwohl Ärzte und Patienten ungern über dieses Thema sprechen, muss man feststellen, dass etwa ein Drittel der Patienten unter SSRI-Antidepressiva solche Störungen haben können. Die Möglichkeiten, mit diesem Problem umzugehen, sind begrenzt. Entweder Sie nehmen sich »Ferien« vom Antidepressivum »übers Wochenende« oder Sie wechseln die Substanzklasse, steigen auf ein Antidepressivum mit anderem Wirkmechanismus um.

Selektive Serotonin-Wiederaufnahme-Hemmer (SSRI)

Wirkstoff	**Markenname**	**Übliche Tagesdosis (mg/d)**
Citalopram	Cipramil®	20 bis 60
Fluoxetin	Fluctin®	20 bis 40
Fluvoxamin	Fevarin®, Fluvoxadura®	100 bis 200
Paroxetin	Seroxat®, Tagonis®	100 bis 150
Sertralin	Zoloft®, Gladem®	100 bis 200
Venlafaxin	Trevilor®	75 bis 225

Keine beruhigende Wirkung und keine anticholinergen Nebenwirkungen. Mögliche Nebenwirkungen sind Magen-Darm-Beschwerden und gelegentlich Übelkeit zu Beginn der Anwendung.

Andere neue Antidepressiva		
Wirkstoff	**Markenname**	**Übliche Tagesdosis (mg/d)**
Mirtazapin	Remergil®	15 bis 30
Nefazodon	Nefadar®	200 bis 400

Es gibt aber auch Patienten, die darüber berichten, dass sich ihr Sexualleben intensiviert hat, seit sie SSRI-Antidepressiva einnehmen, und dass sich bei Männern etwa die Erektion und das Orgasmuserleben deutlich verbessert haben. Tatsächlich wiesen wissenschaftliche Studienergebnisse nach, dass SSRI zur Behandlung der vorzeitigen Ejakulation hilfreich sein können.

Andere neue Antidepressiva

Während der 1990er Jahre sind zahlreiche neue Substanzen zur Behandlung der Depression eingeführt worden, die weder trizyklische noch SSRI-Antidepressiva sind. Man bezeichnet diese Substanzen als »atypische Antidepressiva« oder »Antidepressiva der zweiten Generation«. Die einzelnen Wirkstoffe beeinflussen unterschiedliche Bereiche des biochemischen Signalsystems von Nervenzellen: Noradrenalin, Serotonin oder andere Neurotransmitter. Und manche Substanzen beeinflussen mehrere Neurotransmitter beziehungsweise auf Stimmung bezogene Hirnfunktionsbereiche in unterschiedlichem Umfang. Das Nebenwirkungsprofil der einzelnen Wirkstoffe kann gleichfalls unterschiedlich sein, mit Merkmalen trizyklischer oder SSRI-Antidepressiva.

Monoaminooxidase-Hemmer

Im Zusammenhang mit einem neu entwickelten Arzneimittel, das zu Beginn der 1950er Jahre gegen Tuberkulose eingesetzt wurde, beobachtete man bei einigen Patienten eine deutliche Anhebung der Stimmung durch dieses Mittel. Weitere wissenschaftliche Untersuchungen dieses Phänomens ergaben im Laufe der Jahre, dass dieses Tuberkulosemittel ein Enzym des Körpers inaktiviert, das am Aminstoffwechsel des Nervensystems beteiligt ist: Das Enzym Monoaminooxidase (MAO) »vernichtet« wichtige Bestandteile der Neurotransmitter Serotonin, Noradrenalin und anderer Nervenbotenstoffe. Durch diese Wirkung auf den Abbau von Neurotransmittern erhöht sich die Menge dieser Botenstoffe im Nervensystem. Obwohl noch nicht alle Details dieses Mechanismus geklärt sind, wird angenommen, dass die Inaktivierung des Neurotrans-

mitterabbaus für die antidepressive Wirkung von Monoaminooxidase-Hemmern (MAO-Hemmer) verantwortlich ist. Im Übrigen wurde auch für Johanniskraut, das bislang einzige, als antidepressiv wirksam anerkannte pflanzliche Antidepressivum, eine solche (wenn auch sehr schwache) MAO-Hemmung nachgewiesen.
Wenn bei einem depressiven Patienten alle anderen antidepressiven Substanzen versagt haben, können MAO-Hemmer eine Behandlungsalternative darstellen. Wer MAO-Hemmer einnimmt, muss jedoch bestimmte Vorsichtsmaßnahmen strikt beachten und auf unerwünschte Zwischenfälle vorbereitet sein.
Das Enzym Monoaminooxidase ist normalerweise auch in der Darmschleimhaut und der Leber aktiv, da zahlreiche in Nahrungsmitteln natürlich vorkommende Substanzen eine große Ähnlichkeit mit Noradrenalin aufweisen und inaktiviert werden müssen, bevor sie in das Blut gelangen. Noradrenalin hat gewisse Ähnlichkeiten mit Adrenalin und kann, wenn es in zu hoher Konzentration im Blut zirkuliert, auch adrenalinähnliche Wirkungen hervorrufen: Der Blutdruck steigt, das Herz schlägt schneller und der gesamte Kreislauf ist in Alarmbereitschaft.
Vor allem der Nahrungsergänzungsmittel- und Nahrungsbestandteil Tyramin, eine Aminosäure, wirkt adrenalinartig im Körper, wenn das Abbauenzym Monoaminooxidase im Darm durch Einnahme eines MAO-Hemmers inaktiviert ist. Patienten, die MAO-Hemmer einnehmen, müssen bestimmte Nahrungsmittel meiden: etwa alkoholische Getränke (Bier und Wein), alkoholfreies Bier, breite Bohnen, alten Käse, Rinder- und Hühnerleber, Fleischextrakt, Päckchensuppen, Räucherwaren, Tofu, Hefeprodukte, Sojasoße, saure Sahne, Bananen, Avocados, Pflaumen, Rosinen, Spinat, Tomaten, Joghurt und andere Nahrungsmittel sowie tyraminhaltige Nahrungsergänzungsmittel. Lassen Sie sich eine vollständige Liste der zu vermeidenden Nahrungsmittel im Rahmen einer Diätberatung geben, wenn Sie MAO-Hemmer anwenden müssen!
MAO-Hemmer können außerdem Nervosität, Schlafstörungen und übermäßige Schweißproduktion (Hyperhidrose) sowie Kreislaufstörungen bei einem Wechsel vom Liegen zum Stehen (orthostatische Hypotonie) verursachen. Benommenheit, Gewichtszunahme, Wasserretention und sexuelle Funktionsstörungen sind weitere mögliche Nebenwirkungen.
Menschen, die MAO-Hemmer einnehmen, müssen jeden behandelnden Arzt über die Einnahme dieses Antidepressivums informieren, damit in Notfällen nicht aus Unkenntnis kreislaufanregende Mittel (Adrenalin!) eingesetzt werden, die lebensgefährliche Kreislaufkrisen auslösen können.

Monoaminooxidase-Hemmer (MAO-Hemmer)

Wirkstoff	Markenname	Übliche Tagesdosis (mg/d)
Moclobemid	Aurorix®	300
Selegilin	Amindan®, Movergan®	10
Tranylcypromin	Jatrosom®	20 bis 30

Die Nebenwirkungen umfassen unter anderem Schlafstörungen, übermäßges Schwitzen, Überstimulierung, Schwindel, Gewichtszunahme und sexuelle Funktionsstörungen. Eine spezielle Diät muss eingehalten werden!

Neuroleptika

Fragen Sie zehn Ärzte, oder fragen Sie einfach zehn verschiedene Menschen, was das Wort »psychotisch« bedeutet, und Sie werden zehn verschiedene Antworten bekommen, von »verrückt«, »irre«, »desorientiert«, »unzurechnungsfähig« bis »wahnsinnig«. Erstaunlich ist, dass einer der am häufigsten benutzten psychiatrischen Begriffe tatsächlich sehr wenig aussagt. Tatsache ist auch, dass sehr viele Menschen auf Grund der mehr oder minder inhaltslosen Worthülse »psychotisch« mit so genannten »Antipsychotika« oder »Neuroleptika« behandelt werden – eine Entscheidung, die diese Menschen vielfach in eine emotionsarme fehlbelichtete »Zeitlupenwelt« versetzt und viele andere schwere Nebenwirkungen verursachen kann. Richtig eingesetzt – das heißt, eine möglichst genaue Diagnose der wahrscheinlichen Grundstörung zu haben und zu wissen, welche Substanz wie lange in welcher Dosierung bei welchen Symptomen am besten geeignet ist – sind Neuroleptika eine sinnvolle und wertvolle Behandlungsmaßnahme. Für bipolare Erkrankungen sind die besser verträglichen und wirksamen, neuen atypischen Neuroleptika wie Olanzapin ein wesentlicher therapeutischer Fortschritt, insbesondere bei schweren manischen oder depressiven Stimmungsstörungen mit Halluzinationen oder Wahnvorstellungen.

Antipsychotika
Substanzen, die gegen Psychosen wirksam sind.

Neuroleptika
Substanzen, die gegen Psychosen wirksam sind. Dieser Begriff wurde aus dem Griechischen hergeleitet und bedeutet »das Nervensystem betreffend.«

Klassische Neuroleptika

Während der 1930er Jahre wurden in Europa Arzneibestandteile, so genannte Phenothiazine, synthetisiert, die stark beruhigende und einschläfernde (sedierende) Wirkungen hatten. Insbesondere erwies sich die Substanz Chlorpromazin als nützlich für die Narkose bei chirurgischen Operationen, da die anästhetische Ruhigstellung (Sedie-

»Psychose und »psychotisch« – Worthülsen ohne Inhalt?

- Eine gängige Definition der Psychose lautet folgendermaßen: »Eine Person hat den Bezug zur Realität verloren. Die Person hört beispielsweise Stimmen nicht existierender Wesen (Halluzinationen) und/oder äußert bizarre Glaubensvorstellungen und Überzeugungen (Wahn).«
- Eine medizinische Definition der Psychose lautet in etwa: »Eine Erkrankung oder ein psychischer Zustand, in dem bei der betroffenen Person die Fähigkeit, ihre Umgebung wahrzunehmen oder zu erfassen und angemessen darauf zu reagieren, schwer beeinträchtigt ist.«

rung) damit sicherer als mit anderen Substanzen vertieft werden konnte. In den frühen 1950er Jahren behandelten französische Psychiater im Rahmen klinischer Studien hocherregte schizophrene und manische Patienten mit Chlorpromazin – mit großem Erfolg: Chlorpromazin wirkte nicht nur stark beruhigend und einschläfernd, sondern es brachte auch Halluzinationen und Wahnvorstellungen zum Verschwinden, zeigte demnach antipsychotische Effekte. Substanzen, die ein solches Wirkspektrum haben, werden als »klassische« oder »typische« Neuroleptika beziehungsweise Antipsychotika bezeichnet. Man unterscheidet schwach, mittelstark und stark wirksame Neuroleptika. Episodische Stimmungsstörungen der bipolaren Erkrankung können gelegentlich auch zu extrem beunruhigenden psychischen Symptomen oder mitunter abnormen Verhaltensveränderungen führen – im depressiven und manischen Zustand. Stimmungsstabilisierer und Antidepressiva brauchen manchmal Wochen, bis die gewünschte Wirkung eintritt. Wie kann aber hocherregten oder von schrecklichen Halluzinationen gepeinigten, akut manischen Patienten zumindest kurzfristig geholfen werden?

Therapeutisches Profil

Die beruhigende Wirkung von Neuroleptika setzt meist unmittelbar nach der Einnahme ein. Dies gilt für hochagitierte depressive wie manische Patienten. Inwieweit die jeweilige Substanz und in welcher Dosis auch antipsychotisch wirkt, wird allerdings kontrovers beurteilt.

Alle Substanzen dieser Klasse blockieren Dopamin-Rezeptoren im Gehirn. Möglicherweise funktionieren bei Schizophrenie bestimmte Schaltkreise von Nervenzellen, die Dopamin als Signalstoff (Neurotransmitter) benutzen, nicht richtig und verursachen bizarre Halluzinationen und Denkstörungen. Auf welche Weise Neuroleptika die Hirnfunktion beeinflussen, ist noch immer unklar. Gleichfalls unklar und umstritten ist, ob die psychotisch komplizierte bipolare Erkrankung mit klassischen Neuroleptika überhaupt sinnvoll behandelt werden kann!

Im Lauf der 1960er und 1970er Jahre wurden neben den Phenothiazinen weitere Substanzen entwickelt, die Dopamin-Rezeptoren blockieren können. Das Nebenwirkungsprofil all dieser Substanzen ist jedoch mehr oder minder gleichartig. Einen wesentlichen Fortschritt bedeutete dies für die betroffenen Patienten nicht.

Alle klassischen Neuroleptika wirken beruhigend und einschläfernd, manche mehr und manche weniger. Insbesondere in hoher Dosierung sind sie hochwirksam.

Klassische Neuroleptika

Wirkstoff	Markenname	Übliche Tagesdosis* (mg/d)
Schwach wirksame Substanzen		
Pipamperon	Dipiperon®	400
Promazin	Protactyl®, Sinophenin®	600
Sulpirid	Arminol®, Dogmatil®, Meresa®	600
Mittelstark wirksame Substanzen		
Chlorpromazin	Propaphenin®	300
Chlorprothixen	Truxal®	350
Levomepromazin	Neurocil®, Levium®	350
Perazin	Taxilan®	400
Prothipendyl	Dominal®	350
Thioridazin	Melleril®	400
Triflupromazin	Psyquil®	150
Stark wirksame Substanzen		
Flupentixol	Fluanxol®	6
Fluphenazin	Dapotum®, Lyogen®, Omca®	10
Haloperidol	Haldol®, Buteridol®	5
Perphenazin	Decentan®	32
Pimozid	Orap®	6

Mögliche Nebenwirkungen sind unter anderem anticholinerge Effekte wie Mundtrockenheit, Kreislaufstörungen, Verstopfung und Sehstörungen sowie Bewegungsstörungen (extrapyramidal). Die Substanzen werden bei Stimmungsstörungen in der Regel nur als Bedarfsmedikation kurzfristig eingesetzt.

*Die Dosierungen können individuell unterschiedlich sein.

Nebenwirkungsprofil

Klassische Neuroleptika können wie einige trizyklische Antidepressiva anticholinerge Nebenwirkungen verursachen: Mundtrockenheit, Verstopfung oder Verschwommensehen. Ob man sich daran »gewöhnen« kann, sei dahingestellt.

Das Hauptproblem der klassischen Neuroleptika ist ihr ungünstiger Einfluss auf den Muskeltonus und die Bewegung (Motorik) beziehungsweise die Bewegungskoordination, eine Nebenwirkung der Dopamin-Blockade. In der medizinischen Terminologie werden solche Bewegungsstörungen als »extrapyramidale Symptome« (EPS) bezeichnet.

Extrapyramidale Symptome (EPS)

- Akathisie: Unfähigkeit zu ruhigem Sitzenbleiben, Bewegungen verschaffen nur kurze Erleichterung
- Dyskinesie: Fehlfunktion eines Bewegungsablaufs, beispielsweise monotones unfreiwilliges Kauen oder Blinzeln
- Dystonie: Spastik, etwa der Zungen- oder Nackenmuskulatur
- Pseudo-Parkinsonismus:
  - Gangstörung (verlangsamt, schlurfend)
  - Spastik der Gesichtsmuskulatur
  - Händezittern

Dopamin ist der wichtigste Neurotransmitter für die komplexe Steuerung der Bewegungskoordination im so genannten extrapyramidalen System. Das pyramidale System (benannt nach dreieckigen Nervenfaserbündeln im Rückenmark) ist für die schnelle und exakte Ausführung feiner Muskelbewegungen zuständig. Das extrapyramidale System sorgt dafür, dass der Rest des Körpers so bewegt wird, dass am Ende eine geschmeidige und störungsfreie Bewegung erfolgt. Klassische Neuroleptika blockieren Dopamin-Rezeptoren und können schwere Bewegungsstörungen auslösen.

Vielleicht kennen Sie jemanden, der an der Parkinson-Krankheit leidet, und haben dessen langsam schlurfenden Gang, die Ausdruckslosigkeit seines Gesichts und seine zitternden Hände bemerkt. Bei der Parkinson-Krankheit sterben Nervenzellen im Hirnbereich der so genannten Substantia nigra ab und mit ihnen verliert der Botenstoff Dopamin sein Arbeitsgebiet, die zentralnervöse Bewegungskoordination. Wenn klassische Neuroleptika eingenommen werden, sterben zwar keine Nervenzellen, aber das Arbeitsgebiet von Dopamin wird vorübergehend blockiert – mit ähnlichen Folgen, die auch als »Pseudo-Parkinsonismus« bezeichnet werden. Weitere extrapyramidale Symptome sind zum Beispiel Muskelspasmen der Zunge, im Gesicht oder im Nacken. Auch unkontrollierbarer, unangenehmer Bewegungsdrang meist der Beine und die Unfähigkeit, still zu sitzen (Akathisie), können vorkommen.

Solche Symptome können behandelt werden, durch Senkung der Neuroleptikadosis oder mit Antiparkinsonmitteln. Werden Neuroleptika jahrelang eingenommen, kann eine so genannte tardive Dyskinesie auftreten: unfreiwillige, sich ständig wiederholende Bewegungen, etwa der Gesichtsmuskulatur (Blinzeln, Kauen). Für diese Langzeitnebenwirkung gibt es keine Behandlung, das Neuroleptikum muss abgesetzt werden.

Klassische Neuroleptika sind hochwirksame Substanzen, die – wenn überhaupt – mit allergrößter Vorsicht und so kurz wie möglich eingesetzt werden sollten! Extrem belastende Symptome der schweren Manie und psychotische Depression bei bipolarer Erkrankung müssen jedoch gelegentlich mit Neuroleptika behandelt werden. Ein wesentlicher Fortschritt für die Patienten sind aus diesem Grund die neuen atypischen Neuroleptika, die keine extrapyramidalen Nebenwirkungen verursachen.

Atypische Neuroleptika

Ein Forschungsbericht des renommierten American Journal of Psychiatry bezeichnete 1994 die Entwicklung des ersten so genannten »atypischen Neuroleptikums« als wichtigsten Fortschritt für die antipsychotische Therapie seit mehr als 60 Jahren. Diese Neuroleptika-Klasse verursacht offensichtlich keine extrapyramidalen Symptome, darüber hinaus wiesen die neuen Substanzen deutliche stimmungsstabilisierende Wirkungen auf.

Das erste atypische Neuroleptikum Clozapin wurde 1960 hergestellt, aber erst 1990 in den USA zugelassen. Ein Grund dafür war, dass Clozapin bei einem Prozent der damit behandelten Patienten eine potenziell gefährliche Absenkung bestimmter weißer Blutzellen (Agranulozytose) verursacht. Die Substanz erwies sich jedoch als so wirksam bei Patienten mit Schizophrenie, bei denen jede andere Therapie versagt hatte, dass sich die klinische Psychiatrie und die pharmazeutische Forschung weiter intensiv mit dieser Substanz befassten. Nachdem man herausgefunden hatte, dass durch eine wöchentliche Blutbildkontrolle das Agranulozytoserisiko von Clozapin verringert werden kann, stand diese Substanz einer größeren Zahl von Patienten zur Verfügung.

Das neue atypische Neuroleptikum Olanzapin weist dieses Risiko nicht mehr auf – eine gute Nachricht für alle Patienten mit bipolarer Erkrankung, vor allem Patienten mit schwer beeinflussbaren Stimmungsstörungen, akut manischen Episoden oder Rapid Cycling.

Atypische Neuroleptika
- Olanzapin (Zyprexa®)
- Clozapin (Leponex®)

Therapeutisches Profil

Atypische Neuroleptika blockieren Dopamin-Rezeptoren, allerdings wesentlich schwächer als klasische Neuroleptika, und beeinflussen auch Serotonin-Rezeptoren. Von allen atypischen Neuroleptika weist Olanzapin die größte Ähnlichkeit mit Clozapin auf. Zusätzlich zur Gegenspielerwirkung auf Dopamin- und Serotonin-Rezeptoren beeinflusst Olanzapin auch den neurobiochemischen Stoffwechsel von Acetylcholin, GABA und Glutamat günstig.

Bislang sind mehr als 1200 Patienten mit Bipolar-I-Erkrankung und manischen Symptomen im Rahmen streng kontrollierter klinischer Studien bis zu 12 Wochen lang mit Olanzapin behandelt worden. Die Wirksamkeit und Verträglichkeit von Olanzapin war im Vergleich zu einem Scheinmedikament (Plazebo), im Vergleich zu Valproat, im Vergleich zu Haloperidol sowie als Begleitbehandlung kombiniert mit Stimmungsstabilisierern (Lithium, Valproinsäure) untersucht worden. In Bezug auf manische Symptome erwies sich Olanzapin gegenüber Plazebo und Valproat als überlegen antimanisch wirksam. Insbesondere bei manischen Patienten ohne psychotische Symptome sowie auch bei depressiven Patienten war Olanzapin deutlich wirksamer als Haloperidol – und wesentlich besser verträglich! Die bei Anwendung von klassischen Neuroleptika wie Haloperidol gefürchteten Bewegungsstörungen (EPS) wurden unter Olanzapin nicht wesentlich häufiger als unter dem Scheinmedikament oder Stimmungsstabilisierern allein (Lithium, Valproinsäure) beobachtet.

Stimmungsstabilisierende Wirkungen von Olanzapin können bei akuten Manien, bipolaren Mischzustände (auch Bipolar-I-Erkrankung), akutem Rapid Cycling und möglicherweise auch bei einer langfristigen Erhaltungstherapie erwartet werden. Wie klassische Stimmungsstabilisierer weist auch Olanzapin kein Risiko für die Auslösung manischer oder depressiver Episoden auf. Olanzapin ist einfach anzuwenden (einmal täglich, unabhängig von den Mahlzeiten), häufige Blutuntersuchungen sind nicht erforderlich. Studienergebnisse zeigten, dass eine Stimmungsstabilisierung in Bezug auf manische und depressive Symptome mit Olanzapin auch langfristig (bis zu 60 Wochen) erreichbar ist. Olanzapin kann allein oder kombiniert mit Stimmungsstabilisierern eingesetzt werden.

Die häufigsten Nebenwirkungen von Olanzapin sind Benommenheit, Mundtrockenheit und Schwächegefühl. Gelegentlich erhöhter Appetit und Gewichtszunahme können insbesondere bei Patienten mit Essstörungen eine erwünschte Begleiterscheinung darstellen. Dank der guten Verträglichkeit kann Olanzapin als fortschrittliche Behandlungsmöglichkeit für Patienten mit bipolarer Erkrankung betrachtet werden. Olanzapin ist das erste atypische Neuroleptikum, das seit 2001 zur Behandlung mäßig schwerer manischer Episoden mit und ohne psychotische Faktoren sowie zur Kombination mit Stimmungsstabilisierern bei bipolarer Erkrankung europaweit zugelassen ist. Des Weiteren empfiehlt die American Psychiatric Association (APA) in ihren aktuellen Therapierichtlinien (2002) Olanzapin als Mittel der ersten Wahl bei bipolaren Patienten mit manischen und gemischten Episoden. Olanzapin hat ausgezeichnete Chancen, in absehbarer Zeit auch in die Gruppe der Stimmungsstabilisierer aufgenommen zu werden.

Steckbrief Olanzapin

Arzneimittelklasse	**Atypische Neuroleptika**
Markennamen	Zyprexa®
Dosis	5 bis 20 Milligramm, 15 Milligramm empfohlen
Halbwertszeit	31 Stunden
Anwendungsgebiete	• Akute Manie • Manie mit Psychose • Kombination mit Stimmungsstabilisierern
Wirkungseintritt	• Antimanische Wirkung innerhalb einer Woche • Antidepressive Wirkung innerhalb einer Woche
Neurotransmitter-Wirkmechanismen	• Dopamin: direkter Rezeptorantagonist • Serotonin: mehrfach, ausgewogene Rezeptorwirkungen • Acetylcholin: indirekt verbesserte Freisetzung • GABA: indirekt verbesserte Freisetzung • Glutamat: Verbesserung und Stabilisierung der Überleitung
Ausscheidung	Über die Leber (Glukuronidierung)
Vorsichtsmaßnahmen	• Strenge Indikation während der Schwangerschaft • Während der Stillzeit nicht empfohlen
Kontrolluntersuchungen	Regelmäßige Blutuntersuchungen (Leberwerte, Blutplättchen) nicht erforderlich, aber empfohlen
Häufige Nebenwirkungen	Benommenheit, Mundtrockenheit, Schwindel, Schwächegefühl
Seltene Nebenwirkungen	Gewichtszunahme
Wechselwirkungen	Selten möglich

Benzodiazepine

Benzodiazepine, auch »Tranquilizer« genannt, sind Beruhigungsmittel (Sedativa). Bei bipolarer Erkrankung können sie kurzfristig zur Behandlung leichter Angst- oder Schlafstörungen sowie im akut manischen Notfall benutzt werden. Ein Nachteil dieser Wirkstoffe ist allerdings ihr Suchtpotenzial. Benzodiazepine können als Suchtmittel missbraucht werden und verursachen körperliche Abhängigkeit mit entsprechenden Entzugssymptomen, wenn sie abgesetzt werden. Ein weiterer Nachteil ist die abnehmende beruhigende Wirkung, je länger die Substanzen eingenommen werden.

Benzodiazepine sind kein Ersatz für Stimmungsstabilisierer! Achtung: Suchtpotenzial!

Bei schwerkranken Patienten mit akuten und hochgradig manischen Zuständen können kurz wirksame Benzodiazepine (etwa Lorazepam) kombiniert mit einem Neuroleptikum als Notfallbehandlung eingesetzt werden: Hat beispielsweise ein Patient im Verlauf einer manischen Episode tagelang nicht geschlafen, versetzt ihn eine Injektion dieser Wirkstoffkombination in weniger als einer Stunde in Tiefschlaf. Mit Benzodiazepinen kann auch die Erregung oder Unruhe manischer Patienten einige Stunden oder Tage lang gedämpft werden, bis die Wirkung von Stimmungsstabilisierern beginnt.

Ein weiteres Einsatzgebiet von Benzodiazepinen bei bipolarer Erkrankung sind Angstsymptome oder Schlafstörungen. Bei unvermeidlichem psychischem Stress, wie etwa Prüfungsangst, können Benzodiazepine innere Spannungen lösen – besser und gesünder wären allerdings regelmäßige Yogaübungen oder ein Stressabbautraining.

Benzodiazepine (Tranquilizer)

Wirkstoff	Markenname	Übliche Tagesdosis* (mg/d)
Alprazolam	Cassadan®, Esparon®, Tafil®, Xanax®	0,75 bis 1,5
Clonazepam	Antelepsin®, Rivotril®	1,5 bis 3
Diazepam	Valium®	4 bis 20
Lorazepam	Tolid®, Tavor®	2 bis 6
Oxazepam	Uskan®, Adumbran®	10 bis 60
Temazepam	Planum®, Remestan®	15 bis 30

* Die Substanzen werden bevorzugt kurzfristig bedarfsabhängig bei manischen Stimmungsstörungen eingesetzt. Häufig werden nur halbierte oder noch niedrigere Dosierungen benötigt.

Kalziumantagonisten

Kalziumantagonisten werden üblicherweise zur Behandlung von Herz-Kreislauf-Erkrankungen, so bei Bluthochdruck (Hypertonie), oder Herzkrankheiten (Herzschwäche, Herzrhythmusstörungen) eingesetzt. Diese Substanzen sind an der Zellmembran wirksam, beeinflussen beziehungsweise hemmen den Einstrom von Kalziumionen in Zellen, vor allem bei Gefäßmuskelzellen. Da die Zellmembran von Nervenzellen auch für die Entstehung von Stimmungsstörungen eine Rolle spielen kann, lag es nahe, zu untersuchen, ob Kalziumantagonisten möglicherweise antimanische Eigenschaften besitzen.

In einer Fallstudie aus dem Jahr 1982 wurde ein solcher Effekt für den Kalziumantagonisten Verapamil beschrieben. In der nachfolgenden Zeit sind zahlreiche Studien mit Hunderten Patienten durchgeführt worden – mit dem Ergebnis, dass manche Kalziumantagonisten bei einigen Patienten antimanisch wirksam sind. Weitgehend unbewiesen beziehungsweise unbekannt sind nach wie vor mögliche stimmungsstabilisierende und antidepressive Wirkungen von Kalziumantagonisten.

Kalziumantagonisten als potenzielle Stimmungsstabilisierer:
- Nifedipin
- Nimodipin
- Verapamil

Mögliche innovative Kalziumantagonisten als Stimmungsstabilisierer bei wiederkehrenden Episoden der bipolaren Erkrankung sind Verapamil, Nifedipin und Nimodipin. Die Anwendung von Kalziumantagonisten zur Behandlung der bipolaren Erkrankung wird derzeit nicht allgemein empfohlen.

Schilddrüsenhormone

Hormone spielen für das Gleichgewicht der Stimmungen eine große Rolle. So ist etwa die nach einem Tagesrhythmus ablaufende Ausschüttung von Melatonin aus der Zirbeldrüse an Stimmungsveränderungen im Zusammenhang mit dem Jahreszeitenwechsel beteiligt. Unterschiedliche Blutspiegel der Sexualhormone bei Frauen (Östrogene, Gestagene) oder der Stresshormone, die von der Nebennierendrüse ausgeschüttet werden (zum Beispiel Kortison), können gleichfalls die Stimmungslage beeinflussen. Von besonderer Bedeutung sind in dieser Beziehung Schilddrüsenhormone.

Die Schilddrüse übernimmt die wichtige Aufgabe der Steuerung des Energiestoffwechsels im Körper. Ist die Drüse nur wenig aktiv, wird man träge und legt Gewicht zu. Arbeitet die Drüse auf Hochtouren, beschleunigen sich Stoffwechselvorgänge, die Schlaghäufigkeit des Herzens erhöht sich und Ängstlichkeit oder Nervosität können zunehmen.

Psychiatrische Symptome bei Schilddrüsenfunktionsstörungen

Schilddrüsenüberfunktion (Hyperthyreose)	Schilddrüsenunterfunktion (Hypothyreose)
• Reizbarkeit	• Depressive Verstimmung
• Schlafstörungen	• Schläfrigkeit
• Unruhe	• Antriebsschwäche (Lethargie)
• Überaktivität	• Konzentrationsstörungen
• Paranoia	• Denkhemmmung
• Konzentrationsstörungen	• Apathie und sozialer Rückzug
• Wahnvorstellungen	• Halluzinationen

Auf welche Weise genau die Schilddrüsenfunktion das Stimmungsgleichgewicht beeinflusst, ist zwar noch unklar, für die wirksame Behandlung bipolarer Erkrankungen ist eine normale Drüsenfunktion jedoch sehr wichtig.
Studienergebnisse haben gezeigt, dass eine Schilddrüsenunterfunktion (Hypothyreose) eine recht häufige Begleiterscheinung bei Rapid Cycling ist. Und trotz »normaler« Schilddrüsenwerte im Blut profitierten viele Rapid-Cycling-Patienten von einer Behandlung mit Schilddrüsenhormonen. Es wird angenommen, dass die Hormontherapie die Betroffenen für andere Behandlungen ansprechbarer macht. So wirken etwa Lithium oder andere Stimmungsstabilisierer bei manchen Patienten besser, wenn gleichzeitig Schilddrüsenhormone eingesetzt werden – auch bei vollkommen normaler Schilddrüsenfunktion.

Omega-3-Fettsäuren

Nicht alle Fettsäuren können im Organismus selbst aufgebaut werden. Bestimmte Fettsäuren sind zur Erhaltung körperlicher Gesundheit unverzichtbar und werden deshalb auch als essenziell bezeichnet. Essenzielle Fettsäuren müssen wie Vitamine oder Mineralstoffe mit der Nahrung zugeführt werden. Beispielsweise enthält das Öl verschiedener Kaltwasserfische, wie beispielsweise Lachs, Makrele, Hering oder Sardine, reichlich mehrfach ungesättigte Fettsäuren, vor allem Omega-3-Fettsäuren. Zur Gruppe der essenziellen Omega-3-Fettsäuren gehören die Eicosapentaensäure (EPA) und die Docosahexaensäure (DHA).

- Docosahexaensäure (DHA) wird im Körperstoffwechsel als Grundsubstanz für die Umwandlung in so genannte Prostaglandine benötigt. Prostaglandine sind antientzündlich und hormonähnlich im gesamten Körper wirksam. So sind sie an der Regulierung der Herz-Kreislauf-Funktionen, der Fortpflanzungs- und Immunfunktionen sowie der Funktionen des Nervensystems beteiligt.
- Eicosapentaensäure (EPA) verhindert als natürlicher »Blutverdünner« die Zusammenballung (Aggregation) von Blutplättchen, etwa an den Wänden von Arterien und kann dadurch die Gefahr einer »Verhärtung« der Blutgefäße (Arteriosklerose) oder Blutpfropfbildung (Thrombose) vermindern.

Essenzielle Fettsäuren spielen als strukturelle Bausteine komplexer Fettstoffe (Lipide) in den Zellmembranen eine wichtige Rolle. Aus diesem Grund helfen essenzielle Fettsäuren bei der Abwehr von Giftstoffen, Bakterien, Viren, Krebs erregenden sowie allergenen Stoffen und schützen die Körperzellen.

Fischöle beziehungsweise Omega-3-Fettsäuren gelten als viel versprechende Kandidatensubstanzen für eine gut verträgliche Behandlung leichter Stimmungsstörungen. Forschungsergebnissen zufolge mehren sich Hinweise darauf, dass mehrfach ungesättigte Fettsäuren etwa für die Depression von ursächlicher Bedeutung sind. Essenzielle Fettsäuren sind Kernbestandteile der synaptischen Zellmembranen und spielen für die neuronale Signalübermittlung eine wichtige Rolle. Man nimmt an, dass Omega-3-Fettsäuren über ähnliche Mechanismen wie Lithium oder Valproat stimmungsstabilisierend wirken können.

Bislang wurden im Rahmen von fünf Studien die Omega-3-Fettsäurespiegel im Blut bei Depression untersucht, vier Studien beschäftigten sich mit Omega-3-Fettsäuren bei Schizophrenie und eine Doppelblindstudie aus dem Jahr 1999 prüfte Omega-3-Fettsäuren als Begleitbehandlung bei bipolarer Erkrankung: 30 Patienten mit bipolarer Erkrankung nahmen vier Monate lang neben der Basistherapie 9,6 Gramm Omega-3-Fettsäuren pro Tag beziehungsweise ein Scheinmedikament (Plazebo: Olivenöl) ein. Die mit Omega-3-Fettsäuren behandelten Patienten blieben signifikant länger beschwerdefrei und schnitten in Bezug auf alle Prüfkriterien besser ab als die Vergleichsgruppe.

Dennoch ist eine allgemein gültige Therapieempfehlung für Omega-3-Fettsäuren zum gegenwärtigen Stand der Forschung noch nicht möglich. Der Stellenwert von Omega-3-Fettsäuren für die Behandlung von Stimmungsstörungen wird aber weiter erforscht werden.

Elektrokonvulsive Therapie

Die elektrokonvulsive Therapie (EKT) als psychiatrische Behandlungsform genießt unglücklicherweise in der breiten Öffentlichkeit keinen guten Ruf. Noch immer geistern schreckliche Vorstellungen und unterschiedlichste Mythen in Bezug auf die »Elektroschockbehandlung« in den Köpfen herum. Als diese Methode noch in den Kinderschuhen steckte, war sie tatsächlich eine brutale und höchst unangenehme Prozedur. Man sollte allerdings nicht vergessen, dass sonst überhaupt keine Behandlung für schwer symptomatische, psychiatrische Erkrankungen zur Verfügung stand, und dass jede chirurgische Behandlung bis vor gerade einmal 120 Jahren ohne Anästhesie durchgeführt werden musste!

Die moderne, nach den Regeln der Kunst unter Narkose ausgeführte elektrokonvulsive Therapie ist eine hochwirksame Behandlungsoption für depressive und manische Episoden der bipolaren Erkrankung. Sie ermöglicht schwerkranken Patienten vielfach eine rasche und deutliche Besserung der Symptome – auch dann, wenn andere Therapien versagt haben oder nicht durchgeführt werden dürfen.

Künstliche Krämpfe im Kuckucksnest

Die Entwicklung der elektrokonvulsiven Therapie entsprang einem Irrtum. Während der 1930er Jahre behauptete der ungarische Arzt Joseph Ladislaus von Meduna, dass an Schizophrenie erkrankte Menschen niemals an Epilepsie erkranken können und umgekehrt. Wie wir heute wissen, ist das nicht der Fall. Meduna begann dennoch, mit Hilfe von Tierversuchen nach einem Verfahren zur künstlichen Erzeugung epileptischer Krämpfe zu suchen. Im Jahr 1935 teilte er in einem Fallbericht mit, dass schizophrene Symptome bei einigen Patienten durch künstliche Krämpfe deutlich gebessert werden. Einige Jahre später berichteten zwei italienische Psychiater über die erfolgreiche Auslösung von Krampfanfällen durch Anwendung kurzer elektrischer Stromstöße niedriger Spannung über am Schädel angebrachte Elektroden. Ugo Cerletti und Lucio Bini hatten ihre Methode gleichfalls mit Hilfe von Tierversuchen entwickelt und anschließend mit Erfolg bei schizophrenen Patienten angewendet. In der Folgezeit zeigte sich, dass diese Behandlungsmethode vor allem bei schwerer Depression wahre Wunder wirken konnte. Man muss sich vor Augen halten, dass bis zu diesem Zeitpunkt keine antidepressive Therapie existierte – schwer Depressive dämmerten in der Regel bewegungs- und ausdruckslos dem Tod entgegen. Die Neuigkeit einer wirksamen antidepressiven Behandlungsform verbreitete sich rasch weltweit.

Die elektrokonvulsive Therapie erlebte anschließend das Schicksal manch anderer so genannter »Wunderheilmittel«. Sie wurde zu häufig und in vielen Fällen bei Menschen ohne die geringste Hoffnung auf eine »Heilung« angewendet. Gelegentlich wurde die Behandlung auch missbräuchlich und skrupellos oder aus niederen Beweggründen gezielt gegen Menschen eingesetzt. Und die Nebenwirkungen der Methode waren nicht unbeträchtlich: Epileptische Krämpfe mit massiver Muskelkontraktion, Knochenbrüche sowie lebensgefährliche Atemstillstände und Herzrhythmusstörungen.
Für den schlechten Ruf dieser Therapie ist zum Großteil die amerikanische Psychiatrie der 1960er und 1970er Jahre verantwortlich. Dort nahm der öffentliche Druck auf Grund der vielen Schreckensberichte so zu, dass die Vorschriften für die EKT immer mehr verschärft wurden beziehungsweise die EKT schließlich ganz verboten wurde. Diese Zeiten sollten endgültig vorbei sein: Das Verfahren ist heute sicher und schmerzlos anwendbar, mit geringen Nebenwirkungen und klarem Einsatzgebiet.

Spielfilme und Dokumentationen, die die amerikanische Psychiatrie der 1950er bis 1970er thematisieren

- »Frances« (1982) zeigt den Missbrauch psychiatrischer Behandlung als gewaltsam disziplinierendes Mittel im Fall der Schauspielerin Frances Farmer.
- »Einer flog übers Kuckucksnest« (1975) zeigt unter anderem den sinnlosen Einsatz der EKT auf dem Stand von 1945.
- »Dialogues with Madwomen« (1994) dokumentiert die erschütternden Erfahrungsberichte amerikanischer Frauen, die die Psychiatrie der 1970er Jahre überlebt haben.

Therapeutisches Profil

Die elektrokonvulsive Therapie wird heute unter Anästhesie durchgeführt, meist in einem speziell ausgestatteten Raum, der auch schnelles Eingreifen im Notfall erlaubt. Die Anwendung selbst dauert nur wenige Sekunden und das Aufwachen nach der Behandlung etwa 10 bis 15 Minuten. In der Regel wird eine intravenöse Injektionsnarkose mit Barbituraten, zusätzlich die Injektion eines Mittels zur Muskelentspannung (Muskelrelaxans) durchgeführt. Der Patient ist bewusstlos und die Muskulatur vollkommen entspannt. Dies beugt heftigen Muskelkontraktionen während der Krampfphase vor. Zusätzlich wird ein Antiarrhythmikum zum Schutz vor gefährlichen Herzrhythmusstörungen gegeben.
Moderne Technik ermöglicht die Anwendung von Stromstößen präziser Stärke und Dauer. Elektroden, die Strom überleiten, werden entweder an beiden Schläfen (bilateral) oder an einer Schläfe und in der Mitte des Stirnbereiches (unilateral) angebracht. Die unilaterale Position wird in der Regel deshalb bevorzugt, weil die Gedächtnisstörungen nach der Anwendung weniger ausgeprägt sind als bei bilateraler Position. Bleibt in seltenen Fällen eine unilaterale EKT wirkungslos, wird die bilaterale EKT angewendet. Ein Therapiezyklus besteht aus sechs bis zwölf EKT-Anwendungen, wobei drei Anwendungen pro Woche erfolgen. Die gesamte Behandlung kann zwei bis vier Wochen in Anspruch nehmen.

Der eigentliche Wirkmechanismus der EKT ist alles andere als aufgeklärt. Während des Krampfanfalls sind die Nervenzellen des Gehirns gleichzeitig und rhythmisch aktiviert. Eine massive Ausschüttung von Neurotransmittern findet statt. Man stellt sich vor, dass durch den Stromstoß wie etwa beim Computer ein »Reset« beziehungsweise ein »Neustart« durchgeführt wird. Aktuelle Forschungsergebnisse weisen darauf hin, dass diese Aktivierung bei jedem einzelnen Neuron erfolgt. Aus Tierversuchen ist bekannt, dass durch eine EKT auch die intrazellulären Botenstoffsysteme beeinflusst werden – zum Beispiel das G-Protein-System. Ähnlich wie durch Lithium ermöglicht die EKT offensichtlich eine »Neueinstellung« der Nervenzellen im Gehirn.

Nebenwirkungen

Wenn die Betäubung nachgelassen hat, erwacht der Patient etwas benommen und fühlt sich etwa eine Stunde lang schwindelig. Dies ist auch eine Nachwirkung der EKT selbst, nicht nur der Anästhesie. Nur selten beobachtet man stärkere Verwirrtheit, vor allem nach einer bilateralen Anwendung sowie gegen Ende des Therapiezyklus.

Bei zwei Dritteln der behandelten Patienten ist die Gedächtnisfunktion in unterschiedlichem Umfang beeinträchtigt. Am häufigsten vergisst der Patient Ereignisse, die während der Wochen vor der EKT-Behandlung stattfanden. Offenbar stört die EKT den Integrationsprozess von Kurzzeiterinnerungen in das Langzeitgedächtnis. Solche Gedächtnisstörungen sind Erscheinungen, die sich mit zunehmendem zeitlichen Abstand vom EKT-Zyklus allmählich verlieren. Meist ist auch das Langzeitgedächtnis einige Monate später fast vollständig wiederhergestellt.

Viele mit der EKT behandelten Patienten haben überhaupt keine Gedächtnisstörungen und für die Mehrheit handelt es sich offenbar nicht um ein schwerwiegendes Problem. Die Erleichterung über die zumindest akute Beseitigung schwerer depressiver oder manischer Stimmungsstörungen steht im Vordergrund.

Bei depressiv bipolaren Patienten kann nach der EKT ein leicht hypomanischer Zustand eintreten – ein Zeichen dafür, die Anwendungen zu stoppen. Im Gegensatz zu Antidepressiva erhöht sich durch die EKT nicht das Risiko vermehrter Stimmungsschwankungen (etwa Rapid Cycling).

EKT bei bipolarer Erkrankung

Die EKT ist als Behandlung zur Beseitigung schwerer Symptome sowohl manischer als auch depressiver Episoden der bipolaren Erkrankung geeignet und gilt als die wirksamste bekannte antidepressive Behandlung – und sie wirkt sehr schnell! Die Episode kann rasch unterbrochen werden, eine langfristige Stimmungsstabilisierung wird jedoch nicht erreicht. Die Erhaltungstherapie, etwa mit Stimmungsstabilisierern muss weiter fortgeführt werden. Während des EKT-Zyklus werden in der Regel alle Arzneimittel abgesetzt.

Viele Patienten berichten über eine dramatische Verbesserung des Stimmungszustands, häufig bereits nach drei bis vier Anwendungen – also innerhalb nur einer Woche. Insbesondere Patienten, die schwer suizidal sind oder jede Nahrungs- und Flüssigkeitsaufnahme verweigern, profitieren von der EKT. Lebensbedrohliche Stimmungszustände verbessern sich deutlich.

Auch schwangere Frauen mit einer Depression bei bipolarer Erkrankung gelten als für die EKT-Behandlung geeignet, da Stimmungsstabilisierer auf Grund des Missbildungsrisikos während der Schwangerschaft nicht eingenommen werden dürfen. Bei älteren Menschen mit schwerer Depression betrachtet man die EKT sogar als Therapie der ersten Wahl.

Im Rahmen einer Übersichtsarbeit aus dem Jahr 1994 wurde mitgeteilt, dass die EKT auch bei hochgradiger Manie erfolgreich sein kann: Rund 80 Prozent der EKT-behandelten bipolaren Patienten berichteten über eine deutliche Besserung ihres Stimmungszustands. Bei manischen Zuständen trat die Besserung schneller ein als bei depressiven Zuständen. Nach etwa zwölf Monaten waren depressive Patienten genesen, manische Patienten bereits nach sechs Monaten.

Studienergebnisse aus dem Jahr 2001 zeigen, dass bipolare Patienten signifikant seltener als unipolare Patienten EKTs benötigen und besonders rasch auf EKT ansprechen – die Ursachen für diesen Unterschied sind unbekannt. Schwer manische, hochagitierte Zustände mit Selbst- oder Fremdgefährdung sowie manische Schwangere gelten als EKT-Indikation.

Auch für schwer behandelbare bipolare Patienten mit Rapid Cycling oder Patienten, die mit Arzneimittel-Höchstdosierungen behandelt werden müssten, ist die EKT eine Therapiealternative. Die elektrokonvulsive Therapie könnte für viele bipolar erkrankte Menschen Vorteile bieten, wird aber in der Praxis eher selten benutzt. Dafür kann es viele Gründe geben – einer dieser Gründe ist die Tatsache, dass für einen EKT-Zyklus mehrfach Narkosen erforderlich sind, die den Betroffenen belasten. Darüber hinaus benötigt eine Arzneimitteltherapie weniger Aufwand und ist einfacher zu handhaben.

Steckbrief elektrokonvulsive Therapie (EKT)

Bilaterale Behandlung	Elektroden werden an beiden Schläfen aufgesetzt.
Unilaterale Behandlung	Eine Elektrode wird in der Mitte des Stirnbereichs, die zweite Elektrode an einer Schläfe aufgesetzt.
Vorbereitung	Der Patient liegt auf dem Behandlungstisch. Unmittelbar vor Beginn der Behandlung wird ein Antiarrhythmikum injiziert, das vor abnormen Veränderungen des Herzrhythmus schützen soll.
Injektionsnarkose	Ein narkotisierendes Barbiturat wird intravenös injiziert. Der Patient wird bewusstlos.
Muskelentspannung	Ein Muskelrelaxans, das die Muskulatur entspannt, wird intravenös injiziert. Der Patient ist vollkommen entspannt.
Elektrische Stimulation	Ein elektrischer Impuls von einer halben Sekunde bis einige Sekunden Dauer wird aktiviert.
Reaktion	• Etwa 25 bis 45 Sekunden lang werden kurze Muskelkontraktionen beobachtet. Auf Grund der Muskelentspannung bleibt der Patient fast bewegungslos. • Die Schlaghäufigkeit des Herzens steigt kurz an. • Der Blutdruck steigt kurz an.
Kontrolle	Während der Anwendung wird die Hirnaktivität mit Hilfe der Elektroenzephalographie (EEG) aufgezeichnet.
Erwachen	Der Anästhesist führt über eine Gesichtsmaske Sauerstoff zu. Der Patient erwacht fünf bis zehn Minuten später.
Therapiezyklus	Die elektrokonvulsive Therapie wird in der Regel dreimal wöchentlich durchgeführt. Sechs bis zwölf Behandlungen entsprechen gewöhnlich einem Therapiezyklus, der zwei bis vier Wochen dauern kann.

Nebenwirkungen	• Vorübergehende Benommenheit und leichte Verwirrtheit • Vorübergehende Störungen des Kurz- und Langzeitgedächtnisses (retrograde Amnesie)
Indikationen	• Symptomatische Behandlung depressiver und manischer Episoden bei bipolarer Erkrankung • Zustände mit Selbst- oder Fremdgefährdung • Manie während der Schwangerschaft
Kontraindikationen	Die elektrokonvulsive Therapie darf nicht bei Patienten mit schwerer Grunderkrankung (etwa Herz-Kreislauf- oder Lungenerkrankungen) sowie bei erhöhtem Narkoserisiko angewendet werden.

Transkraniale Magnetstimulation

Die so genannte transkraniale Magnetstimulation (TMS) ist ein neues, mit der elektrokonvulsiven Therapie (EKT) vergleichbares Verfahren, das bei Stimmungsstörungen möglicherweise wirksam eingesetzt werden kann. Die derzeit bekannten Behandlungsergebnisse sind ermutigend. Eindeutige Vorteile der TMS-Methode gegenüber der EKT sind die einfachere Anwendung, die nicht erforderliche Anästhesie sowie das fehlende Risiko für die Auslösung von Krämpfen.

Technische Grundlage des Verfahrens ist das Prinzip der elektromagnetischen Induktion: Elektrische Reize werden im Hirngewebe mit Hilfe eines starken Magnetfelds erzeugt, ohne dass (wie bei der EKT) eine direkte Stromüberleitung stattfindet. Die TMS wird seit Jahren zur »Kartierung« des Gehirn benutzt: Die elektromagnetische Stimulation bestimmter Hirnbereiche verursacht beispielsweise eine Aktivierung zugeordneter entfernter Muskelgruppen oder Gefühlsempfindungen in bestimmten Körperregionen. Man hat die TMS auch dazu verwendet, die Steuerung von Sprachfunktionen und komplexen Körperbewegungen zu studieren.

Während der TMS-Behandlung wird eine Magnetspule auf den Kopf aufgesetzt und davon ausgehende elektromagnetische Feldenergie wirkt auf Nervenzellen innerhalb des Schädels ein, wodurch diese aktiviert werden können. Die durch die Magnetspule in-

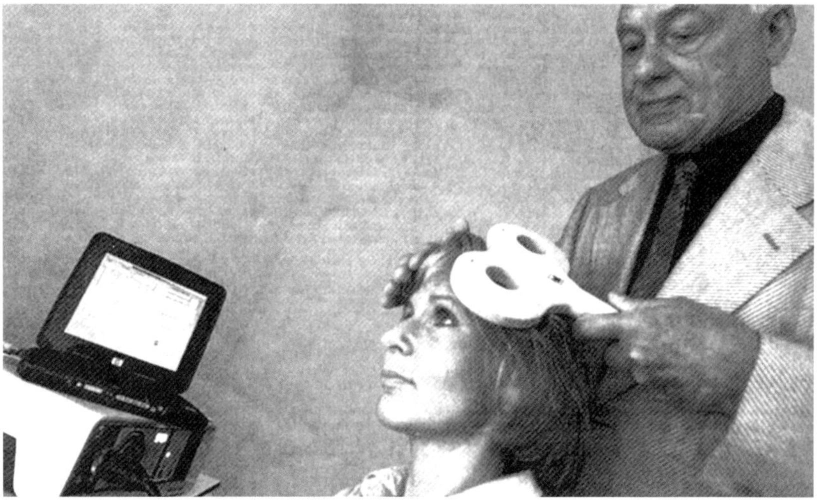

Anwendung der transkraniellen Magnetstimulation (TMS)

duzierten elektrischen Ströme im Gehirn sind so gering, dass Krämpfe nicht zu befürchten sind. Während der etwa 20-minütigen TMS-Anwendung sitzt der Patient entspannt auf einem Stuhl. Irgendwelche belastenden Nebenwirkungen der TMS sind bislang nicht beobachtet worden.

Dass die TMS etwa bei Depression tatsächlich wirksam ist, kann im Rahmen von Studien dadurch überprüft werden, dass sowohl bei korrekter (wirksamer) als auch nicht korrekter (unwirksamer) TMS-Anwendung beim Patienten ein Kribbeln auf der Kopfhaut ausgelöst wird – der Patient kann also nicht wissen, ob die wirksame oder unwirksame Anwendung stattfand. »Eingebildete« Heileffekte (Plazebowirkung) können so ausgeschlossen werden.

Zahlreiche Studienergebnisse weisen darauf hin, dass bei Depression die Hirnaktivität im präfrontalen Bereich vermindert ist und deshalb dort TMS-Anwendungen besonders wirksam sind. So zeigte sich im Rahmen einer Untersuchung mit zwölf Patienten, bei denen zwei Wochen lang täglich die TMS angewendet wurde, dass depressive Symptome deutlich gebessert wurden – nicht so bei den mit der »unwirksamen« TMS-Anwendungsform behandelten Patienten (plazebokontrollierte Doppelblindstudie). Auch depressive Patienten, bei denen Antidepressiva unwirksam waren, profitierten von einer TMS.

Die TMS ist eine viel versprechende »sanfte« Behandlungsalternative bei Stimmungsstörungen. Viele Fragen in Bezug auf diese recht »junge« Methode sind noch unbeantwortet: Wo genau muss die Magnetspule am Kopf platziert werden, um bestimmte Wirkungen zu erzielen? Wie oft muss behandelt werden? Wie stark muss das Magnetfeld sein? Worauf beruhen die TMS-Wirkungen? Wie sicher ist die TMS bei höheren magnetischen Feldstärken? – An der Beantwortung dieser Fragen wird gearbeitet.

Vagusnerv-Stimulation

Ein operativ implantierter »Schrittmacher« für das Gehirn, der den Vagusnerv stimuliert (VNS), wirkt offenkundig auch bei Depressionen. Bislang sind weltweit mehr als

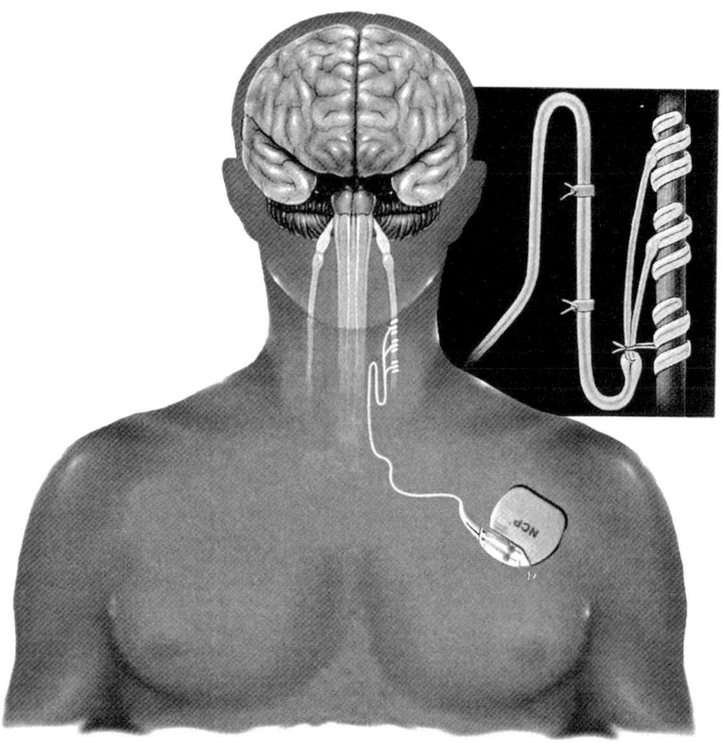

Prinzip der Vagusnerv-Stimulation mit Hilfe eines implantierten Schrittmacher-Impulsgenerators

10 000 Epileptiker mit diesem Verfahren behandelt worden. Die Ergebnisse einer Langzeitstudie mit dem System zeigten, dass zwei Jahre nach der Schrittmacherimplantation bei zwei Drittel von 60 Teilnehmern, bei welchen herkömmliche Antidepressiva versagt hatten, die Stimmung durch den Schrittmacher günstig beeinflusst wurde. Bei depressiven Patienten, die auf acht der am häufigsten eingesetzten Arzneimittel nicht angesprochen hatten, blieb auch die VNS wirkungslos.
Der Schrittmacher besteht aus einer Elektrode, die im Nackenbereich Kontakt mit dem Vagusnerv hat, und einem Pulsgenerator. Der Pulsgenerator wird über eine Öffnung in der Brust eingeführt. Er stimuliert den Nerv in Abständen von 30 Sekunden und sendet Impulse an das limbische System – ein für den Stimmungszustand wichtiger Hirnbereich. Welchen Stellenwert ein solcher Schrittmacher für die Behandlung von Depressionen beziehungsweise für eine bipolare Erkrankung spielen könnte, ist noch unklar.

Schlafentzug

Für die Akutbehandlung depressiver Episoden kann auch Schlafentzug eine Alternative darstellen. Verfügbaren Studiendaten zufolge sprechen etwa zwei Drittel der behandelten Patienten auf Schlafentzug an, die stimmungsstabilisierende Therapie muss in jedem Fall weitergeführt werden. Nachteile dieses Verfahrens sind das erhöhte Risiko eines Stimmungsumschwungs in die Manie und die meist nur kurze Wirkdauer. Häufig kommt es bereits nach der nächsten durchschlafenen Nacht zu einem depressiven Rückfall.

Lichttherapie

Die Lichttherapie (Phototherapie) ist vor allem zur Behandlung saisonal abhängiger affektiver Störungen (SAD) geeignet. Bemerkt ein Patient mit bipolarer Erkrankung (häufig Bipolar-I-Erkrankung) die jahreszeitlich abhängige Zunahme depressiver Symptome, etwa im Winter, kann eine Bestrahlung mit einer hellen Lampe die Stimmungslage verbessern. Zirka 30 bis 60 Minuten lang, morgens oder abends, setzt sich der Betroffene der Lichtstrahlung aus. Gelegentlich wird eine Besserung bereits nach einigen Tagen bemerkt, es kann aber auch wie bei Antidepressiva Wochen dauern, bis die gewünschte Wirkung eintritt. Im Rahmen einer Studie mit SAD-Patienten, die an Winterdepression litten, zeigte sich, dass von der Lichttherapie 60 bis 80 Prozent der Teilneh-

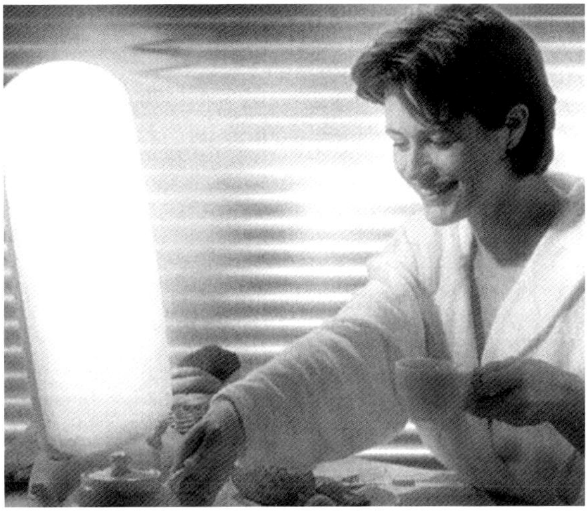
Lichtbestrahlung mit einer Intensität von etwa 10 000 Lux

mer profitierten. Eine stimmungsstabilisierende Therapie sollte bei bipolarer Erkrankung in jedem Fall weitergeführt werden.
Nebenwirkungen der Lichttherapie sind unter anderem Kopfschmerz durch Augenstress oder Trockenheit der Bindehaut am Auge beziehungsweise der Nasenschleimhaut. Zu viel Licht kann mitunter Symptome hypomanischer Episoden provozieren, wie zum Beispiel Reizbarkeit, Schlafstörungen oder gehobene Stimmung.

Psychotherapie

»Kein Medikament kann mir helfen, mit dem Widerwillen gegen die Medikamente fertig zu werden; ebenso wenig wie keine Psychotherapie allein meine manischen und depressiven Phasen verhindern kann. Ich brauche beides. Es ist ein seltsamer Gedanke, dass man sein Leben, seine Marotten und seine Zähigkeit den Medikamenten und dieser einzigartigen, merkwürdigen und letztlich tief greifenden Beziehung namens Psychotherapie verdankt.«
Kay Redfield Jamison

Ein Wundermittel zur Heilung bipolarer Erkrankungen gibt es ebenso wenig wie ein Wundermittel zur Heilung von Krebs oder AIDS. Wie so oft in der Heilkunde sind es Kombinationen verschiedener Medikamente und unterschiedlicher Behandlungsverfahren, die wenigstens die »kleinen Wunder« vollbringen können – auch bei bipolaren Erkrankungen.

Psychische Erkrankungen sind seit Jahrtausenden bekannt beziehungsweise beobachtet worden. Aber erst seit etwa fünfzig Jahren stehen wirksame Arzneimittel zur Behandlung zur Verfügung. Parallel dazu und mit den wachsenden Erkenntnissen der biologischen Grundlagen von Stimmungsstörungen nahm auch die Anerkennung psychischer Erkrankungen als »Krankheit« zu – eine Krankheit, die wie Bluthochdruck oder Diabetes in vielen Fällen erfolgreich kontrolliert werden kann. Hartnäckig geblieben sind Vorverurteilungen und die Stigmatisierung psychisch kranker Menschen – eine bleibende Herausforderung für uns alle.
Zu Beginn des 20. Jahrhunderts waren durch Kraepelin und andere fortschrittliche Psychiater zwar die Erscheinungsformen bipolarer Erkrankungen systematisiert worden, eine Arzneimitteltherapie existierte damals jedoch nicht. Diese Lücke füllte bis fast in die 1950er Jahre hinein die Psychotherapie. Allerdings wurde zunehmend deutlicher, dass weder schwere manische oder depressive Stimmungsstörungen, geschweige denn psychotische oder schizophrene Krankheitsbilder durch Psychotherapie allein sinnvoll und wirksam zu behandeln waren.
Heute gibt es viele unterschiedliche psychotherapeutische Methoden, die als wertvolle, in vielen Fällen wahrscheinlich unverzichtbare Ergänzung zur psychiatrischen Arzneimitteltherapie zu betrachten sind. An erster Stelle stehen die medizinische Beratung im ärztlichen Gespräch, die umfassende Information aller Beteiligten über die komplexe bipolare Erkrankung sowie eine maßgeschneiderte psychotherapeutische Begleitung für den Betroffenen – insbesondere während beschwerdefreier Krankheitsphasen.

Gruppen- und Einzeltherapie

Psychotherapie kann in der Gruppe oder als individuelle Therapie durchgeführt werden.

- In vielen Fällen ist die Gruppenpsychotherapie sehr erfolgreich. Insbesondere bipolare Patienten profitieren augenscheinlich davon, ihre Erfahrungen, Gefühle und Probleme miteinander zu teilen – mit anderen Betroffenen mitzufühlen (Empathie) und voneinander zu lernen. Ein Psychotherapeut kann als Moderator Interaktions- und Kommunikationsprozesse sinnvoll steuern. Mehr und mehr bilden sich auch in Deutschland Selbsthilfegruppen bipolar erkrankter Menschen – mit und ohne Unterstützung durch professionelle Therapeuten, die gegenseitigen Informationsaustausch und vielfache Hilfestellungen bieten können.
- Eine individuelle Psychotherapie kann etwa bei Depression ähnlich wirksam sein wie ein Antidepressivum, das haben Forschungsergebnisse gezeigt. Insbesondere

»kognitiv« orientierte Verfahren sind bei Depression in vielen Fällen erfolgreich: Das Denken, die Erfahrung und die Zukunftsperspektiven werden von Depressiven in der Regel »negativ« interpretiert (kognitive Triade). Die kognitive Gesprächstherapie versucht, »negative« Überzeugungen und Vorstellungen des Betroffenen in »realistische« Überzeugungen und Vorstellungen umzuwandeln.

Kognitiver Therapieansatz
Zu den Zielen der kognitiven Psychotherapie gehört die Umwandlung »negativer« Vorstellungen in »realistische« Vorstellungen:

- »Negative« Überzeugung: »Im Büro, wo ich arbeite, vermeiden alle den Kontakt mit mir. Niemand will etwas mit einem Geisteskranken zu tun haben!«
- »Realistische« Vorstellung: »Möglicherweise meiden mich einige zunächst. Aber wenn sie mitbekommen haben, dass ich eigentlich nicht viel anders bin als sie selbst, legt sich das Misstrauen. Mit allen anderen will ich sowieso nichts zu tun haben!«

»Die Welt war mir egal und ich wollte mich nur mit mir beschäftigen. Wenn es irgendetwas gab, was gut für mich war, nahm ich es mir oder tat es. Ich kaufte eine Brille, lernte schwimmen, wollte überleben. Ich ging zu den Anonymen Alkoholikern. Da waren all diese Leute alkoholabhängiger Eltern. Plötzlich merkte ich, dass ich nicht allein war. Es war so unglaublich, so unfassbar erfrischend und aufbauend. Ein ganzer Raum voller Leute, die wussten, was ich fühlte! Sie mochten mich wirklich. Ich war beliebt. Sie schätzten meine Ansichten. Was ich von der Therapie lernte? Was das Beste daran war? Ich lernte, darüber zu reden, was Sache ist. Das wollte ich schon immer. Die Therapie erlaubte es mir, darüber zu reden, wenn etwas nicht in Ordnung war.« Susan Pedrick

Basispsychotherapie

Das ärztliche Gespräch (Basispsychotherapie oder stützende bzw. supportive Psychotherapie) ist das am häufigsten angewandte Psychotherapieverfahren des Psychiaters – das Gespräch mit dem Kranken, mit Angehörigen, Eltern, Lehrern, Psychologen, Pflegepersonal oder Sozialarbeitern. Im Vordergrund steht die menschliche Nähe zum jeweiligen Gesprächspartner. Verständnisvolles Zuhören ohne Zeitdruck und eine Atmosphäre gegenseitigen Vertrauens sollten Grundelemente des Dialogs von Arzt und Patient sein: Der Patient kann vielleicht zum ersten Mal über seine Probleme und über Beschwerden durch seine Erkrankung berichten, möglicherweise aus zwischenmenschlicher Isolation heraustreten und dadurch große Entlastung, Entspannung und Beruhigung erfahren.

Im ärztlichen Gespräch soll der Betroffene auch darüber informiert werden, dass seine Probleme oder Symptome zwar individuell sind, aber doch in einem größeren Zusammenhang (etwa einer Erkrankung oder eines psychischen Verhaltensmusters) stehen, der mit verschiedenen Therapiemöglichkeiten erfolgreich beeinflussbar ist. Der Arzt wird überdies versuchen, die vom Betroffenen geschilderten Probleme zu analysieren, Symptome in Zusammenhang mit Situationen und biografischen Informationen zu sehen, Auslöser oder Verstärker zu identifizieren und über Änderungsmöglichkeiten nachzudenken.

Auch Beratung und Information über mögliche Ursachen der Symptome, über die Lösungsmöglichkeiten von Problem- oder Konfliktsituationen beziehungsweise erfolgreiches Krisenmanagement sind wichtige Aufgaben des ärztlichen Gesprächs. Lösungsmöglichkeiten sollten das Ergebnis eines längeren Kommunikationsprozesses zwischen Arzt und Patient sein, bei dem die Sichtweise des Patienten respektiert wird.

Klassische Psychoanalyse

Die psychoanalytische Therapie beruht auf der Persönlichkeits- und Krankheitslehre der Psychoanalyse, die von Sigmund Freud (1856 bis 1939) begründet wurde. Basis dieses Konzepts ist die Vorstellung, dass unbewusste Konflikte zu Störungen der psychischen Entwicklung beitragen können und im späteren Leben viele Probleme heraufbeschwören, die nicht oder nur unzureichend bewältigt werden. Unverarbeitete, »neurotische« Konflikte entstehen, die – häufig verdrängt – Ausgangspunkt psychischer Störungen und körperlicher (psychosomatischer) Krankheiten sein können.

Die Psychoanalyse benutzt das Gespräch, in der Regel das Gespräch zwischen Patient (Klient) und Psychotherapeut. Es gibt aber auch Gruppen- und Familientherapien. Am Anfang steht der Aufbau einer vertrauensvollen Beziehung, die Anerkennung der individuellen Eigenart und des Schicksals des Einzelnen, die Wertschätzung seiner Möglichkeiten und Bewältigungsleistung und die möglichst vorurteilsfreie Offenheit für die Lebensschwierigkeiten, Ängste und Konflikte des Hilfesuchenden. Der Therapeut erkundet Problemsituationen, die den Hintergrund einer Erkrankung bilden. Unbewusste Konflikte können zunehmend deutlicher und bewusst erlebbar gemacht werden. Innere Widersprüche, irrationale Ängste, psychische Verletzungs- und Kränkungserfahrungen werden thematisiert und bearbeitet, neue Überzeugungen und Lösungsmöglichkeiten gefunden.

Verdrängte Konflikte können sich in allen gegenwärtigen Beziehungen als Verzerrungen von Wahrnehmungen und Einstellungen äußern. Die Psychoanalyse bezeichnet dies als »Übertragung«. Insbesondere ungelöste verdrängte Konflikte der frühen Kindheit können sich im späteren Leben störend in der Beziehung zu Partnern, Kollegen und auch zum Psychotherapeuten auswirken. Die Psychoanalyse achtet besonders auf solche Übertragungen und versucht, sie zu bearbeiten. Dadurch eröffnet sich ein Zugang zu Einstellungen, die der Betroffene zwar bemerkt, aber in ihrer Bedeutung nicht erfasst hat. Alltagserlebnisse, Erinnerungen, Träume oder Eindrücke und Einfälle, die während des Gespräches geäußert werden, sind das »Material« der individuellen »Analyse«.

Die Psychoanalyse nutzt prinzipiell Verständnis und Einsicht: Für den Hilfesuchenden ist das Erlebnis, sich einem wohlwollenden Zuhörer fast uneingeschränkt anvertrauen zu können und sich in der abgesicherten Intimität des therapeutischen Dialogs weitgehend unvoreingenommen mit all seinen Nöten und Ängsten angenommen zu fühlen, eine Erfahrung, die den Genesungsprozess wirksam fördern kann.

> *»Wenn mir damals nicht jemand zugehört hätte, würde ich heute nicht hier sitzen, weil ich sonst hilflos wäre. Das war seltsam – ein Therapeut, der ein Mensch war! Sie hielt mich nicht für schizophren. Sie hinterfragte ihren eigenen Realitätsbegriff.«   Karen Wong*

Verhaltenstherapie

Die Verhaltenstherapie versucht störende Verhaltensmuster beziehungsweise Symptome pragmatisch zu bearbeiten. Der Patient soll zunächst solche Verhaltensmuster erkennen lernen und dann mit Unterstützung des Therapeuten bewusst versuchen, neue Verhaltensweisen zu finden und zu praktizieren, die die Krankheitssymptome günstig beeinflussen können.

Zu Beginn der Therapie werden Ereignisse, Lebensbedingungen, Persönlichkeitsmerkmale und Charaktereigenschaften ermittelt, die die Symptome mitverursacht haben könnten. Die Patienten werden zu ihren Vorstellungen über die Entstehung und den Verlauf der Problematik sowie zu ihren Bewältigungsstrategien befragt. Therapeut und Patient legen dann fest, welche Verhaltensweisen verändert werden sollten und auf welche Art und Weise das Veränderungsziel erreicht werden kann. Eine oder mehrere verhaltenstherapeutische Prinzipien stehen zur Verfügung:

- Positive Aktivierung: Insbesondere sozial stark zurückgezogene beziehungsweise depressive Patienten profitieren vom Aufbau positiver Aktivitäten. Der Patient wird schrittweise motiviert und dazu angeleitet, angenehm erlebte Tätigkeiten in seinen Tagesablauf einzuplanen. Auf die Balance leistungsfordernder und angenehmer Aktivitäten wird besonders geachtet.
- Training sozialer Fähigkeiten: Trainingsziel ist eine verbesserte Selbstbehauptung und Angstabbau im sozialen Lebensumfeld. Motivation zur vermehrten Kontaktauf-

nahme mit anderen Menschen oder die Fähigkeit, angemessen Anerkennung oder Kritik zu äußern, sind Hauptaufgaben der Therapie.

- Desensibilisierung und Reizkonfrontation: Viele Menschen werden im Alltagsleben von Ängsten und Zwängen beeinträchtigt. Mögliche Therapieansätze für den besseren Umgang mit der eigenen Angst können Entspannungsmethoden, aber auch die vom Therapeuten begleitete bewusste Konfrontation mit angstbesetzten Situationen sein.
- Kognitive Therapie: Für die Behandlung von Depressionen und Angststörungen spielt der Abbau negativer Gedanken (»das Glas ist halb leer«) und deren Ersatz durch positive Gedanken (»das Glas ist halb voll«) eine wichtige Rolle.

Familienzentrierte Verhaltenstherapie

Bei bipolarer Erkrankung hat sich eine Verhaltenstherapie mit Einbeziehung der Familienangehörigen als besonders erfolgreich erwiesen. Da die meisten Betroffenen im Jugend- oder jungen Erwachsenenalter sind, ist das Familienumfeld noch »nicht so weit weg« wie im reiferen Erwachsenenalter, beziehungsweise die Familie des bipolaren Patienten kann in Krisensituationen ein wichtiges schützendes »Rückzugsgebiet« für den Betroffenen darstellen – aber nur dann, wenn die Familie über die Erkrankung Bescheid weiß und über wirksame Bewältigungsstrategien verfügt. Aufklärung »aller Beteiligten« über das Wesen, die Ursachen und Behandlungsmöglichkeiten der bipolaren Erkrankung (Psychoedukation) sowie ein Gesprächstraining zur Verbesserung der innerfamiliären Verständigung oder Rollenspiele sind effiziente Bestandteile dieses Therapiekonzepts.

In den USA sind mit der familienzentrierten Verhaltenstherapie bei Patienten mit bipolarer Erkrankung hervorragende Ergebnisse erzielt worden. Der Aufwand ist groß, es müssen während eines mehrmonatigen Zeitraums in regelmäßigem Abstand mehrstündige Seminare durchgeführt werden. Die Therapieerfolge rechtfertigen aber diesen Aufwand, da bipolare Erkrankungen mit einer hohen Kostenbelastung für die Gesellschaft verbunden sind – eine Anregung für die Psychiatrie hier zu Lande, solche Therapiemodelle vermehrt zu schaffen!

Interpersonelle und soziale Rhythmustherapie

Ausgehend von der Beobachtung, dass bipolare Patienten etwa an Schlafstörungen leiden und meist auch die »sozialen Rhythmen« (Arbeit, Beruf, Freizeit, Familie) gestört

Steckbrief interpersonelle und soziale Rhythmustherapie (IPSRT)	
Therapieziele	• Deutliche und dauerhafte Stimmungsverbesserung • Stabilisierung sozialer Rhythmen • Langfristiger Ausgleich von Biorhythmen und Stimmung
Soziale Zeitgeber	Verpflichtung zur Einhaltung bestimmter Zeiten für bestimmte Aktivitäten: etwa Mahlzeiten, Arbeitsbeginn, Schlafengehen
Stimulationskontrolle	Vermeidung zwischenmenschlicher Über- und Unterstimulation

sind, wurden Therapieverfahren entwickelt, die sich auf die Stabilisierung solcher Rhythmen und auf Stressmanagement konzentrieren – die »interpersonelle und soziale Rhythmustherapie« (IPSRT). Die Betroffenen sollen mit Hilfe von Checklisten und Tagebucheintragungen mehr Einsicht und Kontrolle über ihren Stimmungszustand und individuelle Störfaktoren sowie ihr Beziehungsumfeld erreichen.

In der Regel finden zu Beginn der IPSRT zwei beratende Sitzungen statt, in denen der Patient mit dieser eigenverantwortlich durchgeführten Methode vertraut gemacht wird. Es wird zum Beispiel festgelegt, welche der vorgegebenen »sozialen Zeitgeber« in seinem Alltagsleben mindestens dreimal pro Woche vorkommen sollen. Der Patient legt dann einen Zeitrahmen von eineinhalb Stunden für jeden Zeitgeber fest, innerhalb dessen die gewählte Aktivität ausgeführt wird – etwa Mittagessen zwischen 12 Uhr und 13.30 Uhr. Ziel ist die zuverlässige Einhaltung des Zeitrahmens. Die Aktivitäten werden jeweils in eine Checkliste eingetragen, die am Ende der Woche analysiert wird und eine Bewertung der erreichten Eigenkontrolle erlaubt.

Im Verlauf einer Sitzung besprechen Therapeut und Patient dann die Einträge. Konflikte und Stressfaktoren etwa für zwischenmenschliche (interpersonelle) Beziehungen können so leichter identifiziert werden. Ziel der Behandlung ist es, eine »gesunde Balance« zwischen stabilen täglichen Routinetätigkeiten, sozialer Aktivität, sozialer Stimulation und Stimmungszustand herzustellen. Oft ist es sinnvoll, auch die Familie oder den Partner mit einzubeziehen. Eine geregelte Lebensweise des Patienten erleichtert das Zusammenleben im persönlichen Umfeld. Für den langfristigen Erfolg der Behandlung ist die Kooperation mit Bezugspersonen häufig von entscheidender Bedeutung, Familie und Partner können den Betroffenen wirksam unterstützen.

Psychosoziale Therapie

Ist der »schlimmste Fall« einer stationären Behandlung unumgänglich, stehen dem betroffenen Patienten innerhalb der klinisch-psychiatrischen Abteilungen verschiedene Therapien zur Verfügung, die über die bloße »medizinische« Arzneimitteltherapie hinaus gehen.

Milieutherapie

Das »Leben« in einer psychiatrischen Klinik unterscheidet sich deutlich von den Verhältnissen in einer Klinik für körperliche Erkrankungen. Die Patienten bleiben nur im hochakuten Krankheitsfall tagsüber im Bett, bewegen sich ansonsten frei in den Räumlichkeiten der Station und nehmen an den angebotenen therapeutischen Aktivitäten teil. Während der freien Zeit können sich die Patienten im eigenen Krankenzimmer oder in wohnlich gestalteten Gemeinschaftsräumen der Station beziehungsweise außerhalb der Station aufhalten.
Zeitgemäße psychiatrische Stationen sind als therapeutische Gemeinschaft organisiert. Gemeinschaftsgefühl und Kommunikationsmöglichkeiten der Bewohner sollen gefördert werden. Zusammenleben und gegenseitiges Verständnis sind wichtige günstige Einflussfaktoren. Diesem Ziel dienen gemeinsame Mahlzeiten, »Meetings«, gemeinsame Ausflüge der Patienten einer Station, Lesegruppen und gemeinsame Freizeitaktivitäten aller Art. Geschultes Personal wird nach Kräften die Aufrechterhaltung einer positiven Lebensatmosphäre unterstützen.
Der Tagesablauf des Patienten vollzieht sich in der Regel nach einem individuell festgelegten Plan. Therapeutische und Freizeitaktivitäten werden nach Möglichkeit sinnvoll kombiniert und gestaltet. Dadurch soll vermieden werden, dass der Patient sich isoliert fühlt und nur mit den eigenen Problemen und Symptomen beschäftigt.

Arbeitstherapie

Akute Episoden schwerer Stimmungsstörungen bei bipolaren Patienten führen häufig auch zur Beeinträchtigung der Arbeitsleistung und erschweren nach längerer Erkrankung den Neueinstieg in das Arbeitsleben. Im Rahmen der Arbeitstherapie soll der Patient wieder auf die Anforderungen des Berufslebens vorbereitet, sein Selbstvertrauen aufgebaut werden. Schwerpunkt der Therapie sind Leistungsanforderungen: Belastbarkeit und Konzentration, die Anpassungs- und Ausdauerfähigkeit, die Gewöhnung an feste Zeitstrukturen, die Erfassung komplexer Vorgaben und die Teamfähigkeit.

In Einzeltherapie oder in der Gruppe können handwerklich-industrielle Tätigkeiten (Verpackungs-, Sortier-, Montage- und Zuschneidearbeiten, Arbeiten mit Holz, Weben, Nähen, Töpfern) und geistig fordernde Beschäftigungen (Büroaufgaben am Computer) trainiert werden. Der Schwierigkeitsgrad wird stufenweise erhöht, von einfachen Aufgaben ohne besondere Anforderung an Selbständigkeit und Aufmerksamkeit bis hin zur durchschnittlichen Leistungsfähigkeit eines Gesunden.

Kunsttherapie

Die Kunsttherapie – Malen, Zeichnen beziehungsweise bildnerisches Arbeiten – ist eine der besten Möglichkeiten, die Kreativität zu fördern oder anzuregen und die eigenen Gefühle, bewusste und unbewusste Probleme für sich selbst und andere sichtbar zu machen. Psychiatrische Kliniken bieten in der Regel bildnerisches Gestalten als Therapieinstrument an. Farbe, Form und Struktur eines Bildes sagen oft mehr über die Befindlichkeit und den Seelenzustand eines Menschen aus als viele Worte. Patienten

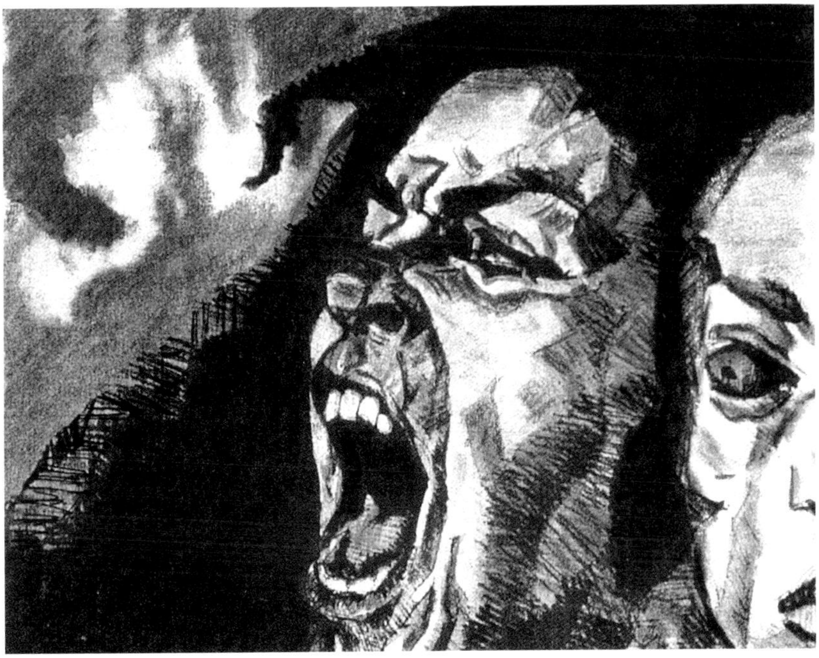

»El Grito III« (»Der Schrei III«) von Paloma (geb. 1952), Kohle auf Papier (1999)

können in der Malgruppe eigene Bilder schaffen oder gemeinschaftlich an Kunstwerken arbeiten.

Musiktherapie

In vielen psychiatrischen Stationen gibt es ein Angebot zur Musiktherapie. Bei der aktiven Musiktherapie kann der Patient unter der Anleitung des Therapeuten auf verschiedenen einfachen und klangvollen Musikinstrumenten improvisieren, singen oder sich zur gespielten Musik bewegen – oder er lässt Musik hörend auf sich wirken und teilt seine Empfindungen und Gefühle mit dem Therapeuten.
Musikalische Aktivitäten können allein oder in der Gruppe ausgeführt werden. Die Musiktherapie unterstützt die Erkundung der eigenen kreativen Möglichkeiten, sie kann zur Entdeckung und Vertiefung der eigenen Gefühlswelt sowie zur Intensivierung der Körperwahrnehmung beitragen. Musik ist eine »direkte Sprache des Gefühls«, die allen Menschen zur Verfügung steht und die Fähigkeit der Kommunikation mit anderen Menschen verbessert.

Psychoedukation

Durch psychoedukative Verfahren sollen Patienten und Angehörige über bipolare Erkrankungen und mögliche Behandlungsmethoden informiert werden. Ziel der Informationsseminare ist es, die möglichen Krankheitskonzepte zu besprechen, auf Frühwarnsymptome drohender episodischer Stimmungsumschwünge aufmerksam zu machen und die Bereitschaft zur Kooperation (engl.: *compliance*) zu verbessern.
Angehörige und Patienten können im Rahmen mehrerer Seminarsitzungen über alles Wissenswerte zur bipolaren Erkrankung informiert werden:

- Allgemeine Informationen über die Erkrankung umfassen die Klärung von Fachbegriffen, Diagnosen, Kennzeichen, Häufigkeit und Verlauf bipolarer Stimmungsstörungen sowie Begleiterkrankungen (Komorbidität).
- Die Teilnehmer können über ihre individuellen Beschwerden sprechen, Erfahrungen austauschen und über das persönliche Erleben und Auswirkungen ihrer Erkrankung berichten.
- Stressmodelle, zwischenmenschliche Stressfaktoren und Probleme, Einflüsse sozialer und biologischer Rhythmen sowie von Denkmustern und Aktivitäten auf die Stimmung werden thematisiert.

- Basisinformationen über die Möglichkeiten der Behandlung mit Arzneimitteln während akuter Episoden von Stimmungsstörungen beziehungsweise während beschwerdefreier Intervalle werden vorgestellt. Darüber hinaus werden praktische Ansätze zur gemeinsamen Bewältigung der bipolaren Erkrankung angeboten, etwa Checklisten zu individuellen Frühwarnsymptomen, die Identifikation individueller Stressfaktoren, erste Bewältigungsstrategien, Analysen individueller sozialer und biologischer Rhythmen, Aktivitätsplanung, Stressmanagement und Möglichkeiten zur Veränderung negativer Denkmuster.

Um erneuten Krankheitsphasen vorzubeugen, wird gemeinsam mit dem Patienten ein individueller Krisenplan erarbeitet (zum Beispiel Frühwarnsymptome, Hilfe durch mögliche Ansprechpartner, Verminderung von Belastungen, Arzneimittelbehandlung). Die Psychoedukation kann in Einzel- und Gruppengesprächen durchgeführt werden. In der Gruppe machen Betroffene und Angehörige häufig die Erfahrung, dass sie mit ihren Problemen nicht allein sind, dass es noch andere Menschen gibt, die mit ähnlichen Schwierigkeiten zu kämpfen haben. Diese Solidarität wird meist als sehr entlastend erlebt.

Steckbrief Psychoedukation

Information und Aufklärung über …

Symptome und Verlauf bipolarer Erkrankungen	• Warnzeichen und Symptome bipolarer Erkrankungen • Entwicklung der letzten akuten Episode • Individuelle Lebensereignisse • Erfahrungen mit psychiatrischer Therapie • Verlaufsmöglichkeiten der Erkrankung
Ursachen und Auslöser bipolarer Erkrankungen	• Verletzlichkeits-Stress-Modell • Die Rolle von Stress und Lebensereignissen • Genetische und biologische Vorbelastungen • Risiken und Schutzfaktoren
Einflussmöglichkeiten im Rahmen des Verletzlichkeits-Stress-Modells	• Art und Wirkungsweise von Arzneimitteln • Psychosoziale Behandlungsmöglichkeiten • Hilfemöglichkeiten von Partnern und Angehörigen • Selbsthilfemöglichkeiten • Training zur Rückfallvorbeugung

Wege zur stabilen Stimmung

Die wahren Ursachen der bipolaren Erkrankung sind nach wie vor unbekannt. Wirksame Behandlungsformen wurden mehr oder weniger durch Zufall entdeckt, wie das Beispiel Lithium zeigt, und ärztliches Handeln muss demnach mehr oder weniger auf die eigene Erfahrung zurückgreifen – die so genannte empirische Therapie. Obwohl seit Mitte des vorigen Jahrhunderts eine ungeheure Menge an Daten zur Effizienz bestimmter Arzneimittel bei einer großen Zahl von Patienten gesammelt werden konnte, sind Therapieentscheidungen beim individuellen Patienten häufig von der vorliegenden Behandlungserfahrung abhängig – beruhen also nicht wie sonst in der Medizin auf »harten Befunddaten«: Es gibt keine Blut-, Gewebe- oder laborchemischen Untersuchungen, keine Röntgen- oder Computertomographiebefunde, die die Diagnose bipolarer Erkrankungen sichern und davon abhängig auf die richtige Therapie hinweisen könnten.

Wenn ein Patient mit manischen Symptomen in eine psychiatrische Klinik kommt, wird der Psychiater auf Grund seiner Beobachtungen und Erfahrung eine Diagnose stellen. Dies ist möglicherweise leicht, wenn eine voll ausgeprägte Manie offensicht-

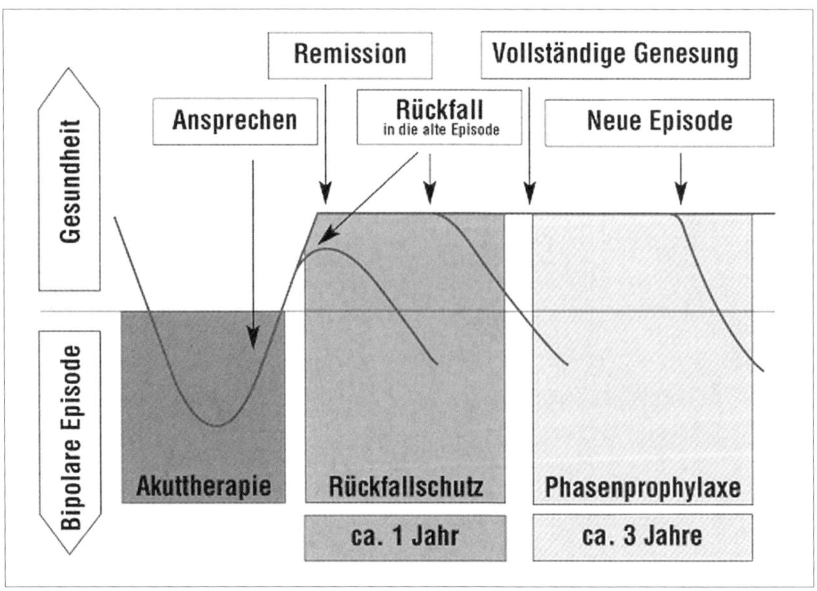

Therapiephasen bei bipolarer Erkrankung

lich ist, möglicherweise nicht so leicht, wenn der Hilfesuchende sagt: »Ich bin depressiv«, oder: »Ich habe Stimmungsschwankungen« – dann können auch zahlreiche nicht-psychiatrische Diagnosen in Frage kommen. So schwierig die Diagnose einer bipolaren Erkrankung sein kann, so schwierig ist auch die richtige Therapieentscheidung im Einzelfall. Aus diesen Gründen gibt es noch keine allgemein gültigen Therapieempfehlungen. So lange die Ursachen für massive Störungen der Stimmungsregulierung nicht bekannt sind, müssen psychiatrische Patienten und Psychiater gleichermaßen häufig mit »Versuch und Irrtum« oder »Abwarten und Beobachten« zurecht kommen.

Erfreulich ist allerdings, dass heute sehr viel mehr fortschrittliche und wirksame Behandlungsoptionen zur Verfügung stehen als noch vor fünfzig Jahren – hierzu gehören vor allem atypische Neuroleptika wie Olanzapin. Zudem haben sich bestimmte Strategien zur Arzneimitteltherapie bipolarer Erkrankungen bei akuten Episoden (Akuttherapie), während der Stabilisierungsphase (Erhaltungstherapie) und zur Vorbeugung gegen erneute Krankheitsepisoden (Rezidivprophylaxe) bewährt.

Therapieprinzipien

Da sehr viele unterschiedliche Arzneimittel und andere Methoden zur Behandlung bipolarer Erkrankungen zur Verfügung stehen, wurden so genannte »Therapiealgorithmen« entwickelt – orientierende Ablaufpläne, welche Arzneimittel wann und in welcher Reihenfolge sinnvoll sein könnten, welche Arzneimittel bei Unwirksamkeit durch andere Arzneimittel ersetzt beziehungsweise kombiniert werden könnten. Auf solche Ablaufpläne nach internationalem Vorbild können auch deutsche Psychiater zurückgreifen. In der Praxis, beim einzelnen Patienten weicht der Behandlungsplan aber durchaus häufiger stark von solchen Therapiealgorithmen ab.

- Für die Behandlung von Stimmungsstörungen sollten der Patient und sein Arzt ausreichend Geduld aufbringen und immer die langfristige Therapieperspektive im Auge behalten.
- Arzneimittel zur Behandlung von Stimmungsstörungen benötigen mindestens zwei Wochen, bis ein Therapieeffekt bemerkt wird. Es macht deshalb häufig wenig Sinn, bei symptomatischen Episoden der bipolaren Erkrankung das Arzneimittel rasch zu wechseln. Außerdem besteht die Gefahr, dass Ungeduld zur Verordnung zu vieler verschiedener Arzneimittel führt – was mehr schaden als nutzen kann!

- Bei leichteren Stimmungsstörungen sollte man sich besser vier Wochen Zeit geben, um zu entscheiden, ob man die richtigen Mittel einnimmt – unter der Voraussetzung, dass keine unerträglichen Nebenwirkungen auftreten.
- Viele Nebenwirkungen treten nur vorübergehend während des Behandlungsbeginns auf, verschwinden dann rasch oder bessern sich mit der Zeit.
- Bei Bipolar-II-Erkrankung oder Zyklothymie ist mit einer noch längeren Zeit bis zum Wirkungseintritt zu rechnen. Drei bis sechs Monate sind keine ungewöhnliche Zeitspanne für den allmählichen Beginn der erwünschten Wirkung von Stimmungsstabilisierern.
- Der behandelnde Psychiater sollte niemals die Diagnose aus dem Auge verlieren und seine Therapieentscheidung so strikt wie möglich auf die von ihm gestellte Diagnose beziehen: Es geht um die Behandlung krankhafter Stimmungsstörungen, nicht etwa nur um die Behandlung von Schlafstörungen mit Schlafmitteln oder Unruhe mit Beruhigungsmitteln. Steht die Diagnose einer bipolaren Erkrankung fest, sollten zunächst alle beobachteten Symptome als Symptome dieser einen Krankheit aufgefasst werden. Schon der mittelalterliche Theologe und Philosoph Wilhelm von Occam war davon überzeugt, dass die einfachste Erklärung eines Phänomens besser ist als eine komplizierte – und meistens richtig.
- Jeder bipolare Patient sollte zusätzlich eine Psychotherapie durchführen.
- Bipolare Patienten und am besten auch deren Partner und Angehörige sollten gemeinsam an einem psychoedukativen Programm teilnehmen.

Akuttherapie

Bei hochgradig akuter Manie können → Neuroleptika eingesetzt werden. Vieles spricht derzeit für besser verträgliche → atypische Neuroleptika wie → Olanzapin, bei Bedarf kurzfristig → Benzodiazepine. Der Stimmungsstabilisierer → Lithium gilt nach wie vor als klassisches Mittel zur Behandlung der akuten Manie. Wenn Lithium nicht wirkt, kommen Stimmungsstabilisierer wie → Carbamazepin oder → Valproinsäure in Frage. Bei bipolaren Mischzuständen wird zunächst → Valproinsäure, in zweiter Linie → Carbamazepin oder → Lithium eingesetzt. Ist ein → Antidepressivum unumgänglich, werden → Serotonin-Wiederaufnahme-Hemmer (SSRI) bevorzugt, trizyklische Antidepressiva sind zu vermeiden. Zeigt Lithium bei Rapid Cycling wenig Wirkung, können → Valproinsäure, → Lamotrigin oder → Carbamazepin besser wirksam sein.

Bei leichten bis mittelschweren depressiven Episoden ist bei etwa einem Drittel der Betroffenen die ausschließliche Behandlung mit → Lithium erfolgreich. Trizyklische Antidepressiva sollten vermieden, → Serotonin-Wiederaufnahme-Hemmer (SSRI) bevorzugt werden. Bei schwerer Depression, bei Depression mit Suizidrisiko, bei Unwirksamkeit von Antidepressiva oder Lithium sowie während der Schwangerschaft kann eine → elektrokonvulsive Therapie sehr wirksam und erfolgreich sein.

Erhaltungstherapie

Die Erhaltungstherapie nach Abklingen der akuten Symptome soll einem Rückfall in die »alte« Episode vorbeugen und verhindern, dass die Stimmung in die entgegengesetzte Richtung (Manie beziehungsweise Depression) umschlägt. Hier gilt die Faustregel, dass eine einmal erfolgreiche Behandlung nach Maßgabe der Erfahrung des behandelnden Psychiaters unverändert fortgesetzt werden sollte (mindestens sechs bis zwölf Monate lang).

Rezidivprophylaxe

Die Basis der Rückfallvorbeugung bei bipolarer Erkrankung ist die konsequente Durchführung der stimmungsstabilisierenden Arzneimitteltherapie unter psychiatrischer Kontrolle. Werden Arzneimittel eigenmächtig abgesetzt, kommt es nicht selten zu schweren Episoden von Stimmungsstörungen mit allen ungünstigen Folgen bis hin zur möglicherweise unumgänglichen stationären Behandlung. Kompetente → Psychotherapie und → Psychoedukation (allein oder in der Gruppe) als Begleitmaßnahmen sind sehr hilfreich, etwa eine → interpersonelle und soziale Rhythmustherapie (IPSRT), die kognitive → Verhaltenstherapie oder die → familienzentrierte Verhaltenstherapie.

Aktuelle Therapierichtlinien (2002) der American Psychiatric Association (APA)

- Mittelschwere/leichte manische Episode: Monotherapie mit Lithium oder Valproat oder einem Neuroleptikum wie Olanzapin
- Schwere manische Episode: Kombinationstherapie mit einem Stimmungsstabilisierer plus Neuroleptikum
- Depressive Episode: Lithium oder Lamotrigin

Bipolare Besonderheiten

Es gibt bestimmte Untergruppen von Patienten, die in Bezug auf die Diagnose und Therapie bipolarer Erkrankungen besonderer Aufmerksamkeit bedürfen. Hierzu gehören vor allem Kinder und Frauen. Kinder wurden erst in jüngster Zeit als besonders schwer betroffene Patientengruppe »entdeckt«. Da die bipolare Erkrankung überwiegend junge Erwachsene betrifft, stellt sich insbesondere für Frauen die Frage, wie sie Kinderwunsch, Schwangerschaft und Stillzeit bewältigen können. Eine weitere Besonderheit der bipolaren Erkrankung sind häufig gleichzeitig vorliegende Begleiterkrankungen (Komorbidität), so zum Beispiel andere psychische Erkrankungen oder Alkohol- und Drogenprobleme.

Bipolare Erkrankung im Kindesalter

Lange Zeit glaubte man, dass die bipolare Erkrankung bei jungen Menschen nur extrem selten vorkäme – obwohl es aus wissenschaftlichen Forschungsbefunden, die sich auf Erwachsene bezogen, genügend Hinweise darauf gab, dass erste Symptome bipolarer Erkrankungen in der Regel vor dem 20. Lebensjahr auftreten. Bereits Emil Kraepelin hatte bemerkt, dass die größte Zahl »erster Anfälle der manisch-depressiven Erkrankung« zwischen dem 15. und 20. Lebensjahr zu beobachten ist.

Erst seit kurzem untersucht die psychiatrische Forschung zunehmend auch die Besonderheiten bipolarer Erkrankungen bei Kindern und Jugendlichen. Und tatsächlich wurde deutlich, dass sich bipolare Erkrankungen bei Kindern und Jugendlichen von bipolaren Erkrankungen im Erwachsenenalter unterscheiden. Waren junge bipolare Patienten bislang mit mehr oder minder abgewandelten Therapiemaßnahmen Erwachsener behandelt worden, so wird nun mehr und mehr klar, dass diese Patientengruppe auch ihren Besonderheiten entsprechend behandelt werden sollte.

Bipolare Erkrankungen kommen bei Kindern keineswegs selten vor und können sehr früh beginnen: Eine Studie zeigte, dass etwa ein Drittel der betroffenen Kinder jünger als zwölf Jahre alt war, erste Symptome wurden im Durchschnitt mit achteinhalb Jahren beobachtet. Man hatte diese Patientengruppe unter anderem deshalb lange Zeit übersehen, weil die Symptomatik bei Kindern eben nicht unbedingt der Symptomatik von Erwachsenen entspricht.

Wenn die Erkrankung vor der Pubertät beginnt, verläuft sie meist als schwere Form. In der Familie bipolarer Kinder sind häufig mehr Mitglieder von Stimmungsstörungen betroffen als bei einer Erstdiagnose im Erwachsenenalter – und zwar sowohl von mütterlicher als auch väterlicher Seite. Ein weiterer Unterschied ist, dass die erste Episode einer Stimmungsstörung sehr häufig keine Manie oder Hypomanie, sondern eine Depression ist. Studienergebnissen zufolge kommt es bei 20 bis 30 Prozent der in jungen Jahren von einer Depression betroffenen Patienten im späteren Leben zu manischen Symptomen.

Am deutlichsten unterscheiden sich junge und erwachsene Patienten im Verlauf der bipolaren Erkrankung. Im Kindesalter verläuft die Erkrankung wesentlich kontinuierlicher als im Erwachsenenalter: Während Erwachsene besser abgrenzbare Episoden von Depressionen und Manien mit nachfolgend längeren beschwerdefreien Intervallen erleben, verläuft die Erkrankung bei Kindern meist als langes periodisches Rapid Cycling. Es ist nicht ungewöhnlich, dass sich depressive und manische Stimmungen mehrmals täglich abwechseln (Ultra- bzw. Ultra-Ultra Rapid Cycling).

Kennzeichen bipolarer Erkrankungen bei Kindern

- Erste Episode: Depression.
- Verlaufstyp: Rapid Cycling oder bipolarer Mischzustand.
- Dauer: Chronisch oder kontinuierlich.
- Intervall: kaum gebesserte Symptome oder kontinuierliche Stimmungsschwankungen.

Im Rahmen einer Studie wurde beobachtet, dass manche bipolare Kinder während eines Jahres mehr als hundert »Mini-Manien« von ein- bis zweitägiger Dauer erlebt hatten. Bei keinem der unter neunjährigen Kinder war eine länger als zwei Wochen dauernde Einzelepisode nachweisbar. Es muss wahrscheinlich davon ausgegangen werden, dass bei Kindern komplexe Muster häufiger kurzer Episoden eher die Regel als die Ausnahme sind.

Das manisch-depressive Kind

Das depressive Kind ist leicht zu erkennen, es ist weinerlich, apathisch oder lethargisch und es wirkt krank. Wie aber kann hypomanisches oder manisches Verhalten vom normalen kindlichen Bewegungsdrang beziehungsweise von einer Aufmerksamkeitsdefizit-Hyperaktivitäts-Störung (engl.: *attention deficit hyperactivity disorder*, ADHD) unterschieden werden? – Der Schlüssel für diese Unterscheidung findet sich in der Beobachtung der Stimmung des Kindes: Kinder mit ADHD sind hyperaktiv, aber nicht expansiv gehoben gestimmt.

Ein hyperaktives Kind kann in der Schule nicht still sitzen und stört vielleicht den Unterricht durch ständiges Herumalbern. Ein manisches Kind erklärt dem Lehrer, dass er unfähig ist, und versucht, den Unterricht zu übernehmen. Ein manisches Kind ist möglicherweise davon überzeugt, dass es sich alles nehmen kann, was ihm nicht gehört – diese Freiheit gilt aber nicht für andere. Das manische Kind ist davon überzeugt, eine brillante Karriere als Doktor oder Rockstar zu machen, obwohl es in allen Fächern

versagt und kein Musikinstrument beherrscht. Normale Kinder haben auch solche Fantasien, können diese aber von der Realität trennen. Und sie ordnen sich den Regeln von Familie und Schule unter.
Manische Kinder äußern möglicherweise sprunghafte Ideen und ihr Redefluss ist kaum zu unterbrechen, sie klagen über den beschleunigten Strom der Gedanken. Bei älteren Kindern kann Hypersexualität zum Problem werden: Sie sind wahllos sexuell aktiv oder masturbieren exzessiv, stoßen sexuell gefärbte Flüche aus oder verlieben sich unsterblich in ihren Lehrer oder ein prominentes Idol. Wenn solche Kinder ein Mobiltelefon in die Hand bekommen, kann die Telefonrechnung zur bösen Überraschung für die Eltern werden.
Normale Kinder glauben an Zauberer und lassen sich von magischen Geschichten verzaubern, manische Kinder machen solche Glaubensvorstellungen zur Basis realer Spielhandlungen: Ein normales Kind wird einen »Vogel« spielen, indem es mit auf- und abschwingenden Armen über den Spielplatz läuft. Beim manischen Kind muss man befürchten, dass es glaubt, ein »Vogel« zu sein und aus dem Fenster springt. Bipolare Symptome können bei Kindern gleichermaßen tödliche Folgen haben wie bei Erwachsenen!

Das hyperaktiv-bipolare Kind

Es ist zwar möglich, Kinder mit Hyperaktivität beziehungsweise ADHD (Aufmerksamkeitsdefizit-Hyperaktivitäts-Störung) von bipolaren Kindern zu unterscheiden, allerdings mehren sich Hinweise aus der Forschung, dass bei manchen Kindern beide Zustände gleichzeitig vorliegen. Im Rahmen einer Studie wurde festgestellt, dass elf Prozent der Kinder mit ADHD-Diagnose auch die Kriterien der bipolaren Erkrankung erfüllten. Nachdem diese Kinder vier Jahre später erneut untersucht wurden, zeigte sich, dass weitere 15 Prozent der Kinder als bipolar diagnostiziert werden konnten. Man hat daraus geschlossen, dass ADHD ein Frühwarnzeichen der bipolaren Erkrankung sein kann: Kinder mit ADHD, die in späteren Jahren eine bipolare Erkrankung entwickeln, haben schwerere Symptome und Verhaltensstörungen.
Mit zunehmendem Lebensalter verlieren sich die Störungen durch eine ADHD. Zeigen sich gelegentlich ADHD-Symptome noch im Erwachsenenalter, so betreffen die Störungen meist die Aufmerksamkeit und die Konzentration – nicht die Stimmungsbalance! Die Symptome bipolarer Erkrankungen beschleunigen sich hingegen mit fortschreitendem Lebensalter.

Der genaue Zusammenhang von ADHD und bipolaren Erkrankungen ist noch weitgehend unbekannt. Sind die ADHD und die bipolare Erkrankung bei Kindern zwei verschiedene Krankheiten mit ähnlichen Symptomen, aber unterschiedlichen Ursachen? Viele Antworten auf Fragen zu diesen Stimmungs- und Verhaltensstörungen der Kindheit müssen noch gefunden werden.

Hilfe für bipolare Kinder

Die Behandlung bipolar erkrankter Kinder ist schwierig und noch in Entwicklung begriffen beziehungsweise eine außerordentliche Herausforderung für jeden Therapeuten. Die meisten Therapieerfahrungen beziehen sich auf den Einsatz von Lithium. Da aber überwiegend komplexe bipolare Mischzustände oder Rapid-Cycling-Verläufe behandelt werden müssen, muss bei Kindern im Vergleich zu Erwachsenen auch mit einer geringeren Wirksamkeit von Lithium gerechnet werden. Die Dosis von Lithium ist geringer und die Lithium-Blutspiegel müssen noch strikter kontrolliert werden, um der erhöhten Vergiftungsgefahr vorzubeugen. Gelegentlich wurden auch andere Psychopharmaka (Stimmungsstabilisierer, Neuroleptika und andere) eingesetzt – mit wechselndem Erfolg. Die Arzneimitteltherapie wird vielfach notgedrungen improvisieren müssen, ein optimales Behandlungskonzept für bipolare Kinder steht derzeit nicht zur Verfügung.

Man muss davon ausgehen, dass die normale Entwicklung von Kindern mit bipolarer Erkrankung in vielen Bereichen leidet: den zwischenmenschlichen Beziehungen innerhalb der Familie, der schulischen Ausbildung, dem Verhalten in Gruppen mit Gleichaltrigen, dem Gefühlsleben und der geistigen Entwicklung. Bipolar kranke Kinder brauchen mehr noch als Erwachsene eine umfangreiche psychotherapeutische Betreuung. Vieles über den weiteren Verlauf früh einsetzender bipolarer Erkrankungen ist noch unbekannt. Studienergebnisse zeigen einmal mehr, dass bipolare Erkrankungen bei Kindern schwer kontrollierbar sind: 55 Heranwachsende mit Bipolar-I-Diagnose, die stationär behandelt worden waren, wurden fünf Jahre lang beobachtet. Es zeigte sich, dass fast die Hälfte der Jugendlichen Rückfallepisoden erlitten und davon wiederum die Hälfte zwei oder mehr Episoden während dieser fünf Jahre. Über den längerfristigen Verlauf der bipolaren Erkrankung bei Kindern ist so gut wie nichts bekannt. Das bipolar erkrankte Kind bleibt für die Forschung, für Ärzte, Eltern und Psychotherapeuten eine Herausforderung. Ein Behandlungskonzept, das diesen Kindern besser helfen kann als bisher, ist dringend nötig.

Frauen mit bipolarer Erkrankung

Die Behandlung von Frauen mit einer bipolaren Erkrankung ist in vielerlei Hinsicht schwierig, da in der Regel junge gebärfähige Frauen betroffen sind. Manche Frauen werden während einer Schwangerschaft erstmalig krank. Andere, die auf Psychopharmaka eingestellt sind, möchten vom Arzt oder der Ärztin über Gefahren und Vorteile einer Arzneimitteltherapie während der Schwangerschaft beziehungsweise über Risiken des Absetzens von Medikamenten informiert werden. Viele Frauen möchten über die Auswirkungen einer unbehandelten bipolaren Störung auf das Kind Bescheid wissen. Häufig werden Frauen mit einer bipolaren Störung ungeplant schwanger, während sie Psychopharmaka einnehmen und benötigen dringend eine umfassende Beratung.

Ist die bipolare Erkrankung erblich?
Bipolare Erkrankungen werden nicht direkt vererbt, aber sie treten vermehrt innerhalb von Familien auf.

Psychopharmaka sind für den Einsatz bei Schwangeren nicht zugelassen, dennoch sind viele Patientinnen auf eine konsequente Arzneimitteltherapie angewiesen. Die Einnahme von Psychopharmaka kann für das ungeborene Kind ein Risiko darstellen, und bei der Mutter kann durch das Absetzen der Arzneimittel das Rückfallrisiko für eine depressive oder manische Episode während der Schwangerschaft und Stillzeit ansteigen.

Mögliche Risiken für das ungeborene Kind durch Psychopharmaka

- Missbildungen durch Arzneimitteleinfluss während der Frühschwangerschaft.
- Symptome durch Wirkungen, Nebenwirkungen oder Entzug von Psychopharmaka bei Neugeborenen.
- Psychomotorische Folgeerscheinungen vor allem durch trizyklische Antidepressiva, Fluoxetin, Benzodiazepine und Lithium: Verlangsamung der geistigen und motorischen Entwicklung, Konzentrations- und Aufmerksamkeitsstörungen.

Arzt und Patientin sollten gemeinsam abwägen, wie die Arzneimitteltherapie vor und während der Schwangerschaft gehandhabt werden soll, ob die Patientin stillen kann, und ob sie den Anforderungen, die ein neugeborenes Kind mit sich bringt, gewachsen ist. Überdies muss verstärkt darauf geachtet werden, ob sich eine neue Krankheitsepisode während der Schwangerschaft oder im Wochenbett entwickelt.

Kinderwunsch

Die bipolare Störung wirkt sich normalerweise nicht auf die Fruchtbarkeit aus. Allerdings werden Frauen mit bipolarer Erkrankung häufig nicht so schnell schwanger, wie sie es sich wünschen. Die Gründe dafür sind unklar. Bei Problemen mit der Fruchtbarkeit kann eine gynäkologische Untersuchung der Frau und eine Prüfung der Zeugungsfähigkeit des männlichen Partners sinnvoll sein.

Die Planung einer Schwangerschaft ist sehr wichtig, weil dann die Arzneimitteltherapie der Patientin so angepasst werden kann, dass sowohl die Wahrscheinlichkeit einer erneuten Krankheitsepisode als auch das Risiko für das ungeborene Kind so gering wie möglich ist – hundertprozentige Sicherheit gibt es jedoch nicht.

Um dieses Dilemma zu vermeiden, sollten Frauen mit bipolarer Erkrankung ganz besonders darauf achten, nicht ungeplant schwanger zu werden und zuverlässige Verhütungsmethoden benutzen. Durch frühzeitiges Erkennen der Schwangerschaft beziehungsweise durch rechtzeitiges Absetzen der Medikamente kann das Missbildungsrisiko deutlich vermindert werden.

Schwangerschaft

Nicht selten werden Frauen mit einer bipolaren Störung ungeplant schwanger, während sie Psychopharmaka einnehmen. Meist bemerkt die Frau frühestens nach der fünften bis sechsten Woche, oft noch später, dass sie schwanger ist – zu diesem Zeitpunkt ist die Organentwicklung des ungeborenen Kindes jedoch bereits zur Hälfte abgeschlossen, eventuelle Fehlbildungen könnten dann schon entstanden sein. Auch ein abruptes Absetzen der Arzneimittel zu diesem Zeitpunkt könnte eine solche Entwicklung dann nicht mehr verhindern, sondern würde vielmehr die bipolare Erkrankung der Frau akut verschlechtern und damit zu einem zusätzlichen Risiko für das ungeborene Kind führen – denn die Symptome einer manischen oder depressiven Episode bei der werdenden Mutter können dem ungeborenen Kind ebenfalls schaden: Unzureichende Ernährung, Schlafdefizit, exzessiver Bewegungsdrang oder Impulsivität sowie Suizidalität oder Antriebsarmut mit Vernachlässigung der Vorsorgeuntersuchungen können die psychopharmakologische Therapie während der Schwangerschaft dringend notwendig machen. Die chronische bipolare Erkrankung und vermehrt auftretende Episoden sind für die Mutter und das ungeborene Kind gleichermaßen risikoreich. Wissenschaftliche Forschungsergebnisse weisen darauf hin, dass unbehandelte depressive und Angst-Symptome während der Schwangerschaft die Gefahr für psychomotorische Folgeerscheinungen beim Kind gleichfalls erhöhen. Die Gefahr, dass eine Frau mit bipolarer Erkrankung während oder nach der Schwangerschaft eine manische oder depressive Episode erleidet, vor allem, wenn Lithium abrupt abgesetzt wird, ist hoch (etwa 30 bis 50 Prozent).

Schwanger ohne Stress!
Schwangere Frauen mit bipolarer Erkrankung sollten Stressfaktoren wie Schlafmangel oder emotionale Exzesse, die akute Episoden begünstigen können, vermeiden.

Manche Frauen mit bipolarer Erkrankung berichten über eine Verbesserung ihrer Stimmung während der Schwangerschaft, fühlen sich ausgeglichener und leistungsfähiger als sonst. Es hat sich aber gezeigt, dass zirka die Hälfte aller betroffenen Frauen während der Schwangerschaft depressiv werden, wenn Stimmungsstabilisierer plötzlich abgesetzt wurden.

- Lithium: Die Lithiumdosis sollte entweder so gering wie möglich sein oder während der Schwangerschaftsplanung schrittweise vermindert und dann langsam abgesetzt werden. Wird die Lithiumtherapie auf Grund schwerer Symptome beibehalten, sind engmaschige ärztliche Kontrollen erforderlich. Wenn Lithium während der Schwangerschaft abgesetzt wurde, sollte die Therapie innerhalb von 48 Stunden nach der Geburt wieder begonnen werden, da das Risiko eines Rückfalls nach der Geburt erhöht ist.

- Carbamazepin, Valproinsäure: Grundsätzlich gelten die gleichen Empfehlungen wie bei der Lithiumeinnahme, allerdings ist die Einnahmesicherheit dieser Substanzen bei schwangeren Frauen mit bipolarer Erkrankung nicht so gut untersucht wie bei Lithium. Mit Hilfe der Krankheitsvorgeschichte sollte geklärt werden, ob ein langsames Ausschleichen von Carbamazepin oder Valproinsäure vor Beginn der Schwangerschaft oder zumindest während der ersten drei Schwangerschaftsmonate vertretbar ist.
- Neuroleptika: Grundsätzlich sollte die Frage angesprochen werden, ob eine schwangere Frau mit bipolarer Erkrankung überhaupt Neuroleptika benötigt, oder ob nicht eine Therapie mit Stimmungsstabilisierern völlig ausreicht.
- Antidepressiva: Trizyklische Antidepressiva gelten als relativ sichere Substanzen während der Schwangerschaft – Vorsicht ist jedoch während der ersten drei Schwangerschaftsmonate angebracht. Meist sind etwas höhere Dosierungen erforderlich. Serotonin-Wiederaufnahme-Hemmer (SSRI) können kurzfristig vor der Empfängnis abgesetzt werden – dies gilt nicht für Fluoxetin, das eine sehr lange Halbwertszeit hat – und werden als weitgehend sichere Substanzen eingestuft.

Gefahren durch Genussgifte und Drogen für ungeborene Kinder

- Nikotin kann bei Neugeborenen zu niedrigem Geburtsgewicht führen.
- Marijuana kann beim Kind zu Störungen des Längenwachstums, einem erhöhten Frühgeburtsrisiko und »kleinen« Fehlbildungen beitragen.
- Koffein kann beim Kind zu Wachstums- und Entwicklungsstörungen beitragen.
- Alkohol kann beim Kind zu Minderbegabung, Herzfehlern, vermindertem Körperwachstum und zu Gesichtsfehlbildungen beitragen.
- Heroin birgt das Risiko schwerer Entzugssymptome beim Neugeborenen sowie einer verzögerten geistigen und körperlichen Entwicklung.
- Kokain kann beim Kind zu niedrigem Geburtsgewicht, Störungen des Längenwachstums und »kleinen« Fehlbildungen sowie zu Störungen der Sprachentwicklung und späteren kognitiven Defiziten beitragen.

- Auf die Anwendung von MAO-Hemmern sollte verzichtet und die Einnahme von Benzodiazepinen sollte vermieden werden.
- Elektrokonvulsive Therapie (EKT): Die EKT gilt als sichere Behandlungsmethode während der Schwangerschaft, sollte aber nur dann eingesetzt werden, wenn eine schwere Depression oder Manie mit psychotischen Merkmalen vorliegt, die mit Arzneimitteln nur schwer beeinflussbar ist.
- Koffein, Nikotin, Alkohol und Drogen: Alle potenziell schädlichen Substanzen, die über die Plazenta in den Körper des Kindes gelangen können, sind ein Sicherheitsrisiko für das ungeborene Kind. Schwangere Frauen sollten auf Genussgifte möglichst ganz verzichten.

Geburt

Allgemein gilt, dass rechtzeitig vor dem Geburtstermin eine geeignete Klinik ausgesucht werden sollte, die möglichst auch eine Abteilung für Neugeborene hat. Dort sollte sich die Schwangere vorstellen und ihre Unterlagen einschließlich der Informationen über die aktuelle Arzneimitteltherapie vorlegen. Am besten bemüht man sich auch rechtzeitig um einen Kinderarzt/ärztin, damit häufigere Untersuchungen des Neugeborenen möglich sind, wenn geplant ist, das Kind selbst zu stillen.
Die Dosis von Psychopharmaka sollte 14 Tage vor dem Geburtstermin etwa um ein Drittel vermindert werden, um das Komplikationsrisiko während des Geburtsvorgangs zu verringern. Stimmungsstabilisierer sollten spätestens 48 Stunden nach der Geburt wieder in der gewohnten Dosierung eingenommen werden. Es wird empfohlen, Lithium vor der Geburt ganz abzusetzen. Sollte das nicht möglich sein, muss dringend auf die ausreichende Flüssigkeitszufuhr während des Geburtsvorgangs geachtet werden.
Wenn Arzneimittel abgesetzt oder deren Dosis verringert wurde, ist die engmaschige ambulante Kontrolle der Hochschwangeren sinnvoll, um eine Symptomverstärkung rechtzeitig erkennen zu können. Schon bei dem geringsten Hinweis auf eine Stimmungsstörung sollten auf die Verringerung der Arzneimitteldosis verzichtet und mögliche Symptome beim Neugeborenen in Kauf genommen werden.

Wochenbett

Der Glaube, dass die Zeit nach der Geburt voller Zufriedenheit und Glück sei, ist weit verbreitet. Möglicherweise schämen sich deshalb viele bipolare Patientinnen, über depressive oder andere psychische Symptome zu berichten. Auch viele Mediziner unterschätzen solche Symptome und lassen sich Monate Zeit, bis sie Therapiemaßnahmen einleiten. Unbehandelte psychische Symptome können eine bipolare Erkrankung chronisch werden lassen und zu Störungen der geistigen, emotionalen und sozialen Entwicklung des Kindes beitragen.

Eine nachgeburtliche (postpartale) Stimmungsstörung sollte rechtzeitig erkannt und behandelt werden. Auch die Aufklärung der Patientin über die Symptome einer postpartalen Stimmungsstörung ist sehr wichtig – je früher die Störung erkannt wird, desto schneller kann geholfen werden. Eine Depression nach der Geburt ist kein Zeichen dafür, dass sich die Mutter nicht über ihr Kind freut. Auch Stressfaktoren können Episoden von Stimmungsstörungen auslösen: Überforderung im Haushalt, Schlafdefizit, ein unruhiges Kind oder mangelnde häusliche Hilfe.

- Wochenbett-»Blues«: Als Wochenbett- oder Postpartum-Blues bezeichnet man leichte depressive Verstimmungen, die bei bis zu drei Viertel aller Frauen – also nicht nur bipolaren Patientinnen – nach der Entbindung auftreten und auf hormonelle Veränderungen zurückgeführt werden. Typische Symptome sind Unausgeglichenheit, Reizbarkeit, Weinerlichkeit sowie Schlaf- und Appetitstörungen einige Tage nach der Entbindung. Die Symptome klingen meist nach zehn bis vierzehn Tagen spontan ab. Eine Behandlung ist nicht notwendig.
- Wochenbettdepression: Zu einer Depression im Wochenbett kommt es bei zehn bis 15 Prozent aller Frauen meist im ersten Monat nach der Entbindung. Frauen mit bipolarer Erkrankung sind jedoch häufiger betroffen als gesunde Frauen. Suizidgedanken sind nicht ungewöhnlich und müssen erfragt werden. Zur Behandlung können Antidepressiva (zum Beispiel SSRI), mindestens vier Monate lang, oder eine Substitution mit Östrogenen eingesetzt werden – Gestagene verstärken offensichtlich eher die Depression. Auch eine kognitive Verhaltenstherapie kann sinnvoll sein.
- Wochenbettpsychose: Bei Frauen mit bipolarer Erkrankung beträgt das Risiko, an einer Wochenbettpsychose zu erkranken, 20 bis 30 Prozent (bei gesunden Frauen nur 0,1 bis 0,2 Prozent). Dieses Risiko kann verringert werden, wenn innerhalb von 48 Stunden nach der Entbindung die Behandlung mit den gewohnten Stimmungsstabilisierern wieder aufgenommen wird. Manieartige psychotische Symptome können während 48 bis 72 Stunden nach der Entbindung, am häufigsten aber nach zehn bis 14 Tagen auftreten. Jede vierte Frau mit bipolarer Erkrankung muss bei nachfolgenden Schwangerschaften mit einer erneuten Wochenbettpsychose rechnen.

Stillzeit

Grundsätzlich kann eine Frau mit bipolarer Erkrankung ihr Kind durchaus stillen. Alle Psychopharmaka gehen in die Muttermilch über, allerdings in sehr unterschiedlicher Menge.

Der Kinderarzt/ärztin sollte darüber informiert sein, welche Arzneimittel eingenommen werden, da zusätzliche Untersuchungen des Kindes erforderlich sein könnten. Benötigt das Kind selbst Arzneimittel (beispielsweise Antibiotika), sollte geklärt werden, ob sich diese Arzneimittel mit den aus der Muttermilch kommenden Psychopharmaka vertragen.

- Lithium: Die Lithiumeinnahme während der Stillzeit ist nicht zu empfehlen, wird sogar als Kontraindikation eingestuft, da Lithium im Körper des Neugeborenen rasch auf toxische Konzentrationen ansteigt.
- Carbamazepin, Valproinsäure: Beide Substanzen gehen nur in geringem Umfang in die Muttermilch über. Das Kind wirkt in seltenen Fällen etwas schläfrig oder trinkt schlecht.
- Antidepressiva: Antidepressiva gehen nur in geringer Konzentration in die Muttermilch über und sind für das Kind risikoarm. Unter Doxepin und Fluoxetin sind in Einzelfällen Beschwerden von Säuglingen beobachtet worden, Clomipramin und Sertralin scheinen keine Auswirkungen auf das Kind zu haben und für andere Antidepressiva fehlen Angaben zur Sicherheit während der Stillzeit. Wenn die Stillzeiten so gelegt werden können, dass die letzte Einnahme einige Stunden zurückliegt, dann sind die Konzentrationen vieler Antidepressiva in der Muttermilch häufig niedriger.
- Benzodiazepine: Die Dosis und die Einnahmedauer der Benzodiazepine entscheiden darüber, ob Auswirkungen auf das Kind zu befürchten sind – am besten vermeidet man eine Einnahme solcher Substanzen.
- Neuroleptika: Stillen ist unter Neuroleptika grundsätzlich möglich. Das Kind kann jedoch müde und antriebslos werden, insbesondere bei hohen Dosierungen. Es wird empfohlen, Neuroleptika auf mehrere Tagesdosen zu verteilen, weil dann die Konzentrationen in der Muttermilch geringer sind. Außerdem sollten zwischendurch Brustmahlzeiten gegen Flaschenmahlzeiten ausgetauscht werden. Wenn die Mutter Clozapin einnimmt, wird vom Stillen abgeraten, da die Substanz in stark wechselnden Konzentrationen in die Muttermilch übergeht und die Auswirkungen auf das Kind nur unzureichend kontrollierbar sind.

Hilfe für die junge Mutter

- Die bipolar erkrankte junge Mutter sollte wissen, dass ihr eine von der Krankenkasse finanzierte Haushaltshilfe zusteht, wenn sie mit den Anforderungen des Haushalts überlastet ist.
- Wenn die Patientin über den sozialpsychiatrischen Dienst des Gesundheitsamtes versorgt wird, kann auch von dieser Seite aus weitergeholfen werden.
- Wenn die Patientin Sozialhilfeempfängerin ist, dann steht ihr bei Überforderung vom Sozialamt Hilfe zu.

Komorbidität: Mehr als eine Erkrankung

Der Begriff »Komorbidität« findet sich im medizinischen Sprachgebrauch mindestens seit 1970. Emil Kraepelin benutzte im Jahr 1909 bereits den Ausdruck »kombinierte Psychose« und merkte an, dass das gemeinsame Auftreten von zwei oder mehr Diagnosen bei ein und derselben Person »alles andere als selten« ist. Unter Komorbidität versteht man, unabhängig von der Art der Grunderkrankung, das »Vorhandensein von mehr als einer Störung bei einer Person in einem definierten Zeitraum«.

Es gibt gute Argumente dafür, auch bei bipolaren Erkrankungen auf möglicherweise vorliegende Begleiterkrankungen zu achten:

- Die medizinische Behandlung wird durch Komorbidtät teurer. Tritt etwa eine Depression zusammen mit anderen Erkrankungen auf, führt dies fast zu einer Verdoppelung der jährlichen Krankheitskosten sowie zur erheblichen Verlängerung der stationären Behandlungsdauer.
- Bestimmte psychiatrische Begleiterkrankungen (Komorbiditäten) erhöhen die Wahrscheinlichkeit, häufiger in Krankenhäuser aufgenommen zu werden.
- Komorbidität verursacht nicht selten medizinische Komplikationen, bis hin zum Anstieg der Sterblichkeit beziehungsweise auch der Selbsttötungen.
- Komorbidität trägt häufig zur Unwirksamkeit von Behandlungen (Therapieresistenz) und zur Komplizierung von Krankheits- und Behandlungsverläufen bei.

Diese Argumente weisen darauf hin, dass die Erfassung von komorbiden Diagnosen für den Krankheitsverlauf und die Erfolgsperspektiven einer Behandlung von großer Bedeutung ist. Die Ergebnisse einer großen Studie in den USA aus dem Jahr 1999 weisen nach, dass ein Großteil der Patienten mit bipolarer Erkrankung an mindestens einer weiteren psychiatrischen Erkrankung leidet. Klar ist, dass bei Patienten mit bipolarer Erkrankung in vielen Fällen mit weiteren, gleichzeitig bestehenden Störungen oder Erkrankungen gerechnet werden muss. Während der vergangenen zwanzig Jahre sind allerdings nur für eine begrenzte Anzahl psychischer Störungen solche Komorbiditäten wissenschaftlich nachgewiesen worden.

Angsterkrankung

Die Wahrscheinlichkeit, dass ein Patient mit bipolarer Erkrankung während seiner Lebenszeit zusätzlich auch eine Angsterkrankung bekommen kann, ist außerordentlich hoch: Im Rahmen der zuvor erwähnten Studie wurde eine Wahrscheinlichkeit von Angsterkrankungen bei bipolarer Erkrankung in Höhe von 93 Prozent ermittelt. Fast jeder bipolare Patient muss sich demnach irgendwann während seines Lebens mit einer Angsterkrankung auseinander setzen – insbesondere nach die Psyche traumatisch belastenden Erfahrungen (posttraumatisches Stresssyndrom).

Panikstörung

Bipolare Patienten leiden offenbar besonders häufig an einer Panikstörung. Im Rahmen epidemiologischer Studien wurde nachgewiesen, dass 18 bis 33 Prozent der Betroffenen zusätzlich mit einer solchen Diagnose rechnen müssen. Die Ergebnisse klinischer Studien wiesen vergleichbare Häufigkeiten nach: Jeder dritte bis sechste bipolare Patient war von einer Panikstörung betroffen. Umgekehrt konnte bei jedem sechsten bis zehnten Patienten mit Panikstörung eine bipolare Erkrankung diagnostiziert werden. Diese Befunde lassen darauf schließen, dass eventuell eine gemeinsame genetische oder für das Krankheitsgeschehen typische Grundlage für die Kombination einer bipolaren Erkrankung mit einer Panikstörung existieren könnte.

Phobie

Den Studienergebnissen von 1999 zufolge müssen zirka zwei Drittel der bipolaren Patienten damit rechnen, auch an Platzangst (Agoraphobie) oder einer anderen einfachen Phobie zu erkranken. Umgekehrt war bei phobischer Erkrankung in 3,4 Prozent der Fälle gleichzeitig eine bipolare Erkrankung zu beobachten: Patienten mit Agoraphobie hatten ein sechzehnfach, Patienten mit allgemeiner (generalisierter) sozialer Phobie ein achtfach und Patienten mit einfacher Phobie ein sechsfach erhöhtes Risiko für eine bipolare Erkrankung.

Generalisierte Angststörung

Fast die Hälfte der bipolaren Patienten wiesen epidemiologischen und klinischen Studienergebnissen zufolge zusätzlich eine generalisierte Angststörung auf. Zudem sind bipolare Patienten mit gleichzeitiger Angststörung offensichtlich stärker suizidgefährdet, greifen häufiger zu Drogen oder anderen suchtgefährdenden Substanzen und sprechen in größerer Zahl nicht auf eine Therapie mit Lithium an als bipolare Patienten ohne Angststörung.

Zwangsstörung

Ergebnisse einer epidemiologischen Studie aus Kanada wiesen nach, dass jeder fünfte bis sechste Patient mit bipolarer Erkrankung auch von Zwangsstörungen betroffen ist – im Vergleich dazu ist der Anteil von Patienten mit depressiven Störungen deutlich niedriger (12 Prozent bzw. 10 Prozent). Zwangsstörungen sind möglicherweise an das Auftreten depressiver Episoden bei bipolarer Erkrankung gekoppelt und werden während manischer Episoden nicht beobachtet. Vieles deutet darauf hin, dass eine Zwangsstörung in Verbindung mit einer bipolaren Erkrankung eher bei Bipolar-II- als bei Bipolar-I-Erkrankungen zu finden ist. Bei Bipolar-II-Patienten waren in der Krankheitsvorgeschichte (Anamnese) häufiger Suizidversuche und leichte chronische Depressionen oder Antriebsstörungen (Dysthymie) nachzuweisen als bei Patienten ohne Zwangsstörungen. Patienten mit dem Tourette-Syndrom (Zwangsstörung plus motorisch-vokale Tic-Erkrankung) haben gleichfalls ein erhöhtes Risiko, eine bipolare Erkrankung zu bekommen.

Katatonie

Auch das katatone Syndrom (ausgeprägte Störung der willkürlichen Bewegung, völlige Bewegungslosigkeit oder bizarre stereotype Bewegungsmuster) tritt bei Patienten mit bipolarer Erkrankung häufiger auf und ist vor allem bei bipolaren Mischzuständen zu finden. Bei Patienten mit bipolarer Erkrankung und einem katatonen Syndrom kommt es darüber hinaus häufiger zu komplizierteren Verläufen und einer schlechteren Aussicht auf eine beschwerdefreie Phase als bei Patienten ohne diese Komorbidität.

Alkohol-, Drogen- und Substanzmissbrauch

Eine der beunruhigendsten Begleiterscheinungen bipolarer Erkrankungen ist der sehr hohe Anteil von Patienten, die ein Drogen-, Alkohol- oder Substanzmissbrauchsproblem haben. Fast drei Viertel der im Rahmen einer großen Studie untersuchten bipolaren Patienten hatten die Lebenszeitdiagnose eines Substanzmissbrauchs beziehungsweise einer Substanzabhängigkeit (Sucht). Mehr als 60 Prozent der Untersuchten waren alkoholabhängig. Die Ergebnisse von zwei weiteren Studien zeigten, dass das Risiko für Alkoholmissbrauch bei bipolarer Erkrankung gegenüber der Normalbevölkerung um das 2,5-fache erhöht ist.

Macht die bipolare Erkrankung anfälliger für Drogen- und Alkoholmissbrauch? Können Alkohol oder Drogen bei einem für Stimmungsstörungen anfälligen Menschen eine bipolare Erkrankung auslösen? Haben bipolare Erkrankungen und Suchterkrankungen gemeinsame Entstehungsursachen? – Alle Fragen können mit hoher Wahrscheinlichkeit mit ja beantwortet werden.

Der Vergleich bipolarer Patienten mit und ohne Alkoholmissbrauch zeigte, dass Patienten mit Suchtdiagnose häufig jünger, männlich und unverheiratet waren, und dass sie häufiger an bipolaren Mischzuständen anstatt reinen Episoden von Stimmungsstörungen litten. Ferner waren bei solchen Patienten zusätzlich häufiger Angsterkrankungen (etwa Panikattacken) zu beobachten – auch das Suizidrisiko war bei dieser Patientengruppe deutlich erhöht.

Für den Arzt stellt sich die schwierige Aufgabe, zwischen »echter« Komorbidität (bipolare Erkrankung plus Alkoholmissbrauch oder -abhängigkeit) und impulsivem Trinken als untauglicher »Selbsttherapie« im Verlauf komplizierter Episoden zu unterscheiden.

Noch schwieriger ist die Erfassung der Komorbidität von Drogenmissbrauch und bipolarer Erkrankung. Fast die Hälfte (46 Prozent) aller bipolaren Patienten müssen Studienergebnissen zufolge damit rechnen, während der Lebenszeit ein Drogenproblem zu bekommen. Die Gefahr für Drogenmissbrauch ist mehr als fünfmal höher als für Alkoholmissbrauch. Amphetamine, Cannabis (Haschisch), Kokain und Halluzinogene

Checkliste Alkoholismus

- Haben Sie jemals darüber nachgedacht, Ihren Alkoholkonsum einzuschränken? ❑ ja ❑ nein
- Fühlen Sie sich »genervt«, wenn andere Ihren Alkoholkonsum kritisieren? ❑ ja ❑ nein
- Haben Sie sich jemals minderwertig oder schuldig gefühlt, weil Sie trinken? ❑ ja ❑ nein
- Haben Sie jemals nach dem morgendlichen Aufwachen als erstes einen Schluck Alkohol zu sich genommen, um Ihre Nerven zu beruhigen oder Ihren »Kater« zu bekämpfen? ❑ ja ❑ nein

Auflösung:

- *Ein »ja« deutet auf ein mögliches Alkoholproblem (Missbrauch, Abhängigkeit) hin.*
- *Bei mehreren »ja«-Antworten ist ein definitives Alkoholproblem sehr wahrscheinlich.*

(beispielsweise LSD) werden (in absteigender Reihenfolge) von Patienten mit bipolarer Erkrankung häufiger konsumiert – Missbrauch von Opiaten und Benzodiazepinen spielt nur eine untergeordnete Rolle.
Es ist von großer Bedeutung für den behandelnden Arzt und den Patienten, sich klar zu machen, dass beide Probleme – bipolare Stimmungsstörungen und ein Problem der Substanzabhängigkeit oder des -missbrauchs – behandelt werden müssen. Weder die bipolare Erkrankung noch das Drogen- oder Alkoholproblem werden »von alleine« verschwinden!

Medizinische Erkrankungen mit Stimmungsstörung

Migräne ist bei Patienten mit bipolarer Erkrankung offensichtlich eine häufigere Begleiterscheinung als bei Patienten mit anderen psychischen Erkrankungen: Das Risiko, an einer Migräne zu erkranken, ist etwa fünf- bis sechsfach erhöht.
Bei vielen medizinischen Erkrankungen können sekundäre Manien auftreten – ob es sich dabei um echte Komorbidität handelt, ist zweifelhaft. Grundsätzlich gilt, dass bei dem ersten Auftreten einer Manie bei über 50-Jährigen eine medizinische Ursache diagnostisch ausgeschlossen werden sollte. Die Erfassung solcher sekundärer Manien bei medizinischen Erkrankungen ist äußerst hilfreich, um die Ursachen der bipolaren Erkrankung weiter zu erforschen. Beispielsweise haben sekundäre Manien bei Patienten mit Schlaganfall darauf hingewiesen, dass Störungen im rechten präfrontalen Hirnbereich eine Rolle für die Entwicklung manischer Syndrome spielen können.
Weitere medizinische Erkrankungen, die vermehrt bei bipolarer Erkrankung auftreten oder sich durch sekundäre Manien äußern können, sind die Multiple Sklerose, die Parkinson-Krankheit (vor allem durch eine L-Dopa-Therapie), die Temporallappen-Epilepsie und die Schilddrüsenüberfunktion (Hyperthyreose).

Das bipolare Genie

»Es gibt kein großes Genie ohne einen Schuss Verrücktheit.«
Aristoteles (384 bis 322 vor Christus)

Der Ausdruck »verrücktes Genie« trägt wohl einen Kern Wahrheit in sich. Biografen, die sich mit den Lebensgeschichten berühmter Persönlichkeiten beschäftigt haben, stießen auf eine unerwartet große Zahl eindeutig psychiatrischer Erkrankungen unter Künstlern, vor allem Malern, Schriftstellern und Komponisten. Medizinische Analysen solcher prominenter Lebensgeschichten zeigten zudem, dass bipolare Erkrankungen bei weitem am häufigsten vorkamen.

Biografie der kreativen Psyche

Der englische Dichter Lord Byron (1788 bis 1824) litt zeit seines Lebens unter Episoden glühendster Überschwänglichkeit und vernichtender Verzweiflung. Beobachtungen seiner Freunde und Ärzte zufolge ist die Diagnose bipolare Erkrankung ziemlich sicher. In beiden Linien von Byrons Abstammung sind über mehrere Generationen hinweg Selbstmord, »Wahnsinn« und Mord verbürgt.

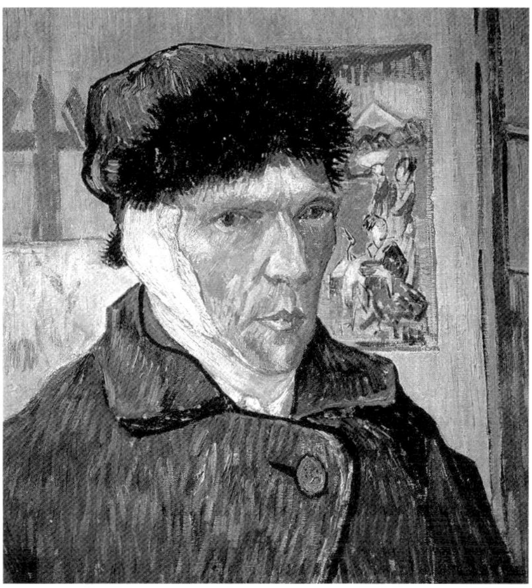

Selbstporträt Vincent van Goghs mit bandagiertem Ohr (1889)

Jahrzehntelang haben sich medizinische Biografen den Kopf darüber zerbrochen, welche Art von Krankheit Vincent van Gogh (1853 bis 1890) wohl dazu getrieben haben könnte, sich selbst zu verstümmeln, mit der Folge wiederholter Unterbringung in der »Irrenanstalt« Saint Paul in Saint-Rémy. Der episodische und sich beschleunigende Verlauf von van Goghs Stimmungsstörungen lässt auf eine bipolare Erkrankung schließen. Van Gogh selbst berichtete in seinen Tagebüchern über Depressionen und einige seiner Ärzte diagnostizierten eine Manie. Auch in van Goghs Familiengeschichte finden sich Anhaltspunkte für eine bipolare Erkrankung: Sein Bruder Theo beschrieb in Briefen an Vincent seinen Kampf mit der Depression und sein Bruder Cor beging Selbstmord. Die einzigartige Farbgebung vieler Bilder van Goghs weist auf seine gelegentlich »psychotische« Wahrnehmung hin.

Der Komponist Robert Schumann (1810 bis 1856) äußerte im Alter von 18 Jahren Suizidgedanken und bemerkte kaum ein Jahr später: »Ewige Musik während der Nacht und kein Einschlafen.« 1834 notierte er: »Ich kann kaum meiner Krankheit Herr werden, die eine recht niederdrückende Melancholie ist.« Im Alter von 34 Jahren erlebte er 1844 seine erste Episode schwerer psychotischer Depression, seine Frau Clara berichtete: »Es vergingen nun schreckliche Tage. Robert schlief keine Nacht, seine Phan-

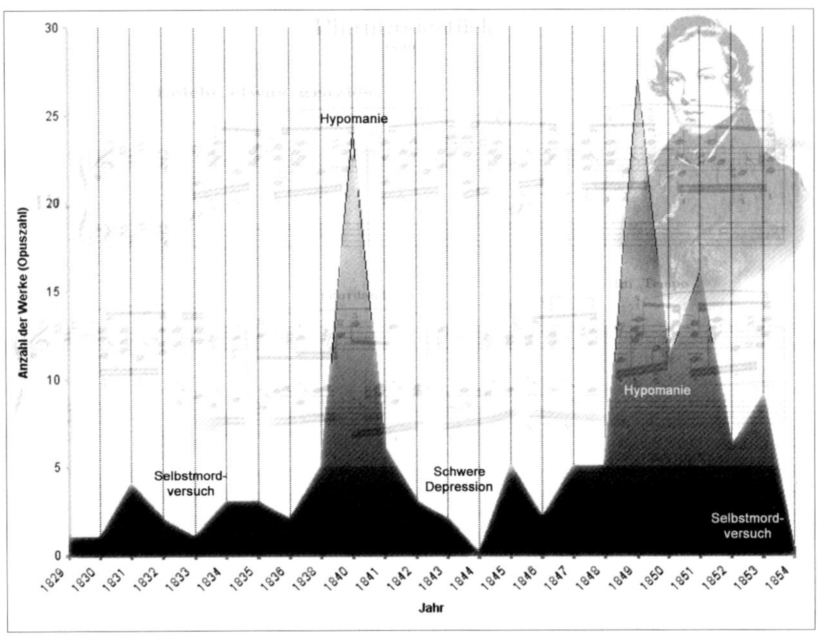

Die Phasen der künstlerischen Produktivität decken sich in erstaunlicher Weise mit den extremen Stimmungsschwankungen des Komponisten Robert Schumann

tasie malte ihm die schrecklichsten Bilder aus, früh fand ich ihn gewöhnlich in Tränen schwimmend, er gab sich gänzlich auf.« Nach der Genesung entstanden einige seiner bedeutendsten musikalischen Werke, einschließlich drei seiner vier Symphonien. Zehn Jahre später war es wieder so weit, Clara Schumann schrieb 1854: »In der Nacht, kurz nachdem wir zu Bette gegangen waren, stand Robert auf und schrieb eine Melodie nieder, die ihm, wie er sagte, die Engel gesungen hätten. Dann legte er sich nieder und sprach phantasierend die ganze Nacht. Als der Morgen nahte, hatten sich die Engel in Teufel verwandelt und sangen schreckliche Musik, sagten ihm, dass er ein Sünder sei, und dass sie ihn in die Hölle werfen würden.«
Einige Wochen später, auf dem Höhepunkt einer Episode psychotischer Depression, stürzte sich Robert Schumann in die eisigen Fluten des Rheins, wurde von Fischern gerettet und im Asyl von Endenich untergebracht, wo er ein Jahr später starb. Die Werkanalyse Schumanns demonstriert eindrucksvoll Episoden unbändiger Schaffenskraft, unterbrochen von Phasen lähmender Untätigkeit – eine stark fluktuierende kreative Energie, die überraschend gut mit den extremen Stimmungsschwankungen Schumanns in Einklang zu bringen ist. An der Diagnose bipolare Erkrankung ist kaum zu zweifeln.

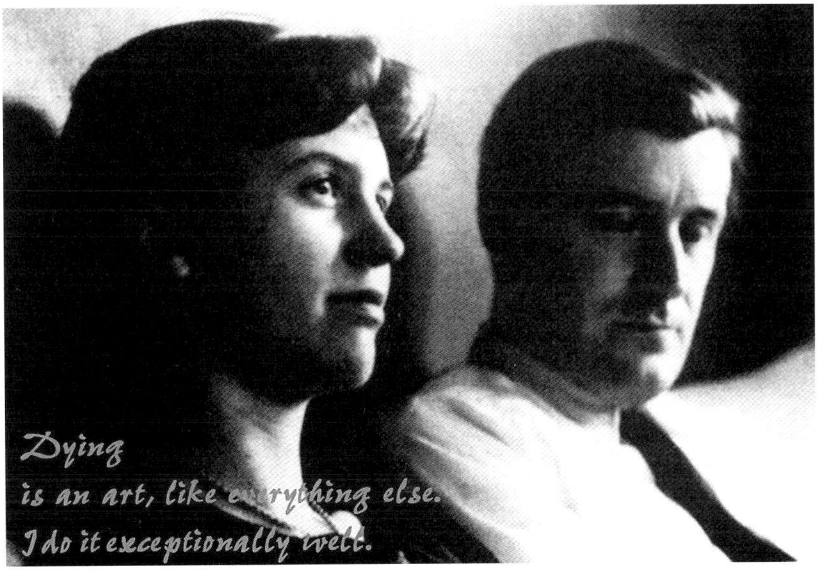
Dying
is an art, like everything else.
I do it exceptionally well.

Sylvia Plath und Ted Hughes, London 1959

Die Dichterin Sylvia Plath (1932 bis 1963) war der »Shooting Star« der von Männern dominierten angloamerikanischen Literaturszene der 1950er Jahre. Ehrgeiz und rastlose kreative Energie kennzeichneten ihre Jugendzeit. Innerhalb weniger Jahre entstanden mehr als vierhundert Gedichte, mit 19 Jahren beging sie den ersten Selbstmordversuch. Während der folgenden zehn Jahre litt sie an zunehmend starken Stimmungsschwankungen, vor allem an extremen Depressionen. Trotz einer stabilen Partnerschaft mit dem englischen Dichter Ted Hughes blieben ihre Stimmungsschwankungen weitgehend unkontrollierbar.
Ein Kritiker kennzeichnete das Paradox ihres Selbstzerstörungstriebs als »die eigentliche Quelle ihrer kreativen Energie, eine Quelle von Lebensenergie.« Ihr letztes autobiografisch gefärbtes Werk »Die Glasglocke« ist eine der besten existierenden Beschreibungen der bipolaren Gefühlswelt. Die »therapeutische Lücke« bis zum Beginn der antidepressiven Wirkung eines MAO-Hemmers trug offensichtlich dazu bei, dass sie sich das Leben nahm. Auch in Sylvia Plaths Familiengeschichte sind Stimmungsstörungen nachweisbar.

Die Pforten der Wahrnehmung

Obwohl Künstler nicht unbedingt psychisch krank sein müssen, um große Werke zu schaffen, haben psychobiografische Untersuchungen kreativer Persönlichkeiten ergeben, dass eine große Zahl anerkannter Künstler, Musiker und Schriftsteller an bipolarer Erkrankung gelitten haben muss. Die Häufigkeit bipolarer Erkrankungen bei kreativen Persönlichkeiten betrug einer Untersuchung von Kay Redfield Jamison (1994) zufolge 30 bis 50 Prozent – etwa das Zehnfache der Häufigkeit von Stimmungsstörungen in der Allgemeinbevölkerung.
Jamison stellte außerdem fest, dass mehr als die Hälfte aller zwischen 1705 und 1805 geborenen englischen und irischen Dichter an Stimmungsstörungen litten, mehr als ein Drittel davon an bipolaren Erkrankungen. Dies gilt nicht nur für die Vergangenheit: Auch Stars der Gegenwart sind von bipolaren Erkrankungen betroffen, weltberühmte Musiker wie Sting oder Tom Waits, Filmregisseure wie Francis Ford Coppola oder Schauspieler wie Jean-Claude Van Damme. Warum sind Menschen mit einer Anfälligkeit für extreme Emotionen häufiger hochkreativ als der Durchschnittsmensch?
Emil Kraepelin beantwortet diese Frage so: »Die willentliche Erregung, die die Krankheit begleitet, kann … Kräfte freisetzen, die sonst durch alle Arten von Hemmungen

bezwungen sind.« Solche Hemmungen sind ohne Zweifel kein Merkmal hypomanischer oder manischer Zustände bei bipolarer Erkrankung: Versagensängste verschwinden, gesellschaftliche und religiöse Vorbehalte werden überwunden und moralische Tabus gebrochen.
Darüber hinaus eröffnen extreme Stimmungszustände oft den Zugang zu den »Pforten der Wahrnehmung«, zu transzendenten Erfahrungen oder ekstatischen Seinszuständen. Musik, Malerei und Dichtung sind offenkundig die besten kreativen Werkzeuge, um nach der Rückkehr aus den tiefsten Tiefen der Depression und den ekstatischen Gefilden der Manie unbegreifliche und faszinierende Botschaften aus den Grenzbereichen menschlicher Wahrnehmung zu übermitteln. Die Visionen William Blakes sind solche Offenbarungen.
Der wellenförmige Verlauf extremer Stimmungsschwankungen bei bipolarer Erkrankung erlaubt es, während der beschwerdefreien Genesungsphasen kreativ zu arbeiten – falls die Schöpferkraft im depressiven oder manischen Zustand nicht in sichtbare Werke umgesetzt werden kann. Emotion ist auch ohne bipolare Erkrankung ein Motor künstlerischen Schaffens.
Es ist kein Zufall, dass heute Kunst- und Musiktherapie feste Bestandteile des psychiatrischen Behandlungskatalogs sind. Medizin und Psychiatrie können die innere Erfahrung von Menschen mit extremem Gefühlserleben kaum erklären. Lithium und Antidepressiva schützen nicht jeden Betroffenen zuverlässig davor, dass Stimmungsschwankungen immer wieder auftreten. Wie können Menschen mit dem angeborenen Fluch extremer Stimmungsschwankungen überleben?

Kunstwerk und stabile Stimmung

Musik, Malerei und Dichtung sind Wege zur Transformation und zum Verständnis des Leidens. Es ist zu vermuten, dass viele Künstler einen selbst gewählten therapeutischen Weg gehen – und dies auch offen zugeben, wenn sie gefragt werden: »Musik (oder Malerei) ist mein Leben.« Der dänische Filmregisseur Lars von Trier leidet an zahlreichen Phobien, unter anderem einer Krankenhaus-Phobie. Einige Hauptwerke (»Hospital der Geister«, »Breaking the Waves«) entstanden folgerichtig in Krankenhäusern oder thematisierten das beunruhigende Innenleben einer Klinik.
Kreative leben gefährlich. Dichter stehen am Abgrund. Die Erfahrungen im Grenzbereich der Wahrnehmung können tödlich sein, wie die Lebensgeschichten von Vincent

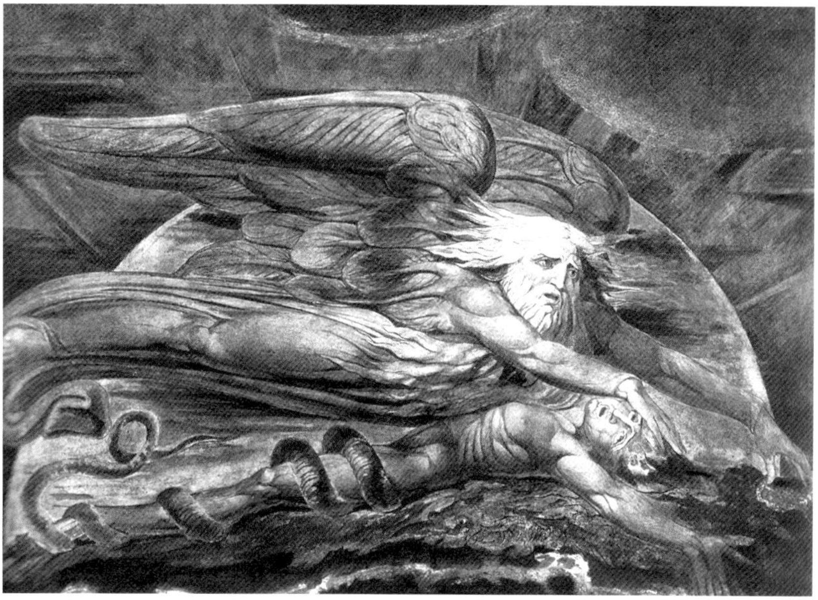

»Elohim Creating Adam« (1795), Illustration von William Blake (1757 bis 1827) zur Schöpfungsgeschichte

van Gogh, Ernest Hemingway oder Sylvia Plath zeigen. Würden van Goghs Bilder, Hemingways Erzählungen und Sylvia Plaths Gedichte existieren, wenn diese Künstler zu Stimmungsstabilisierern gegriffen hätten? Wären sie dann so außerordentlich kreativ gewesen, wie sie waren?

Im Anhang finden Sie Hinweise auf literarische Texte von Künstlen mit bipolarer Erkrankung sowie biografische Informationen zu berühmten bipolaren Persönlichkeiten.

Tatsächlich ist dieser Frage in den 1970er Jahren nachgegangen worden. Nach der Einführung von Lithium in die psychiatrische Therapie wurden Künstler und Schriftsteller zum Einfluss von Lithium auf ihr kreatives Potenzial befragt. Überraschenderweise berichteten mehr als die Hälfte der Befragten über eine erhöhte künstlerische Produktivität. Jeder Fünfte gab an, dass sein kreatives Potenzial nicht unter Lithium leide, und nur jeder vierte Befragte fühlte sich durch Lithium in seiner Arbeit beeinträchtigt. Wie wären die Antworten ausgefallen, wenn diese Künstler mit Valproinsäure oder Olanzapin hätten behandelt werden können?

Man kann fast mit Sicherheit annehmen, dass die großen bipolar erkrankten Genies das Leben gewählt hätten, das sie aus der Achterbahn der Gefühle befreit hätte, befreit aus dem Gefängnis der Depression und befreit von der Raserei der Manie.

Prominente bipolare Patienten

Alvin Ailey (1931 bis 1989)	Tänzer und Choreograf (»American Dance Theater«)
Buzz Aldrin (geb. 1930)	Astronaut (»Apollo 11«)
Hector Berlioz (1803 bis 1869)	Komponist (»Symphonie fantastique«)
William Blake (1757 bis 1827)	Maler, Dichter und Visionär (»Songs of Innocence«, »Europe«, »America«)
Lord Byron [George Gordon] (1788 bis 1824)	Dichter (»Don Juan«)
Francis Ford Coppola (geb. 1939)	Filmregisseur (»Apocalypse Now«)
Paul Gauguin* (1848 bis 1898)	Maler (»Woher kommen wir? Was sind wir? Wohin gehen wir?«)
Vincent van Gogh* (1853 bis 1890)	Maler (»Stillleben mit Sonnenblumen«)
Graham Greene (1904 bis 1991)	Schriftsteller (»Der dritte Mann«)
Georg Friedrich Händel (1685 bis 1759)	Komponist (»Messias«)
Ernest Hemingway* (1899 bis 1961)	Schriftsteller und Journalist (»Wem die Stunde schlägt«)
Kay Redfield Jamison (geb. 1946)	Psychiaterin und Autorin (»Meine ruhelose Seele«)
Otto Klemperer (1885 bis 1973)	Musiker und Dirigent
Vivien Leigh (1913 bis 1967)	Schauspielerin (»Vom Winde verweht«)
Robert Lowell* (1917 bis 1977)	Dichter (»For the Union Dead«, »The Dolphin«)
Wolfgang Amadeus Mozart** (1756 bis 1791)	Musiker und Komponist (»Zauberflöte«, »Requiem«)

Prominente bipolare Patienten

Ilie Nastase (geb. 1946)	Tennisspieler und Politiker
Sylvia Plath* (1932 bis 1963)	Dichterin (»Ariel«, »Die Glasglocke«)
Jaco Pastorius** (1951 bis 1987)	Jazzmusiker (Bassist) (»Donna Lee«)
Jackson Pollock** (1912 bis 1956)	Maler (»The She Wolf«, »Full Fathom Five«)
Axl Rose (geb. 1962)	Rockmusiker (»Guns N'Roses«)
Anne Sexton* (1928 bis 1974)	Dichterin (»Live or Die«)
Robert Schumann* (1810 bis 1856)	Musiker und Komponist (»Faust«, »Karneval«, »Fantasiestücke«, »Kinderszenen«)
August Strindberg (1849 bis 1912)	Dramatiker (»Fräulein Julie«)
Gordon Sumner (Sting) (geb. 1951)	Musiker und Komponist (Trio »Police«: »Ghost in the Machine«; »Mercury Falling«)
Jean-Claude Van Damme (geb. 1960)	Kampfsportler und Schauspieler (»Last Action Hero«)
Tom Waits (geb. 1949)	Musiker, Komponist und Sänger (»Closing Time«, »Asylum Years«, Night on Earth«)
Brian Wilson (geb. 1942)	Musiker und Komponist (Mitglied der »Beach Boys«: »Good Vibrations«)
Hugo Wolf* (1860 bis 1903)	Komponist (»Spanisches Liederbuch«)
Virginia Woolf* (1882 bis 1941)	Schriftstellerin (»To the Lighthouse«)

* Versuchter oder vollendeter Suizid
** Tod auf Grund ungeklärter Umstände oder Unfall

Leben mit bipolarer Erkrankung

Es gibt keine Behandlungsstrategie bei der bipolaren Erkrankung, die für jeden Betroffenen gleichermaßen geeignet und wirksam ist. Die Symptome und der Verlauf der bipolaren Erkrankung können individuell sehr verschieden sein, genauso individuell verschieden sind auch die Behandlungsformen für jeden bipolaren Patienten. Es gibt jedoch einige grundsätzliche Möglichkeiten, die Lebensqualität bipolarer Patienten zu verbessern.

Konfrontation und Akzeptanz

Die Wahrheit ist bitter und für die meist jungen Menschen mit bipolarer Erkrankung kaum annehmbar: Es gibt keine Heilung der bipolaren Erkrankung, es gibt nur Behandlungen und Kontrollmöglichkeiten sowie Vorbeugung gegen episodische Rückfälle – gegen eine Krankheit, deren unvermeidliche Symptome die Betroffenen immer wieder unbarmherzig quälen können.

Sie werden sich fragen: Warum gerade ich? Warum gerade in einem Lebensabschnitt, in dem Lebensfreude, Partner- und Berufswahl, Schule und Universität, die Suche nach der eigenen Bestimmung, nach dem eigenen Platz in der Welt im Vordergrund stehen?

Sie werden sagen: Es war doch nur eine vorübergehende depressive oder manische Krise! Mir geht es gut, ich bin nicht krank! – Ich will diese Krankheit nicht!

Allerdings wäre es besser, sich dem Unvermeidlichen zu stellen: Einer lebenslang im Inneren »schlafende« Krankheit, die unausbleibliche und unberechenbare Stimmungsstörungen verursachen kann.

Manche Menschen sind sehr erleichtert, wenn sie nach jahrelangen Kämpfen mit sich selbst oder nach einer Odyssee durch die medizinischen Institutionen endlich diagnostiziert werden und eine vernünftige Behandlung bekommen. Bei anderen Menschen ist dies nicht der Fall, sie empfinden die Akzeptanz dieser Erkrankung als unerträgliche Vorstellung und versuchen, mit vielen (meist untauglichen) Mitteln ihre Emotionen unter Kontrolle zu bringen.

Der einzige sinnvolle Rat, der gegeben werden kann, lautet: Akzeptieren Sie Ihre Erkrankung, lassen Sie sich behandeln und halten Sie sich an die Behandlungsvorgaben. Nach aktuellem Kenntnisstand wäre jeder andere Rat eine Lüge – denn wir wissen nichts Genaues über die Ursachen der bipolaren Erkrankung, aber wir kennen Mög-

Bewusste Kontrolle

- Gestalten Sie aktiv zusammen mit Ihrem Arzt und Ihren Therapeuten Ihren persönlichen Behandlungsplan.
- Übernehmen Sie die Verantwortung für die Einhaltung dieses Behandlungsplans.
- Entscheiden Sie sich dafür, mit allen zur Verfügung stehenden Mitteln die Erkrankung zu kontrollieren – lassen Sie nicht zu, dass Sie von der Erkrankung kontrolliert werden!

lichkeiten der erfolgreichen Kontrolle ihrer Verlaufssymptomatik. Es gibt gegenwärtig keinen anderen Weg aus dem Schleudersitz emotionaler Unberechenbarkeit. Wenn Sie aussteigen möchten aus der Achterbahn der Gefühle, dann sollten Sie sich dafür entscheiden, Ihre Erkrankung zu kontrollieren – damit Sie nicht dem Kommando Ihrer Erkrankung ausgeliefert sind!

Willkommen im normalen Leben!

Familie
- Finden Sie das für Sie richtige Maß an Belastung heraus.
- Entwickeln Sie Ihre persönliche Tagesordnung und halten Sie sich daran.
- Setzen Sie Ihre Prioritäten.
- Identifizieren Sie Ihre persönlichen Stressfaktoren und entwickeln Sie Strategien zur Vermeidung von Stress.
- Nehmen Sie sinnvolle Hilfe der Familie zur Bewältigung des täglichen Arbeitspensums an.
- Isolieren Sie sich nicht, nehmen Sie am Leben teil.

Schule
- Rechnen Sie damit, dass Sie sich anfangs nicht besonders gut konzentrieren können.
- Informieren Sie Ihre Lehrer über Ihr mögliches Handicap, wenn Sie dies für sinnvoll halten.
- Informieren Sie sich über die Möglichkeit, vorübergehende »Auszeiten« in Anspruch nehmen zu können.
- Pflegen Sie Kontakte zu Ihren Lehrern an Schule und Universität.
- Pflegen Sie Kontakte zu Mitschülern und Kommilitonen.
- Isolieren Sie sich nicht, nehmen Sie am Leben teil.

Beruf
- Informieren Sie Ihren Arbeitgeber über Ihr Handicap, wenn Sie dies für sinnvoll halten.
- Überfordern Sie sich nicht, arbeiten Sie zunächst auf Teilzeitbasis. Teilzeitarbeit ist bei medizinischen Erkrankungen völlig normal.
- Erhöhen Sie langsam Ihr Arbeitspensum.
- Pflegen Sie Kontakte zu Arbeitskollegen oder zum Arbeitgeber.
- Isolieren Sie sich nicht, nehmen Sie am Leben teil.

Nach Jahren des Kampfes zwischen Verzweiflung, Ablehnung und Resignation werden Sie vielleicht an den Punkt kommen können zu sagen: Ich kann nicht mehr so weiter leben, ich muss mein Leben ändern. Vielleicht möchten Sie dann nur noch eines: Zurück zu einem normalen Leben! Und der erste Schritt auf dem Weg dorthin ist die Anerkennung der eigenen Krankheit, das Bekenntnis zur und die Akzeptanz der bipolaren Erkrankung – die erste und einzige Voraussetzung einer sinnvollen und erfolgversprechenden Behandlung.

Wie Sie wissen, verläuft die bipolare Erkrankung episodisch, kann immer wieder auftreten. Selbst wenn Sie sich nach der Genesung wieder fast oder ganz »normal« fühlen, müssen Sie mit einem Rückfall schwerer Stimmungsstörungen rechnen. Es ist sehr wahrscheinlich, dass Sie Ihre Arzneimittel, vor allem Stimmungsstabilisierer, lebenslang einnehmen müssen. Nur in seltenen Fällen reicht es aus, Arzneimittel ein bis zwei Jahre lang einzunehmen. Antidepressiva und Neuroleptika werden meist nach Bedarf nur über kürzere Zeiträume eingesetzt.

Sie werden fragen: Wenn man sich doch gut fühlt, kann man dann die Arzneimittel nicht einfach absetzen? – Nein, denn die Erkrankung kann sich in einer Ruhephase befinden. Sie fühlen sich gut, weil die Arzneimittel wirken und deshalb extreme Stimmungsschwankungen fehlen. Wird die Behandlung zu diesem Zeitpunkt abgebrochen, ist die Gefahr groß, dass es zu einer erneuten Stimmungsstörung mit möglicherweise katastrophalen Folgen für das persönliche, berufliche oder schulische Leben kommt – die Rückfallwahrscheinlichkeit beträgt dann 80 Prozent innerhalb von zwei Jahren. Eine erneute Episode kann auch dann auftreten, wenn Sie das Glück hatten, ein bis zwei Jahre nach dem Ende der Arzneimitteltherapie episodenfrei geblieben zu sein!

Kein vernünftiger Mensch würde es ablehnen – wenn er wüsste, dass er auf Grund einer Gefäßkrankheit von einem Herzinfarkt bedroht ist – Arzneimittel einzunehmen, die nachweislich sein Sterberisiko senken. Dies sollte auch für die bipolare Erkrankung gelten, deren Sterberisiko deutlich höher ist.

Unbegründete Ängste

Kann man von Arzneimitteln zur Behandlung der bipolaren Erkrankung abhängig werden?

- Stimmungsstabilisierer machen nicht abhängig.
- Antidepressiva machen nicht abhängig.
- Neuroleptika machen nicht abhängig.

Verändert sich die Persönlichkeit durch Einnahme von Arzneimitteln zur Behandlung der bipolaren Erkrankung?

- Es gibt keine Hinweise darauf, dass sich die Persönlichkeit durch Einnahme von Arzneimitteln zur Behandlung der bipolaren Erkrankung verändert.

Stimmungspflege

Wie kann die größtmögliche Kontrolle der eigenen Stimmung erreicht werden? Sie benötigen zur Verbesserung und Erhaltung Ihrer Gesundheit wahrscheinlich einige Voraussetzungen: Eigenverantwortlichkeit, Selbstdisziplin und einen gesunden Lebensstil.

Lebensstiländerungen

Zumindest während der Phasen erster Stimmungsstörungen können Lebensstiländerungen oder die Vermeidung äußerer Stressfaktoren zur Stabilisierung der Stimmung beitragen. Ist die Erkrankung weiter fortgeschritten, wird sie zunehmend unbeeinflussbar und beginnt, ein »Eigenleben« zu führen – dies beobachtete bereits Emil Kraepelin bei seinen bipolaren Patienten.

Pflegen Sie einen gesunden Lebensstil. Ernähren Sie sich ausreichend und ausgewogen, vermeiden Sie extreme Diäten und lernen Sie, die Lust am guten Essen zu schätzen. Vermeiden Sie die Einnahme von Drogen und den übermäßigen Alkoholgenuss. Drogen und Alkohol sind nicht nur bekannte Stressfaktoren für Stimmungsstörungen, sondern auch im Übermaß gesundheitsschädlich und eine untaugliche »Selbsttherapie«. Pflegen Sie Ihre persönliche Schlafroutine und betätigen Sie sich körperlich.

Besser gestimmt durch gesunden Lebensstil

- Praktizieren Sie einen gesunden Lebensstil.
- Vermeiden Sie Alkoholkonsum.
- Nehmen Sie keine Drogen ein.
- Ernähren Sie sich gesund und ausgewogen.
- Sorgen Sie für regelmäßige körperliche Bewegung.
- Entwickeln Sie eine gesunde Schlafroutine.
- Achten Sie auf die Vermeidung Ihrer persönlichen Stressfaktoren.

Rückfallvorbeugung

Eine der wichtigsten Aufgaben der Stimmungspflege ist die Rückfallvorbeugung (Rezidivprophylaxe). Und es gibt keine Zweifel daran, dass die zuverlässige Einnahme der verordneten Arzneimittel die wirksamste Maßnahme zur Rezidivprophylaxe ist. Es ist absolut verständlich, dass junge Erwachsene nur sehr schwer akzeptieren können, chronisch – für unabsehbare Zeit – krank zu sein. »Alte Leute« sind krank! – Doch es hilft nichts. Wer bipolar erkrankt ist, ist dazu gezwungen, darüber nachzudenken, wie er seine Stimmung besser kontrollieren kann.

Jeder Betroffene sollte seine individuelle Methode der zuverlässigen Arzneimitteleinnahme entwickeln. Es gibt viele kleine Hilfsmittel, um die Einnahmezuverlässigkeit zu

verbessern – etwa die Pillenschachtel mit der eingebauten Uhr. Sprechen Sie mit Ihrem Arzt darüber, welche Arzneimittel wie oft eingenommen Ihrem persönlichen Tagesablauf am besten entsprechen.
Zahlreiche Studienergebnisse belegen unmissverständlich den hohen Stellenwert einer zuverlässigen Rezidivprophylaxe mit Arzneimitteln. In einigen Fällen führt zum Beispiel das Absetzen von Lithium nicht nur zu akuten Stimmungsstörungen, sondern auch dazu, dass Lithium überhaupt nicht mehr wirksam ist: Von 55 Patienten, die die Lithiumeinnahme beendet hatten, war bei zehn Patienten Lithium nur noch schwach wirksam.

Stresskontrolle

Wenn Sie Ihren Stress nicht loswerden können, versuchen Sie, bessere Strategien zu finden, mit Ihrem Stress umzugehen. Sprechen Sie über dieses Problem mit Ihrem Arzt, entwickeln Sie gemeinsam ein akzeptables Konzept zur Stressvermeidung. Viele Patienten mit einer bipolaren Erkrankung sind sehr leistungsorientierte Menschen und haben leistungsfordernde Jobs. Aber auch wenn Sie im Haushalt arbeiten und eine Familie versorgen, können Sie Ihren Stress nicht einfach abstreifen oder beseitigen. Lernen Sie, damit besser umzugehen. Denken Sie während einer stimmungsstabilen Phase über ein geeignetes System der Stresskontrolle nach.

Experte der eigenen Emotion

Werden Sie zum Experten Ihrer bipolaren Erkrankung. Behalten Sie Ihre Symptome sehr gut im Auge. Viele Patienten mit bipolarer Erkrankung haben ein unverwechselbares Muster, das auf eine bevorstehende Phase von Stimmungsstörungen hinweist.
Lernen Sie, die Frühphase einer bevorstehenden neuen Episode genau zu erkennen. Wenn Sie plötzlich weniger Schlaf brauchen, wenn sie unruhiger werden, wenn sie das Gefühl haben, dass Sie Ihre Medikamente absetzen sollten oder leicht reizbar sind, können sich Stimmungsstörungen ankündigen. Suchen Sie dann rechtzeitig medizinische Hilfe. Sie können auch ein Stimmungstagebuch führen und darin Ihre Befindlichkeiten eintragen. Denken Sie daran, dass nicht alle Stimmungsschwankungen der bipolaren Erkrankung zuzuschreiben sind. Stimmungsschwankungen gehören zum normalen Leben.
Lernen Sie, Stimmungsschwankungen zu erkennen und darauf zu reagieren. Dies ist besonders wichtig, wenn Sie wieder in das Berufsleben zurückgekehrt sind oder Ihre Ausbildung wieder aufgenommen haben.

- Eine depressive Episode kündigt sich häufig an durch Konzentrationsstörungen, Überforderungsgefühl, Antriebsschwäche, Selbstwertverlust, Empfindlichkeit gegenüber dem, was andere sagen und wie sie über einen denken, Bewältigungsängste, Selbstzweifel oder Entscheidungsunfähigkeit.
- Eine manische Episode kündigt sich häufig an durch Konzentrationsstörungen, Sprunghaftigkeit, das Gefühl endloser Energie, Kompetenzanmaßung, Schlafstörungen, vermindertes Schlafbedürfnis, gesteigertes Selbstwertgefühl, körperliche Unruhe und Bewegungsdrang, zunehmende Reizbarkeit und Streitlust.

Was tun, wenn sich depressive oder manische Episoden ankündigen?

<table>
<tr><th>Depressive Anzeichen</th><th>Manische Anzeichen</th></tr>
<tr><td colspan="2">• Sprechen Sie mit Ihrem Arzt darüber, ob nicht einfach die Dosis Ihrer Arzneimittel angepasst werden muss.</td></tr>
<tr><td colspan="2">• Sprechen Sie mit Angehörigen, Freunden und Arbeitskollegen, denen Sie vertrauen.</td></tr>
<tr><td colspan="2">• Fragen Sie nach deren realistischer Einschätzung Ihrer Stimmungslage.</td></tr>
<tr><td>• Vermindern Sie Ihr Arbeitspensum.</td><td>• Vermeiden Sie übermäßige Stimulation.</td></tr>
<tr><td>• Verschieben Sie schwierigere und umfassendere Aufgaben auf später.</td><td>• Bevorzugen Sie eine reizarme Umgebung.</td></tr>
<tr><td>• Strukturieren Sie Ihren Arbeitsablauf so, dass Sie vorrangig Dinge tun, die für Sie auch Erfüllung bedeuten.</td><td>• Vermeiden Sie stimulierende Gesellschaft.</td></tr>
<tr><td>• Bevorzugen Sie Aktivitäten, die ein Erfolgserlebnis erwarten lassen.</td><td>• Versuchen Sie ganz bewusst, ausreichend zu schlafen, sich zu entspannen, ausreichend zu essen.</td></tr>
<tr><td>• Tun Sie bewusst Dinge, die Ihnen gut tun.</td><td>• Übergeben Sie Ihre Kreditkarte und die Autoschlüssel einer Vertrauensperson.</td></tr>
<tr><td></td><td>• Schieben Sie wichtige Entscheidungen auf.</td></tr>
<tr><td></td><td>• Sagen Sie wichtige Termine ab.</td></tr>
<tr><td colspan="2">• Nehmen Sie sich genug Zeit für entspannende Aktivitäten, widmen Sie sich Ihren Hobbys und verringern Sie Ihre Arbeitsbelastung.</td></tr>
</table>

Selbstdisziplin

Gewöhnen Sie sich an, nicht alle Angelegenheiten bis zum letzten Moment hinauszuschieben. Entwickeln Sie Verantwortungsgefühl für Aufgaben, die Sie übernommen haben. Kümmern Sie sich um Ihre Steuererklärung, die Bezahlung der Strom- und Telefonrechnung und der Krankenkassenbeiträge. Bemühen Sie sich um Ordnung und Struktur in den Kleinigkeiten des Alltagslebens – das müssen die »normalen gesunden Menschen« auch tagtäglich tun. Halten Sie Terminvereinbarungen ein, bemühen Sie sich um Pünktlichkeit. Verzichten Sie auf Alkohol- und Drogenexzesse – je weniger Alkohol, desto besser. Vermeiden Sie überstimulierende Gesellschaft und schlagen Sie sich nicht die Nächte um die Ohren.

Durch Vermeidung von Disziplinlosigkeiten in Ihrem Leben vermindern Sie wirksam Ihre Stressbelastung – davon kann die Stabilität Ihrer Stimmung enorm profitieren, ebenso Ihre zwischenmenschlichen Beziehungen und die berufliche Leistungsfähigkeit.

Vieles ist leichter gesagt als getan!
Selbstdisziplin, Änderung von Gewohnheiten oder Verantwortlichkeit! Wer will das schon hören? – Aber Sie haben keine Wahl, ob Sie gesund oder krank sind: Der Lebensweg ist schwierig und gefährlich, das gilt für alle. Selbstdisziplin, gesunde Gewohnheiten und Verantwortlichkeit sind Schlüsselbegriffe für die erfolgreiche Bewältigung des Lebenswegs in gesunden und kranken Tagen. Und treten Sie, wenn Sie sich gesund fühlen, nicht diejenigen mit Füßen, die Sie lieben und auf die Sie angewiesen sind, wenn Sie Hilfe brauchen!

Das Netz der Unterstützung

Jedem Menschen, ob gesund oder krank, tut es gut, in ein Netzwerk der gegenseitigen Hilfe und Unterstützung eingebunden zu sein. Menschen mit bipolarer Erkrankung bilden in dieser Beziehung keine Ausnahme. Die wichtigsten Mitglieder dieses Netzwerks sind die Menschen, die Ihnen am nächsten stehen, vertrauenswürdige Familienangehörige und Freunde. Sie können unschätzbar wertvolle Beobachter der eigenen Stimmungsveränderungen sein, vor allem wenn die Krankheitseinsicht in den frühen Phasen der Erkrankung verloren gegangen ist. Zumindest diese Personen Ihres Vertrauens sollten in Ihren Zustand, in die Kennzeichen der bipolaren Erkrankung eingeweiht sein. Falls erforderlich, können Sie Ihrer Vertrauensperson auch schriftliche Vollmachten einräumen (»Psychiatrisches Testament«), damit Sie jemanden haben, der für Sie im akuten Krisenfall gegenüber Arzt, Klinik, Polizei oder Justiz sprechen kann. Wer sollte über Ihre Diagnose Bescheid wissen? Wem können Sie sagen, dass Sie an einer bipolaren Erkrankung leiden? – Eine mögliche Antwort lautet: Alle, die Bescheid wissen müssen, sowie alle, die helfen können oder helfen wollen.

Zur ersten Kategorie gehören der Hausarzt, auch der Zahnarzt, sowie alle behandelnden Ärzte und Therapeuten, mit denen Sie zu tun haben. Falls Sie mit Vermögensverwaltern oder Rechtsberatern und Anwälten im Zusammenhang mit wichtigen persönlichen Angelegenheiten zusammenarbeiten, sollte dieser Personenkreis möglicherweise

Im Anhang finden Sie Kontaktadressen und Internet-Links von zahlreichen regionalen, überregionalen und internationalen Ansprechpartnern für den Bereich bipolare Erkrankung.

Krisenmanagement

- Die beste Strategie, um Notfall und Krise zu vermeiden, ist die Rezidivprophylaxe: Rezidivprophylaxe ist gleich Suizidprophylaxe!
- Waffen jeglicher Art gehören nicht ins Haus!!
- Stellen Sie zusammen mit Familienmitgliedern oder Menschen Ihres Vertrauens einen Notfallplan auf. Versorgen Sie alle Beteiligten mit den nötigen Informationen (Ansprechpartner, Telefonnummern, Adressen, »Psychiatrisches Testament«).
- Entscheiden Sie im beschwerdefreien Intervall darüber, von wem und wo Sie im Fall einer akuten Krise behandelt werden möchten.

auch informiert sein. Mit einer Unterrichtung Ihres Arbeitgebers können Sie zurückhaltender sein. Natürlich müssen Sie etwa Fragebögen zum Abschluss von Lebensversicherungen oder im Rahmen von Einstellungsprüfungen wahrheitsgemäß beantworten. Es wird viel von Ihrer eigenen Einschätzung der Arbeitgeberpersönlichkeit, des Arbeitsklimas und der Art der beruflichen Tätigkeit abhängen, ob Sie von sich aus Ihre Diagnose bekannt machen möchten. Kranke und Behinderte sollten zwar bei der Auswahl von Stellenbewerbern – zum Beispiel im öffentlichen Dienst – nicht diskriminiert werden. Aber jeder weiß, dass die Praxis anders aussieht. Ein wichtiger Bestandteil Ihres persönlichen Unterstützungsnetzwerks ist der Kontakt und Informationsaustausch mit anderen Betroffenen. Selbsthilfegruppen und Institutionen zur Unterstützung und Verbesserung der Lebensverhältnisse psychisch Kranker leisten wertvolle Hilfe zur Bewältigung vieler Probleme, die Menschen mit bipolarer Erkrankung belasten. Nehmen Sie Kontakt mit solchen Gruppen auf. Leider gibt es in Deutschland derzeit nur sehr wenig Gruppen für bipolare Patienten. Falls Sie dies ändern möchten, gründen Sie Ihre eigene Gruppe! – Nutzen Sie die Adressen im Anhang. Die überregionale NAKOS berät und hilft bei der Gründung einer Selbsthilfegruppe und informiert über die verfügbaren konkreten Mittel zur praktischen Umsetzung eines solchen Vorhabens.

Notfall und Krise bewältigen

Entscheidungen, die unter Druck, unter dem Zwang unvorhergesehener Umstände oder Krisensituationen getroffen werden, sehen anders aus als Entscheidungen, die nach reiflicher Überlegung gefällt werden: Auf unvorbereitete Notfälle und Krisen reagieren wir meist überstürzt – anstatt mit Bedacht und bewusst zu agieren. Für bipolare Patienten, die in der Regel mit depressiven oder manischen Krisen oder sogar Notfällen rechnen müssen, ist es das Beste, einen fertigen Notfallplan für solche Fälle in der Schublade zu haben. Wissen Sie, was zu tun ist, wenn Ihre Stimmung außer Kontrolle geraten ist? Wissen Sie, wer sich um Ihre Kinder oder um Ihre Geschäfte kümmert, wenn Sie in einer Klinik längere Zeit stationär behandelt werden müssen? Wissen Sie, an wen Sie sich wenden können, wenn die Suizidgefahr akut zunimmt?

Die bipolare Erkrankung muss nach wie vor als potenziell tödliche Krankheit betrachtet werden – vor allem in Bezug auf drohende Selbsttötung im Verlauf schwerer depressiver Episoden. Klinikeinweisungen bipolarer Patienten erfolgen am häufigsten auf Grund drohender Suizidgefahr.

Ratgeber für Angehörige und Partner

Wenn ein Familienmitglied eine chronische Erkrankung hat, dann ist davon die gesamte Familie betroffen. Was für chronische Erkrankungen wie Diabetes, Bluthochdruck oder den Herzinfarkt gilt, trifft auch auf die bipolare Erkrankung zu: Familienmitglieder leiden mit. Als Angehöriger müssen Sie wie der Betroffene selbst mit diesem »anderen« Leben klar kommen. Trotz aller Bemühungen um sachliche Aufklärung über psychische Erkrankungen gehören Stigmatisierungen und Vorurteile in der Öffentlichkeit zum Lebensalltag, mit dem Sie sich genauso wie der Kranke auseinander setzen müssen. Es ist sehr verständlich, dass Sie Angst vor Vorurteilen haben und davor, dass man über Sie redet. Dennoch wissen Sie jetzt, dass eine psychische Erkrankung, weil sie im Gehirn entsteht, wie eine körperliche Erkrankung betrachtet und behandelt werden kann.

Sie sollten sich auch darüber klar sein, dass Ihr Familienmitglied oder Ihr Lebenspartner, wenn er oder sie krank ist, Verhaltensweisen zeigt, die oft unverständlich sind – weil der Betroffene ein »Anderer« ist. Dann ist es für Sie ganz besonders schwierig, damit sollten Sie rechnen.

Als Familienmitglied werden Sie sowohl die manischen als auch die depressiven Phasen als extrem belastend für Ihre Beziehung oder Ihr Familienleben empfinden. Bei nur geringgradig ausgeprägten Stimmungsschwankungen mag das nicht so schlimm sein, aber bei voll ausgeprägten Stimmungsstörungen werden Sie es vielleicht unerträglich finden, mit Ihrem Angehörigen zusammenzuleben.

Wie man mit depressiven Menschen umgeht

Wenn Sie bemerken, dass jemand, dem Sie sehr nahe stehen, eine Depression hat, dann kann dies auch bei Ihnen Gefühle hervorrufen: Traurigkeit, Betroffenheit, Angst, Hilflosigkeit, Schuld und Wut. Depressive Episoden beeinflussen die Art, wie Sie sich als Familienmitglied oder Partner fühlen. Die erste depressive oder manische Phase Ihres Familienmitglieds oder Partners, die sie miterleben, wird Sie am meisten verwirren. Sie werden möglicherweise nicht verstehen, was passiert, oder warum es passiert, oder warum sich die Stimmungslage nicht von selbst bessert – sich der Betroffene nicht einfach »zusammenreißt«. Ihr Familienmitglied oder Partner ist nicht einfach nur »faul«, »willensschwach« oder »unfähig« – er ist krank, er leidet an einer Depression und er benötigt Hilfe. Und wenn Selbstmordgedanken geäußert werden, wird die Situation für Sie noch belastender. Je mehr Sie über diese Erkrankung wissen, desto besser werden Sie damit umgehen können.

Vielleicht haben Sie Angst, zu viele Fragen zu stellen und den Kranken aufzuregen. Gleichzeitig wollen Sie aber auch nicht, dass der oder die Betroffene das Gefühl hat, dass man sich nicht um ihn oder sie kümmert, dass man ihn oder sie meidet.

Versuchen Sie, Ihr Familienmitglied oder Ihren Partner zu unterstützen und zu verstehen, so gut es geht. Seien Sie so geduldig wie möglich. Geben Sie ihm oder Ihr zu verstehen, dass Sie wissen, dass er oder sie nichts für ihren Zustand kann. Lassen Sie keine Schuldgefühle zu – niemand ist an diesem Zustand »schuld«: Ein Mensch ist krank und braucht Ihre Hilfe!

- Sprechen Sie mit ruhiger leiser Stimme.
- Konzentrieren Sie sich auf ein Gesprächsthema, schneiden Sie nicht mehrere Themen gleichzeitig an. Wenn jemand zurückgezogen und depressiv ist, sollten Sie Aufregung im Gespräch vermeiden.
- Seien Sie geduldig und warten Sie ab. Ihr Familienangehöriger könnte motorisch und psychisch sehr verlangsamt sein. Es kann eine Weile dauern, ehe er oder sie auf ein Wort von Ihnen reagiert. Ihre Fähigkeit zuzuhören, ist in dieser Situation sehr hilfreich. Verlieren Sie nicht die Geduld. Depressive reden viel darüber, wie schlecht es ihnen geht und wie wenig Sinn das Leben hat.
- Machen Sie keine Vorschläge zur Lösung dieser Probleme, denn die Betroffenen sind oft nicht zugänglich für gute Ratschläge. Hören Sie einfach nur zu. Geben Sie zu verstehen, dass Sie für ihn da sind und zuhören. Benutzen Sie eine unterstützende und kraftvermittelnde Stimme. Bieten Sie keine Lösungen für die Depression an, Sie haben keine. Setzen Sie sich nicht selbst unter Druck. Ist die betroffene Person sehr leicht reizbar, schrauben Sie Ihren Anspruch zurück und verhalten Sie sich so neutral wie möglich. Reden Sie über das Wetter oder darüber, was es jetzt zu essen gibt, oder über irgendwelche belanglosen Themen. Vermeiden Sie Reizthemen.
- Vermeiden Sie, Ihren Partner oder Ihr Familienmitglied darüber »auszuquetschen«, warum sie depressiv sein könnten. Lassen Sie keine Schuldgefühle oder überzogene Erwartungen aufkommen. Mittelschwer depressive Menschen sind nicht in der Lage, Ihre guten Ratschläge zu akzeptieren. Sie wissen nicht und können nicht wissen, warum sie depressiv sind. Es liegt in der Natur der Erkrankung, dass die Betroffenen nicht wissen, was ihnen hilft, und schon gar nicht, wie die Depression zustande gekommen ist.

- Bei einer schweren oder chronischen Depression im Rahmen einer bipolaren Erkrankung sollten Sie daran denken, dass die Gegenwart dieses depressiven Menschen, obwohl Sie ihn lieben, für Sie selbst zur Belastung werden kann. Das ist völlig normal. Kurze und entsprechend begrenzte Kontakte mit schwer depressiven Patienten sind ausreichend. Wenn Ihr Angehöriger im Krankenhaus ist, können sich Familienmitglieder abwechseln, ihn dort zu besuchen.

Wie man mit manischen Menschen umgeht

Die Manie ist eine schwere Belastung für alle Familienmitglieder. Sie selbst werden frustriert und verärgert sein. Sie werden um Ihre Existenz fürchten, wenn Ihr Familienmitglied sinnlose Geschäftsabschlüsse getätigt oder exzessiv eingekauft hat. Gelegentlich könnten Sie sogar Hass empfinden. Lassen Sie Ihre Gefühle zu. Fühlen Sie sich nicht schuldig. Die bipolare Erkrankung, insbesondere die Manie, ist eine schwere Erkrankung, die alle damit in Kontakt kommenden Menschen mit einbezieht und belastet.

Tipps für den Umgang mit manischen Menschen

- Vermeiden Sie, dass zu häufig Besucher kommen. Vermindern Sie Lärm und Aktivität im Haus. Hören Sie Musik nicht zu laut. Vermeiden Sie Partys.
- Lassen Sie sich nur auf kurze Gespräche ein.
- Kümmern Sie sich nur um wirklich wichtige Dinge. Versuchen Sie, Diskussionen zu vermeiden. Ein Maniker ist vernünftigen Argumenten nicht zugänglich.
- Sprechen Sie nicht über Gefühle. Das führt nur zu Streitereien.
- Vermeiden Sie autoritäres Verhalten. Versuchen Sie, praktisch, realistisch und mit Nachdruck zu handeln.
- Lassen Sie sich nicht von den Ratschlägen Ihrer Verwandten irritieren. Sie selbst sind über den Zustand des Betroffenen informiert und tun das, was Sie für richtig halten.
- Lassen Sie sich nicht von der Euphorie und den unrealistischen Ideen des Manikers »anstecken«.
- Versuchen Sie nicht, den Betroffenen davon zu überzeugen, dass seine oder ihre Pläne unrealistisch sind.
- Aktivieren Sie Ihr Netz der Unterstützung und Hilfe für den Kranken.

Denken Sie daran, dass eine manische Person glaubt, dass sie oder er immer im Recht ist. Lassen Sie sich auf keine Diskussionen ein. Der Betroffene ist krank, er trägt keine Verantwortung für das, was er oder sie sagt oder tut. Es ist Ihre Aufgabe, Verantwortung zu tragen, sinnlose Käufe rückgängig zu machen oder ein gutes Wort für den Kranken bei Verwandten und Berufskollegen einzulegen. Das kann anstrengend und stressig sein. Seien Sie nachsichtig, wenn Sie der Kranke bloß stellt oder in peinliche Situationen bringt. Das Schlimmste ist, wenn Ihr Familienmitglied oder Partner manisch ist und keine Krankheitseinsicht zeigt.

Das manische Minenfeld
Mit einem manischen Menschen zusammenzuleben ist, als ob man durch ein Minenfeld wandert, ohne zu wissen, wann der Andere explodiert.

Wenn eines Ihrer Kinder an einer Manie erkrankt, wenn aus Ihrer lieben Tochter plötzlich eine laute, sexuell überaktive junge Frau wird, oder wenn aus Ihrem sanften Ehemann ein Geldverschwender wird, der laut herumschreit, Streit mit Ihnen sucht und mit anderen Frauen flirtet oder schläft, dann ist dies nur schwer erträglich. Aber Sie wissen: Ihr Angehöriger oder Partner ist kein schlechter Mensch – er ist schwer krank und braucht Ihre Hilfe.

Wenn Ihr Partner oder Angehöriger manisch ist, werden Sie dessen Aggressionen zu spüren bekommen oder als Pufferzone anderen gegenüber benutzt. Vielleicht fühlen Sie sich sogar erniedrigt und verraten. Gelegentlich reichen Ehepartner dann die Scheidung ein. Sie wissen sich nicht mehr anders zu helfen. Treffen Sie keine solchen wichtigen und schwer wiegenden Entscheidungen, so lange Ihr Ehepartner akut krank ist. Warten Sie ab, bis die Erkrankung behandelt ist. Denken Sie dann noch einmal über alles nach. Überlegen Sie sich, ob und wie Sie weiter leben möchten.

- In der Anfangsphase sind Maniker fast unwiderstehlich. Versuchen Sie unbedingt, realistisch zu bleiben und sich nicht »anstecken« zu lassen. Konflikt und Aufmerksamkeit sind die Elemente, auf die ein manischer Mensch am meisten »abfährt«. Versuchen Sie, Ihren Angehörigen oder Partner von stimulierenden Aktivitäten, etwa Partys, fernzuhalten.
- Denken Sie immer daran, dass Ihr Angehöriger keine Einsicht mehr in seinen Zustand hat, sobald die Manie schwer ausgeprägt ist. Die Betroffenen merken häufig nicht, wenn sie viel Geld ausgeben, wenn sie zu schnell Auto fahren, oder wenn sie irgendwelche riskanten Geschäftsabschlüsse tätigen. Übernehmen Sie möglichst die Verantwortung, sorgen Sie dafür, dass er oder sie in manischen Krankheitsphasen keinen Zugang zu Geld und Kreditkarten hat oder der Autoschlüssel unauffindbar ist. Der manische Mensch ist für sein Handeln nicht verantwortlich, er ist krank und benötigt Ihre Hilfe.

- Bei schwerer Manie ist es unmöglich, den Betroffenen zu kontrollieren. Es besteht durchaus die Gefahr, dass Sie körperlich angegangen werden, dass Sie in schwere Auseinandersetzungen geraten. Bringen Sie den oder die Betroffene dann schnellstmöglich, notfalls mit Hilfe der Polizei oder anderen Helfern, in ein Krankenhaus. Erweisen Sie Ihrem Angehörigen diesen »Liebesdienst« – wenn Ihr Angehöriger akut krank wäre (was er in schwer manischem Zustand ist), einen Herzinfarkt oder Unfall hätte, würden Sie ihn auch nicht im Stich lassen! Einen bipolaren Patienten während einer Manie in ein Krankenhaus zu bringen, kann lebensrettend sein.

Wie man die bipolare Erkrankung Kindern erklärt

Kinder sind sehr empfindlich und intuitiv. Sie merken sehr schnell, wenn irgendetwas in der Familie anders ist. Insbesondere, wenn sich das Verhalten eines Elternteils geändert hat. Gestalten Sie die Familienatmosphäre so, dass Ihre Kinder offen fragen können. Kleine Kinder, die in den Kindergarten oder in die Grundschule gehen, denken oft, dass sie der »Mittelpunkt der Welt« sind. Geht es einem Elternteil schlecht, glauben sie, dass sie daran schuld sind. Wenn ein Kind etwas Wertvolles zerbricht und am nächsten Morgen die Mutter depressiv ist, kann das Kind durchaus denken, dass es an der trüben Stimmmung der Mutter »schuld« ist – verhindern Sie diese Situation. Sagen Sie den Kindern, dass es Möglichkeiten gibt, die dem kranken Familienmitglied, der Mutter oder dem Vater, helfen werden.

Es ist hart für Kinder, mit ansehen zu müssen, wie Mutter oder Vater leiden. Gleichzeitig sind sie völlig überfordert, der Reizbarkeit und Aggressivität eines manischen Elternteils ausgesetzt. Kinder haben Angst vor solchen Veränderungen, sehnen sich nach der Zeit, als das Elternteil noch gesund war. Ersparen Sie dies Ihrem Kind und bringen Sie es in einer emotional ausgeglichenen und sicheren Umgebung bei Freunden oder Verwandten unter – zumindest so lange die akute Krankheitsphase anhält. Sind die bipolaren Symptome gebessert oder abgeklungen, ist noch Zeit genug, die Beziehung zwischen dem Kind und dem kranken Elternteil wieder zu normalisieren.

Die eigene psychische Erkrankung sollte den eigenen Kindern so gut es geht erklärt werden. Erklären Sie die Situation und versuchen Sie nicht, sie als normal darzustellen. Beantworten Sie unbedingt alle Fragen Ihres Kindes, wenn es im Teenageralter ist. Erklären Sie Ihrem Kind, dass das Elternteil eine Erkrankung hat. Benutzen Sie den Ausdruck »bipolare Erkrankung«. Sagen Sie zum Beispiel:»Deine Mutter hat eine bipolare Erkrankung. Dies führt dazu, dass sie sich auf eine von zwei Arten fühlen kann. Sie kann entweder sehr depressiv sein, manchmal traurig, häufig ohne Grund. Sie kann viel weinen. Sie kann den ganzen Tag schlafen. Sie kann Ess- oder Schlafstörungen haben. Manchmal ist sie dann auch das genaue Gegenteil davon. Wenn Deine Mutter sich dann so oder so verhält, ist das Ausdruck ihrer bipolaren Erkrankung. Deine Mutter wird behandelt und es kann häufiger vorkommen, dass Sie auch im Krankenhaus behandelt werden muss.«

Wie man eine Behandlung in die Wege leitet

Wenn der Angehörige mittelschwer depressiv ist, wird er oder sie meist in die Behandlung einwilligen, da der Leidensdruck groß ist. Jemand, der schwer depressiv oder sogar selbstmordgefährdet ist beziehungsweise eine Depression mit psychotischen Merkmalen hat, wird möglicherweise eine Behandlung verweigern. Das liegt daran, dass mit zunehmender Schwere der Depression die Krankheitseinsicht verloren geht. Bestehen Sie darauf, dass eine Krankenhauseinweisung erfolgt, oder dass zumindest ein Arzt aufgesucht wird.

Hypomanische Episoden bedürfen selten der Behandlung. Es könnte jedoch sein, dass Ihr Partner beispielsweise während einer hypomanischen Episode kaum Schlaf benötigt oder sexuell aktiver sein will, als es Ihnen lieb ist. Schlagen Sie dann eine Behandlung mit Arzneimitteln vor. Eine manische Episode sollte unbedingt medizinisch behandelt werden.

Sie haben das Recht, den Betroffenen auch gegen seinen oder ihren Willen in ein Krankenhaus zu bringen. Sie können sogar, selbst wenn es Ihnen beim ersten Mal schwer fallen wird, polizeiliche Hilfe in Anspruch nehmen. Patienten mit einer Manie können dazu gezwungen werden, ein Krankenhaus aufzusuchen – und zwar dann, wenn die Gefahr besteht, dass sie sich selbst oder andere verletzen oder wenn sie nicht mehr in der Lage sind, für sich selbst zu sorgen.

Wie man mit Suizidalität umgeht

Sobald Suizidabsichten geäußert werden, sollten Sie den Betroffenen in ein Krankenhaus bringen. Handeln Sie auch dann, wenn er oder sie sich weigert. Versuchen Sie, Ihre eigenen Schuldgefühle oder »Mitleid« zu überwinden. Rufen Sie die Polizei, wenn

Sie allein mit der Situation nicht klar kommen. Auch der Notarzt ist ein geeigneter Ansprechpartner, wenn Ihr Familienmitglied Suizidabsichten äußert. Die Äußerung von Suizidabsichten ist häufig einfach nur ein Hilferuf und muss beantwortet werden.

Wie man eigene Überforderung vermeidet

Wenn ein Angehöriger oder Partner eine bipolare Erkrankung hat, belastet dies die gesamte Familie. Die ständige Sorge und Schuldgefühle führen häufig dazu, dass die eigenen Bedürfnisse vernachlässigt werden. Man selbst bemerkt nicht die eigene Erschöpfung, oder wie ausgelaugt man ist. Erst Schlafstörungen, Gewichtsverlust, Reizbarkeit und depressive Verstimmung sind Hinweiszeichen auf die eigene Überforderung.
Suchen Sie sich einen Menschen Ihres Vertrauens, der Ihnen bei der Bewältigung dieser Problematik hilft. Achten Sie auf Zeichen von Stress bei sich selbst und versuchen Sie, Ihre körperliche und psychische Gesundheit zu bewahren oder wieder herzustellen. Nehmen Sie Kontakt mit einer Angehörigen- oder Selbsthilfegruppe auf. Sie werden feststellen, dass Sie mit Ihrem Problem nicht allein sind und können sich gegenseitig mit anderen Angehörigen bipolarer Patienten austauschen. Sie würden niemandem einen Gefallen tun, wenn Sie sich selbst aufopfern oder sogar krank würden – denn Sie werden mehr denn je von Ihrem kranken Angehörigen gebraucht.

Nehmen Sie Kontakt zu einer der im Anhang angegebenen Selbsthilfe- oder Angehörigengruppen auf.

Wie man sich auf eine Krise vorbereitet

Familien vermeiden es häufig, mit dem Kranken darüber zu reden, dass die Erkrankung wahrscheinlich wiederkommen wird, dass erneute Krisen drohen. Man hat Angst davor, das Unvermeidliche anzusprechen. Sicher ist jedoch: Die nächste Krise, die nächste akute Episode kommt bestimmt! Sie sollten darauf vorbereitet sein.
Es gibt Wege, eine Krise zu behandeln beziehungsweise eine Krise zu meistern. Sie sollten wissen, was zu tun ist, wenn die Krise kommt. Planen Sie bereits während der Genesung Ihres Angehörigen, wie Sie Ihrem Patienten und der übrigen Familie helfen können.

- Informieren Sie sich im gemeinsamen Gespräch mit Ihrem Angehörigen und dem Arzt, wie die Symptome einer möglichen Krise erkannt werden können.
- Lassen Sie sich von Ihrem Arzt die Einwilligung geben, dass Sie ihn jederzeit verständigen können, wenn es Ihrem Angehörigen nicht gut geht.

- Sorgen Sie dafür, Ihrem Angehörigen während einer manischen Phase etwa den Zugang zum Bankkonto zu verwehren.
- Schaffen Sie die Voraussetzungen, Ihren Angehörigen auch gegen seinen oder ihren Willen in ein Krankenhaus bringen zu können, wenn es unbedingt notwendig sein sollte. Lassen Sie sich von Ihrem Angehörigen beispielsweise eine Handlungsvollmacht (»Psychiatrisches Testament«) geben, die Ihre Rechte festlegt, wenn die Krisensituation eintritt.
- Besprechen Sie mit dem behandelnden Arzt den »Notfallplan«.

Hilfe von A bis Z	**Wie Sie Ihre bipolaren Angehörigen oder Partner unterstützen können**
Akzeptanz	• Betrachten Sie bipolare Stimmungsstörungen als Krankheit und nicht als »Charakterschwäche« des Betroffenen.
Aufmerksamkeit	• Lernen Sie, einen guten Tag von einer Hypomanie und einen schlechten Tag von einer Depression zu unterscheiden. • Schulen Sie sich selbst, Stimmungen Ihres Partners oder Familienangehörigen zu erkennen. • Nehmen Sie alle Suiziddrohungen sehr ernst und versuchen Sie, sofort Hilfe zu bekommen.
Empathie	• Machen Sie sich zum Anwalt Ihres kranken Angehörigen. • Geben Sie ihm zu verstehen, dass Sie auf seiner Seite stehen und seinen Zustand nachfühlen können. • Sprechen Sie aus, wie wichtig Ihnen das Leben Ihres Angehörigen oder Partners ist.
Entscheidungsfreiheit	• Holen Sie eine zweite medizinische Beurteilung ein, wenn Sie Zweifel an der Wirksamkeit, Verträglichkeit und Qualität einer Therapie haben. • Wenn Sie sich von Ihrem Arzt nicht oder nur schlecht informiert und behandelt fühlen, wechseln Sie den Arzt!

Ermutigung	• Weisen Sie immer wieder darauf hin, dass der Genesungsprozess langsam und schrittweise verläuft und in der Regel erfolgreich sein wird.
Handlung	• Rufen Sie die Polizei oder den Notarzt, wenn die Situation aus den Fugen zu geraten droht.
Information	• Informieren Sie sich über Ursachen, Anzeichen, Symptome und Behandlung der bipolaren Erkrankung.
Kommunikation	• Sprechen Sie mit allen Angehörigen Ihrer Familie über das Problem, das alle betrifft. • Übernehmen Sie im Fall fehlender Krankheitseinsicht für Ihren kranken Angehörigen die Gesprächsführung dem Arzt und Anderen gegenüber.
Krisenmanagement	• Planen Sie gemeinsam, wie Krisen vermieden werden können. • Reden Sie darüber, wie man mit Suizidgedanken oder suizidalem Verhalten umgehen soll. • Reden Sie darüber und planen Sie, wie Sie sich im Falle einer manischen Episode verhalten werden.
Motivation	• Motivieren Sie Ihren Angehörigen dazu, ein Arzneimittel so einzunehmen, wie es vom Arzt verordnet wurde.
Respekt	• Respektieren Sie Ihren kranken Angehörigen als Mensch, machen Sie sich nicht zum Richter.
Selbstschutz	• Erinnern Sie sich an Ihre eigenen Bedürfnisse. • Achten Sie auf sich selbst. • Vernachlässigen Sie nicht Ihr soziales Netzwerk. • Isolieren Sie sich nicht. • Teilen Sie die Verantwortlichkeiten und Aufgaben mit Anderen.

Stigma, Vorurteil und Opferrolle

Es ist eine Gratwanderung, die Menschen mit unheilbaren, aber behandlungsfähigen Erkrankungen gehen: Einerseits müssen sie ihre Erkrankung ernst nehmen, andererseits dürfen sie ihre Erkrankung nicht zu ernst nehmen.

Wird die Erkrankung nicht genügend ernst genommen, kann man schnell zum »bipolaren Opfer« werden: Arzneimittel werden abgesetzt, die Stimmung gerät außer Kontrolle, das Stressmanagement wird vernachlässigt, Drogen- oder Alkoholmissbrauch werden zum Problem und die Betroffenen finden sich häufiger in der geschlossenen Abteilung einer psychiatrischen Klinik wieder.

Stigma
Im antiken Griechenland bezog sich der Begriff »Stigma« auf körperlich sichtbare Zeichen, die auf den ungewöhnlichen oder unmoralischen Status des Trägers hinwiesen. Diese Zeichen wurden in die Haut geschnitten oder gebrannt, um einen bestimmten Makel der betreffenden Person zu kennzeichnen.

Auf der anderen Seite führt ein überängstlich besorgtes Verhalten zur Vermeidung von Belastungssituationen im Beruf und im familiären Umfeld. Derjenige, der seine Erkrankung zu ernst nimmt, findet sich möglicherweise in einer Welt wieder, die nur noch aus Arztbesuchen, Laborbefunden und Therapieworkshops besteht. Wie so oft, ist das Mittelmaß, nicht das Extrem, der bessere Weg, um die eigene Erkrankung in das eigene Lebensumfeld zu integrieren. Vermeiden Sie, sich zum Opfer zu machen! Verhindern Sie, dass andere über Ihr Schicksal entscheiden! Handeln Sie selbst!

Vorurteile gegenüber psychischen Erkrankungen und die Stigmatisierung kranker Menschen sind fast unausrottbar und können in mannigfaltiger Ausprägung im Verlauf der gesamten Menschheitsgeschichte nachgewiesen werden. Bemühungen zum Abbau falscher Vorstellungen sind eine unendliche Aufgabe – auch dieses Buch betrachtet sich als Beitrag gegen Stigmatisierung und Vorurteil. Das wirksamste Mittel gegen diese unsichtbaren Feinde ist umfassende Information und Aufklärung. Unerklärliche Phänomene wie psychische Erkrankungen und extreme Stimmungsschwankungen ängstigen und beunruhigen die meisten Menschen – und sie reagieren mit Ausgrenzung, Diskriminierung und Vorurteilen im Angesicht psychisch kranker Menschen, um ihre Angst und Unsicherheit zu bekämpfen.

Menschen mit psychischen Erkrankungen gelten in der Vorstellung der breiten Öffentlichkeit häufig als »unberechenbar«, »gefährlich«, »unzuverlässig«, »verrückt« oder gar »geisteskrank« und »unzurechnungsfähig«. Fehl- und Halbinformationen, falsche Darstellung in den Massenmedien haben ihr Übriges zum Negativimage psychischer Krankheiten beigetragen. Die schlimmste Konsequenz solcher monströser, Menschen verachtender Überzeugungen war die Tötung psychisch kranker Menschen im Rahmen der systematischen Vernichtung »lebensunwerten Lebens« durch die Nazidiktatur.

Bipolare Patienten haben nicht nur mit einem äußeren Negativimage zu kämpfen, sie müssen sich auch meist von Jugend an mit ihren eigenen negativen Überzeugungen auseinander setzen. Die bipolare Erkrankung kann als Entschuldigung und Anlass zur Vermeidung von Eigenverantwortlichkeit und Verweigerung von Leistungsansprüchen missbraucht werden – in jedem Fall hat sich der Betreffende dann zum Opfer gemacht und ein Stück seiner Freiheit aufgegeben.

Wie »gefährlich« sind bipolare Patienten?

- Uni- und bipolare Patienten sind Studienergebnissen aus dem Zeitraum 1918 bis 2000 zufolge zwar häufiger Insassen von Straf- und Maßregelvollzugseinrichtungen sowie Gegenstand klinischer Begutachtungen, ihr Anteil an Gewaltdelikten ist jedoch verschwindend gering.
- Depressive Patienten richten Gewalt, wenn überhaupt, in der Regel gegen sich selbst.
- Manische Patienten fallen hauptsächlich durch Eigentumsdelikte auf, die im Zusammenhang mit der Manieproblematik stehen (ungedeckte Schecks, unsinnige Käufe und Bestellungen). Manie wird zwar oft mit Gewaltdelikten in Verbindung gebracht, tatsächlich sind solche Handlungen manischer Menschen eine Rarität: Studienergebnisse aus den 1970er Jahren zeigen beispielsweise, dass innerhalb von zehn Jahren nur eine einzige manisch motivierte Affekthandlung beobachtet wurde (»Rauferei«).
- Gemessen an Unfallstatisiken gibt es keine Anhaltspunkte dafür, dass bipolare Patienten schlechtere Autofahrer sind als normale Durchschnittsmenschen. Ein möglicherweise erhöhtes Risiko im Straßenverkehr kann durch die Komorbidität Substanzmissbrauch oder durch Arzneimittelnebenwirkungen entstehen – bei bipolaren Patienten genauso wie bei »normalen« Drogenkonsumenten.

Die Rechte des Patienten

Ärztliches Handeln ist in ein vielgestaltiges und äußerst differenziertes, rechtliches System eingebunden. Insbesondere Psychiater, von deren Urteil nicht selten drastische Einschränkungen der persönlichen Freiheit abhängen, sollten über die rechtlichen beziehungsweise juristischen Rahmenbedingungen ihrer Handlungsmöglichkeiten genau Bescheid wissen. Psychiatrische Patienten sollten gleichfalls über die rechtlichen Handlungsmöglichkeiten ihrer Ärzte, aber auch über die eigenen Rechte und Möglichkeiten informiert sein.

Arzt-Patienten-Vertrag

Das Verhältnis zwischen Arzt und Patient ist ein zivilrechtliches. Fragen zum Vertragsabschluss und zur Haftung werden im Bürgerlichen Gesetzbuch (BGB) behandelt, Therapiefragen vom ärztlichen Standesrecht geregelt. Der Arzt-Patienten-Vertrag ist ein so genannter »Dienstvertrag« (§§ 611 folgende BGB): Der Arzt schuldet dem Patienten die kunstgerechte Bemühung (»Dienst«), nicht den Heilerfolg.

Als Patient haben Sie die freie Arztwahl. Der Arzt hingegen kann sich seine Patienten nicht aussuchen. Er muss auf Verlangen seine Berufspflicht ausüben, unbegründete Ablehnung kann Schadensersatzansprüche begründen. Die begründete Ablehnung kann etwa durch ein zerstörtes Vertrauensverhältnis oder eine Therapieverweigerung entstehen und sollte vom Arzt schriftlich dokumentiert werden.

Der Vertrag zwischen Arzt und Patient kommt ohne Schriftform zu Stande und setzt die »Geschäftsfähigkeit« des Patienten voraus (Fähigkeit, Rechtsgeschäfte eigenverantwortlich vorzunehmen). Handelt der Arzt für einen nicht geschäftsfähigen Patienten (etwa mit schwerer Psychose), entsteht eine vertragsähnliche Rechtsbeziehung, die so genannte »Geschäftsführung ohne Auftrag« (§§ 677, 680, 683 BGB).

Einwilligung

Die ärztliche Behandlung setzt notwendig die »Einwilligung« des Patienten voraus: Im Grundgesetz (GG) sind die Rechte auf Menschenwürde (Art. 1 GG) sowie auf die freie Entfaltung der Persönlichkeit (Art. 2, 1–2 GG) verankert. Ohne die nach vorausgehender und hinreichender Aufklärung gegebene Einwilligung des Patienten ist kein rechtmäßiger Eingriff eines Arztes möglich.

Die »Einwilligungsfähigkeit« des Patienten im juristischen Sinn ist die Gestattung einer Handlung und/oder eines Eingriffs, allerdings nicht im Sinne eines Rechtsgeschäfts. Die Einwilligung des Patienten ist nur dann wirksam, wenn der Betreffende einwilligungsfähig ist.

- Ob psychisch Kranke einwilligungsfähig sind, entscheidet der Arzt (BGHZ 29, 46, 51). Voraussetzung der Einwilligungsfähigkeit ist in jedem Fall, dass der psychisch Kranke sowohl psychisch als auch körperlich dem Aufklärungsgespräch folgen und eine eigene Entscheidung treffen kann (BGH, Neue Juristische Wochenschrift 1987, 2291, 2293).
- Seit dem 1.1.1992 (Novellierung 1999) gilt ein neues »Betreuungsrecht« (früher »Vormundschaft« bzw. »Pflegschaft«). Voraussetzung der »Betreuung« ist es, dass eine Person auf Grund von körperlicher und/oder psychischer Krankheit/Behinderung die eigenen Angelegenheiten nicht oder nur teilweise regeln kann (§ 1896 BGB). Der »rechtliche Betreuer« muss sich am Wohl des Betreuten unter Achtung des grundsätzlichen Willensvorgangs des Betreuten orientieren (§ 1961 BGB), gegen den erklärten Willen des Betreuten gegebene Einwilligungen von Betreuern sind unwirksam. Bei besonders schweren ärztlichen Eingriffen ist neben der Einwilligung des Betreuers auch die Einwilligung des Vormundschaftsgerichts oder auch die Einwilligung eines vom Patienten Bevollmächtigten (Vorsorgevollmacht, »Psychiatrisches Testament«, »Patientenverfügung«) erforderlich.
- Für die ärztliche Behandlung von Minderjährigen gibt es keine gesetzliche Regelung im Bereich der Einwilligung. Bei Minderjährigen unter 14 Jahren ist in der Regel eine Einwilligung der Eltern erforderlich. Bei 14- bis 18-Jährigen wird im Einzelfall geprüft, ob der Minderjährige allein einwilligungsfähig ist oder eine Einwilligung der Eltern nötig ist. Einwilligung der Eltern bedeutet eine schriftliche Erklärung beider Elternteile.

Rechtsprechung
Die aktuelle Rechtsprechung fasst die Behandlung mit zahlreichen Psychopharmaka, insbesondere Neuroleptika, als »persönlichkeitsverändernden Eingriff« auf, der hohe Anforderungen an die Aufklärung und Einwilligung des Patienten stellt.

Ärztliche Pflicht und Patientenrecht

Der Arzt ist verpflichtet, die Behandlung nach dem aktuellen Stand der medizinischen Wissenschaft durchzuführen. Es besteht eine Sorgfaltsverpflichtung.

- Haftungsansprüche entstehen aus dem Arzt-Patienten-Vertrag. Für Behandlungsfehler haftet der Arzt nach dem Maßstab des Verschuldens (§ 276 I,1 BGB). Bei »Fahrlässigkeit« hat der Patient Anspruch auf Schadensersatz, etwa sämtlicher Heil- und

Pflegekosten (BGHZ 106, 28, 31) sowie auch Kosten für Aufwendungen Angehöriger und entgangene Gewinne (§ 252 BGB). Der Patient hat die Pflicht, diese Kosten so gering wie möglich zu halten.

- Haftungsansprüche gegenüber dem Arzt entstehen immer auch aus einem »Delikt«, einer unerlaubten Handlung (§§ 823 folgende BGB). Die Schadensersatzpflicht wird durch ärztliche Behandlung, die vorsätzlich oder fahrlässig das Leben oder den Körper seines Patienten verletzt hat, begründet (OLG Koblenz, Neue Juristische Wochenschrift 1990, 1541). Im Falle der Körperverletzung im Sinne des Deliktrechts steht dem Patienten eine Entschädigung für immaterielle Schäden zu (§§ 823, 847 BGB), das »Schmerzensgeld«.
- Die Aufklärungspflicht des Arztes ergibt sich aus dem Arzt-Patienten-Vertrag. Gegenstand von Haftpflichtprozessen ist immer häufiger der Vorwurf der unterlassenen oder unvollständigen Aufklärung des Patienten. Auch wenn kein Behandlungsfehler vorliegt, aber die Einwilligung des Patienten nicht nachweisbar ist, hat der Patient Anspruch auf Schadensersatz. Die Einwilligung ist außerdem nur dann wirksam, wenn die Aufklärung umfassend war – dies zu belegen, ist Sache des Arztes.
- Der Arzt und auch seine Mitarbeiter sind zur Verschwiegenheit verpflichtet (§ 203 BGB). Die Entbindung von der Schweigepflicht muss schriftlich erfolgen. Offenbarungspflichten des Arztes bestehen insbesondere gegenüber Kostenträgern.
- Das Einsichtsrecht des Patienten in die Therapieunterlagen ergibt sich aus dem Arzt-Patienten-Vertrag. Der Patient hat ein uneingeschränktes Recht der Einsicht in alle Unterlagen und Krankenakten, einschließlich objektiver Befunde (zum Beispiel Laborwerte) und psychiatrischer Akten oder Gutachten. Ein Herausgabeanspruch besteht jedoch nicht. Kopien der Krankenunterlagen müssen auf Verlangen gegen Kostenerstattung ausgehändigt werden (OLG Köln, Neue Juristische Wochenschrift 182, 704).

Unterbringung

Jedes deutsche Bundesland verfügt über eigene Regelungen auf gesetzlicher Grundlage, die die zwangsweise Unterbringung (»Zwangseinweisung«) psychisch kranker Menschen betreffen. Eine solche Unterbringung eines Menschen ist nur in eng umrissenen Grenzen möglich: Therapiebedürftigkeit eines psychischen Leidens allein rechtfertigt keine Zwangsunterbringung.

- In Deutschland ist die einzige hinreichende Begründung einer Zwangsunterbringung die vorliegende akute und erhebliche Eigen- und Fremdgefährdung – und auch nur dann, wenn kein anderes Mittel zur Abwendung der Gefahr verfügbar ist. Die zwangsweise Unterbringung ist nur durch richterlichen Beschluss im Rahmen eines ordentlichen Verfahrens zulässig.
- Grundsätzlich darf nur die Unterbringung in der geschlossenen Abteilung eines psychiatrischen Krankenhauses erfolgen. Die Frage der Einwilligungsfähigkeit des Betreffenden in eine Behandlung ist von größter Bedeutung und nach Schwere des Eingriffs zu prüfen. Die Regelungen in den einzelnen Bundesländern sind unterschiedlich. Unabhängig von solchen regionalen Regelungen ist eine Behandlung ohne Einwilligung des Untergebrachten oder sogar gegen seinen erklärten Willen – wenn überhaupt – grundsätzlich nur im Hinblick auf die anlassgebende Erkrankung (»Anlasskrankheit«), und hier auch nur in Bezug auf die Akutsymptomatik, zulässig.
- Eltern oder Sorgeberechtigte sind befugt, Kinder »mit einer Freiheitsentziehung verbunden« unterbringen zu lassen (§ 1631 b BGB). Voraussetzungen sind die Hinzuziehung des Jugendamtes sowie eine vormundschaftliche Genehmigung. Mehr als bei Erwachsenen kann die Zwangsunterbringung von Kindern und Jugendlichen nur als allerletztes Mittel betrachtet werden – im Fall tatsächlicher Fremd- oder Eigengefährdung und fehlender Handlungsalternativen.

Rechtsprechung
- Die Zulässigkeit einer längeren Behandlung mit Neuroleptika gegen den Willen des Patienten ist aus rechtlicher Sicht äußerst fraglich.
- Die elektrokonvulsive Therapie ist nach übereinstimmender Rechtsauffassung gegen den erklärten Willen des Untergebrachten nicht zulässig.

Betreuung

Zielsetzung des seit dem 1.1.1992 gültigen Betreuungsgesetzes (BtG) ist die Verbesserung der Rechtsstellung psychisch kranker, körperlich, geistig oder seelisch behinderter Menschen zu verbessern. Die wesentlichen Vorschriften im Bürgerlichen Gesetzbuch wurden verändert (§§ 1896 folgende BGB) und die Verfahrensvorschriften im Gesetz über die freiwillige Gerichtsbarkeit (FGG) geregelt.

- Das Betreuungsverfahren wird vom Vormundschaftsgericht auf Antrag des Betroffenen, von Amts wegen ohne einen solchen Antrag oder auf Anregung Dritter (etwa Angehörige oder Behörden) eingeleitet. Für die Anordnung der Betreuung ist das Gericht zuständig. Der Betroffene ist in jedem Fall verfahrensfähig und kann Rechtsmittel einlegen oder er kann sich von einem Verfahrenspfleger (Angehörige, Freunde, Sozialarbeiter oder Anwälte seines Vertrauens) vertreten lassen. Das Gericht hört den Betroffenen vor einer Entscheidung persönlich an. Rechtsmittel gegen die Entscheidung sind die (unbefristete) Beschwerde und die sofortige Beschwerde (innerhalb von zwei Wochen). Viele Entscheidungen beziehungsweise Weichenstellungen über das Schicksal des Betroffenen hängen vom ärztlichen Gutachten ab.

- Eine Betreuung kann dann angeordnet werden, wenn eine volljährige Person auf Grund einer psychischen Krankheit oder einer körperlichen, geistigen oder seelischen Behinderung nicht in der Lage ist, ihre Angelegenheiten ganz oder teilweise zu besorgen (§ 1896 BGB) – eine Diagnose allein reicht nicht aus.
- Der vom Vormundschaftsgericht bestellte Betreuer muss eine »natürliche Person« sein (§ 1897 BGB) und das Gericht definiert die Aufgabenbereiche, für die der Betreuer zuständig ist. Die Einrichtung der Betreuung hat keine Wirkung auf die Geschäftsfähigkeit des Betreuten, der in allen Bereichen eigenständig handeln kann. Der Betreuer ist auch Vertreter des Betreuten in gerichtlichen und außergerichtlichen Angelegenheiten (§ 1902 BGB). Im Falle der Abwendung einer erheblichen Gefahr für die Person oder das Vermögen des Betreuten kann die Eigenständigkeit des Betreuten durch den so genannten »Einwilligungsvorbehalt« eingeschränkt werden (§ 1903 BGB). Die Frage der »Geschäftsfähigkeit« (§ 104 BGB) muss unabhängig von der Betreuungsnotwendigkeit entschieden werden.
- Eine Einwilligung des Betreuers in eine Untersuchung des Gesundheitszustands, eine Heilbehandlung oder einen ärztlichen Eingriff bedarf der Genehmigung des Vormundschaftsgerichts, wenn solche Maßnahmen mit einem hohen Risiko für Leib und Leben des Betreuten verbunden sind (§ 1904 BGB). Eine mit Freiheitsentziehung verbundene Unterbringung eines Betreuten ist nur so lange mit Genehmigung des Vormundschaftsgerichts zulässig, wie sie zum Wohl des Betreuten erforderlich ist (§ 1906 BGB).

Juristische Definitionen

- »Psychische Krankheit«: schizophrene Psychosen, psychotische Stimmungsstörungen, Organpsychosen (etwa Demenz), Suchterkrankungen, Neurosen und Persönlichkeitsstörungen
- »Geistige Behinderung«: angeborene oder frühzeitig erworbene Intelligenzminderung (etwa Down-Syndrom)
- »Seelische Behinderung«: langfristige psychische Folgen psychotischer Erkrankungen (Residualsyndrome, etwa Schädel-Hirn-Trauma).

Das »Psychiatrische Testament«

Der psychiatrische Freiheitsentzug ist ein Risiko, mit dem viele psychisch Kranke leben müssen. Nach der aktuellen Novellierung des Betreuungsgesetzes muss ein Patiententestament, eine Vorsorgevollmacht (für Angehörige und Menschen Ihres Vertrauens) und ein »Psychiatrisches Testament« in Bezug auf die Einwilligung eines Patienten gerichtlich anerkannt und beachtet werden. Ist dort Ihre Willenserklärung eindeutig niedergelegt, können Ihnen andere nicht mehr ihren Willen aufzwingen. Das Psychiatrische Testament hat sich als hilfreiches und wirksames Instrument erwiesen, Zwangsbehandlungen ohne Einwilligung des Betroffenen zu verhindern.

International genießt das Psychiatrische Testament bei Psychiatriebetroffenen hohes Ansehen. Das Europäische Netzwerk Psychiatriebetroffener betrachtet es als ein wirksames und notwendiges Mittel gegen willkürliche psychiatrische Zwangsbehandlungen sowie als wesentliche Maßnahme zum Schutz des Menschenrechts auf körperliche Unversehrtheit.

Besprechen Sie das Psychiatrische Testament mit einem Rechtsanwalt/anwältin oder einem Notar und lassen Sie es mit einem Prüfvermerk versehen. Hierbei ist auch das jeweilige Landesrecht (so etwa PsychKG Berlin, PsychKG Nordrhein-Westfalen, HFEG Hessen) zu berücksichtigen. Die anwaltliche Prüfung ist zwar keine Voraussetzung der Wirksamkeit dieser Willenserklärung, erhöht jedoch den Stellenwert des Psychiatrischen Testaments und lässt eine strengere Beachtung durch medizinische Institutionen und Psychiater sowie Dritte, vor allem Juristen, erwarten.

Mustertext für ein »Psychiatrisches Testament«

Wenn Sie ein Psychiatrisches Testament aufsetzen möchten, können Sie die vom Verein zum Schutz vor psychiatrischer Gewalt e. V. (Berlin) herausgegebenen Formblätter (Mustertext und Gebrauchsanweisung) bestellen: Peter Lehmann Antipsychiatrieversand, Zabel-Krüger-Damm 183, 13469 Berlin, Bestellung per Post oder E-Mail.

Wege aus der Schuldenfalle

Probleme mit Schulden können eine Spätfolge manischer Episoden sein. Der »Kater« nach dem Kaufrausch besteht nicht selten in tiefroten Zahlen auf dem Konto, Forderungen der Kreditkartengesellschaft und einem Berg unbezahlter Rechnungen. In einem solchen Fall sollten Sie zuallererst Kontakt zu einer Schuldnerberatungsstelle aufnehmen – aber nicht jeder, der sich »Schuldnerberater« nennt, ist auch wirklich einer!

Manche Menschen finden offenbar besonderen Gefallen daran, üble Geschäfte mit der Not Anderer zu machen. Also Vorsicht: Kostenpflichtige Schuldenregulierung ändert nichts an den Schulden, sondern vergrößert sie nur. Skepsis und gesundes Misstrauen sind in jedem Fall angebracht, wenn für eine Beratung Vorkasse verlangt wird. Bezahlen Sie niemals Nachnahmegebühren für Post von Schuldenregulierern! Wenn ein kostenpflichtiger Schuldenregulierer erklärt: »Sie brauchen sich um nichts zu kümmern, wir regeln alles«, ist dieses Angebot wahrscheinlich unseriös – ohne eigene Anstrengung werden Sie Ihre Schulden niemals los.

Seriöse Schuldnerberatung

Kontakt zu seriösen Schuldnerberatern bekommen Sie über die Verbraucherzentralen, die in ganz Deutschland Büros haben. Möglicherweise können Sie auch bei Wohlfahrtsverbänden, bei städtischen Ämtern oder Sozial- und Jugendämtern nachfragen. Wenn Sie eine Kontaktadresse herausgefunden haben, rufen Sie an und vereinbaren Sie einen Beratungstermin. Wenn es dringend ist, weisen Sie darauf hin.

Bringen Sie beim ersten Beratungstermin eine Gehaltsbescheinigung und möglichst alle Unterlagen über Ihre Schulden mit. Am besten machen Sie sich schon vorher Gedanken darüber, was die dringendsten Probleme sind und welche laufenden Belastungen Sie haben. Wichtig ist, dass Sie in jedem Fall den Termin wahrnehmen!

Der richtige Anwalt

Bei rechtlich komplizierten Sachverhalten kann es sinnvoll sein, zusätzlich einen Anwalt einzuschalten. Schuldnerberatungsstellen können Ihnen meist einen fachkundigen Anwalt nennen. Fragen Sie im Vorfeld bereits, welche Kosten entstehen können und ob eine finanzielle Beratungshilfe möglich ist.

Aber Vorsicht – nicht jeder Anwalt beherrscht jedes Rechtsgebiet! Fragen Sie immer direkt nach, ob sich der Anwalt auch mit der Schuldenproblematik auskennt. Ein guter Anwalt wird eine ehrliche Antwort geben – bei allen anderen Antworten sollte man lieber gehen.

Beratungs- und Prozesskostenhilfe

Ein Anwalt muss nicht viel kosten. Im Bedarfsfall können Beratungshilfe und Prozesskostenhilfe in Anspruch genommen werden.

- Beratungshilfe ist insbesondere für den ersten Besuch bei einem Anwalt von Bedeutung. Sie können vor diesem Besuch bei einem Amtsgericht einen Antrag auf Beratungshilfe stellen oder den Anwalt damit beauftragen, diesen Antrag einzureichen – oder Sie lassen sich bei der Rechtsantragsstelle des Amtsgerichts einen Beratungshilfeschein ausstellen, den Sie zum Anwalt mitbringen. In beiden Fällen kostet die Beratung beim Anwalt dann nur extra € 10. Der Anwalt kann auch den Schriftverkehr übernehmen und einen außergerichtlichen Vergleich anstreben. Für diese Tätigkeiten wird der Anwalt – allerdings in geringem Umfang – aus Landesmitteln bezahlt.
- Wird keine Einigung mit den Gläubigern erzielt, muss möglicherweise geklagt werden. Wenn Sie eine Prozesskostenhilfe bei Gericht beantragen, werden fast alle Verfahrenskosten übernommen. Gewinnen Sie, muss der Gegner zahlen. Verlieren Sie, zahlt der Staat Ihren Anwalt und die Gerichtskosten, Sie müssen in diesem Fall allerdings die Anwaltskosten des Gegners selbst übernehmen.

Ein Anwalt für Ihre Probleme muss sich gut auskennen im

- »Darlehensrecht«,
- »Bürgschaftsrecht«,
- »Zwangsvollstreckungsrecht« und im
- »Verbraucherinsolvenzrecht«.

Für die Gewährung dieser Beihilfen ist Ihr Einkommen entscheidend. Tatsächlich gilt aber folgende Faustregel: Auch wer gut verdient, kann bei hohen Schulden oder hoher Miete Unterstützung bekommen!

Für die Berechnung des Einkommens können Sie von Ihrem Nettoverdienst zahlreiche Beträge abziehen: Unterhalt, den Sie zahlen müssen, Miete und Heizung, bestimmte Versicherungen, Ratenzahlungen an Gläubiger, einen Abzugsbetrag bei Berufstätigkeit sowie jährlich veränderte Freibeträge für Sie selbst, für den Ehegatten und für jedes Kind. Unter dem Strich dürfen von Ihrem Gehalt nicht mehr als € 15 übrig bleiben. Wenn Sie darüber liegen, entfällt zwar die Beratungshilfe, aber Sie können dennoch Prozesskostenhilfe beantragen. Diese Kosten können in Raten abbezahlt werden, mehr als 48 Raten müssen Sie jedoch nicht übernehmen.

Im Anhang finden Sie die Kontaktadressen aller deutschen Verbraucherzentralen, die Ihnen Adressen von seriösen Schuldnerberatern vermitteln.

Information und Hilfe

Grundsätzlich können Sie viele Quellen zur Information über die bipolare Erkrankung nutzen: Ihren behandelnden Arzt, Ihren Psychiater, Ihren Psychotherapeuten oder Psychologen, Selbsthilfe-, Betroffenen- und Angehörigengruppen, Internet-Ressourcen, Fachbücher, Fachzeitschriften, Ratgeber, öffentliche und institutionenbezogene Bibliotheken sowie CD- oder DVD-Medien und Filmbeiträge.

Man muss jedoch zugeben, dass in Deutschland im internationalen Vergleich die Informationen zur bipolaren Erkrankung in Bezug auf die zur Verfügung stehenden Medien kaum allgemein verständlich aufbereitet sind. Zudem ist ein großer Teil der Ärzteschaft – Hausärzte und Allgemeinmediziner mehr als Psychiater – nicht oder nur unzureichend über die bipolare Erkrankung informiert. Dass bipolare Erkrankungen komplexe medizinische und gesellschaftliche Zusammenhänge berühren, rechtfertigt dieses Wissensdefizit keineswegs – auch bei Herzinfarkt, Diabetes, Schlaganfall, Krebs- und HIV-Erkrankungen ist dies der Fall!

Hinzu kommt, dass in Deutschland im Gegensatz etwa zu angloamerikanischen Ländern die Stigmatisierung und Verdrängung psychischer Erkrankungen besonders gepflegt wird. In den USA bestehen deutlich geringere Vorbehalte gegenüber Menschen mit psychischen Erkrankungen: Sich als psychisch krank zu »outen« ist dort nicht wie hier zu Lande gleichbedeutend mit einer unmittelbaren sozialen Abgrenzung (»verrückt, o je, damit will ich nichts zu tun haben«) und schimpflichem familiären Makel – einen Psychotherapeuten zu konsultieren, an Seminaren und Workshops teilzunehmen oder sich in Selbsthilfegruppen zu engagieren und organisieren, ist in den USA vielfach Normalität.

Wenn Sie Ihren Hausarzt zur bipolaren Erkrankung befragen, müssen Sie damit rechnen, dass er keine kompetente Auskunft geben kann. Wenn Sie nach Selbsthilfegruppen in Deutschland suchen, werden Sie vielleicht auf zwei oder drei Gruppen stoßen, mehr nicht. Wenn Sie einen Psychiater konsultieren, heißt dies gleichfalls nicht, dass dieser über die bipolare Erkrankung optimal Bescheid weiß – betrachtet man die geringe Anzahl medizinischer Zentren, die sich auf bipolare Erkrankungen konzentrieren, wird klar, dass diese Erkrankung offensichtlich als psychiatrisches »Randgebiet« eingestuft wird. Angesichts Hunderttausender Menschen mit bipolaren Erkrankungen in Deutschland ist dies eine sehr betrübliche Situation.

Aus diesen Gründen ist Ihr persönlicher Einsatz und Ihr Improvisationstalent mehr denn je gefragt. Um an sachgerechte und aussagekräftige Informationen und Hilfsan-

gebote zu kommen, müssen Sie selbst aktiv werden: Bestehen Sie Ihrem Psychiater oder Arzt gegenüber auf voller Information über diagnostische und therapeutische Sachverhalte – bestehen Sie auf Einsicht in Ihre Krankenakten! Sie haben das Recht dazu!
Mit diesem Buch wurde versucht, möglichst alle derzeit verfügbaren Informations- und Hilfsmöglichkeiten für den deutschsprachigen Raum zusammenzustellen – Sie haben natürlich einen Vorteil, wenn Sie die englische Sprache beherrschen und sich selbst via Internet die aktuellsten internationalen Informationen zum Thema besorgen können.

- Im nun folgenden Anhang dieses Buches finden Sie Selbstbeurteilungsinventare für die Depression und Manie, die maßgeblichen nationalen und internationalen Diagnosekriterien für die bipolare Erkrankung (ICD-10, DSM-IV) sowie ein Glossar wichtiger Fachbegriffe.
- Des weiteren sind Kontaktadressen von Fachgesellschaften, Selbsthilfegruppen zur bipolaren Erkrankung, Internet-Informationshinweise, Adressen von Kliniken mit besonderer Erfahrung in der Behandlung bipolarer Erkrankungen, Adressen der deutschen Verbraucherzentralen (Schuldnerberatung), Informationen über Rechtsberatungsmöglichkeiten, deutsche Krisendienste sowie Kontaktangebote für Angehörige und zur Suizidprävention aufgelistet.
- Sie finden dort auch Empfehlungen für Fachbücher, medizinische Monografien, Schilderungen Betroffener, literarische Texte über und von berühmten bipolaren Künstlern sowie Hinweise auf Spielfilme und Filmdokumentationen zum Thema.

Dieses Buch soll ein sinnvoller Beitrag zur Verbesserung der schlechten Informationslage in Bezug auf bipolare Erkrankungen sein. Wenn Sie – als Betroffener, Angehöriger oder Interessierter – aktiv werden, sich zu Wort melden, helfen Sie mit, dass sich die Lebensverhältnisse bipolarer Patienten in Deutschland weiter verbessern. Psychische Erkrankungen und bipolare Stimmungsstörungen können jeden Menschen betreffen – und es ist gut, wenn genügend Information und Hilfe zur Verfügung stehen.

Manie-Selbstbeurteilungsskala

(nach Stephanie Krüger, Peter Bräunig und Gerald Shugar, Beltz Test GmbH, Göttingen)

Mit der Manie-Selbstbeurteilungsskala können Verhaltensweisen manischer Patienten für die klinische Beurteilung erfasst werden. Sie können mit Hilfe der Skala aber auch herausfinden, für welche Bereiche der manischen Symptome Sie besonders anfällig sind und welche Verhaltensweisen Ihre individuellen Warnsignale sind.

Bitte kreuzen Sie für jede der folgenden Aussagen an, ob sie *in dem Monat vor der stationären Aufnahme** auf Sie zutraf oder nicht. Beziehen Sie sich bei der Beantwortung darauf, wie Sie sich »normalerweise« verhalten würden.

(* Der zu beurteilende Zeitraum kann je nach klinischer Fragestellung auch *auf die Woche vor Anwendung der Skala* bezogen werden.)

1.	Ich hatte mehr Energie als sonst.	❑ ja	❑ nein
2.	Ich konnte nicht ruhig sitzen bleiben.	❑ ja	❑ nein
3.	Ich bin schneller Auto gefahren als sonst.	❑ ja	❑ nein
4.	Ich habe mehr Alkohol getrunken als sonst.	❑ ja	❑ nein
5.	Ich habe mich mehrmals täglich umgezogen.	❑ ja	❑ nein
6.	Ich habe buntere Kleidung/auffälligeres Make-up getragen als sonst.	❑ ja	❑ nein
7.	Ich habe Musik lauter gehört als sonst.	❑ ja	❑ nein
8.	Ich habe hastiger gegessen als sonst.	❑ ja	❑ nein
9.	Ich habe mehr gegessen als sonst.	❑ ja	❑ nein
10.	Ich brauchte weniger Schlaf als sonst.	❑ ja	❑ nein
11.	Ich habe viele verschiedene Dinge angefangen, ohne sie zu beenden.	❑ ja	❑ nein
12.	Ich habe Dinge, die mir gehörten, einfach weggegeben.	❑ ja	❑ nein
13.	Ich habe viele Geschenke gemacht.	❑ ja	❑ nein
14.	Ich habe mehr Geld ausgegeben als sonst.	❑ ja	❑ nein
15.	Ich habe Schulden gemacht.	❑ ja	❑ nein

16. Ich habe unkluge/unüberlegte Geschäftsentscheidungen getroffen. ❑ ja ❑ nein
17. Ich bin häufiger auf Partys gewesen als sonst. ❑ ja ❑ nein
18. Ich habe mehr geflirtet als sonst. ❑ ja ❑ nein
19. Ich habe mich öfter als sonst selbst befriedigt. ❑ ja ❑ nein
20. Ich war mehr an Sex interessiert als sonst. ❑ ja ❑ nein
21. Ich hatte Sex mit Frauen/Männern, die sonst für mich als Sexualpartner gar nicht in Frage kämen. ❑ ja ❑ nein
22. Ich habe häufiger telefoniert als sonst. ❑ ja ❑ nein
23. Ich habe lauter gesprochen als sonst. ❑ ja ❑ nein
24. Ich habe oft so schnell gesprochen, dass man mich gar nicht richtig verstehen konnte. ❑ ja ❑ nein
25. Es hat mir mehr Spaß gemacht als sonst, Witze zu erzählen oder zu reimen. ❑ ja ❑ nein
26. Ich habe mich einfach in Unterhaltungen eingemischt, obwohl das sonst eigentlich gar nicht meine Art ist ❑ ja ❑ nein
27. Ich habe pausenlos geredet, ohne dass mich jemand unterbrechen konnte. ❑ ja ❑ nein
28. Ich fand es gut, im Mittelpunkt zu stehen, obwohl ich das sonst nicht so wichtig finde. ❑ ja ❑ nein
29. Ich habe mehr herumgealbert und gelacht als sonst. ❑ ja ❑ nein
30. Die meisten Leute fanden mich unterhaltsamer als sonst. ❑ ja ❑ nein
31. Ich fühlte mich vollkommen obenauf. ❑ ja ❑ nein
32. Ich war fröhlicher als sonst. ❑ ja ❑ nein
33. Ich war schneller genervt und ungeduldiger als sonst. ❑ ja ❑ nein
34. Ich habe mich häufiger als sonst gestritten. ❑ ja ❑ nein
35. Ich hatte gar nicht genug Zeit, alle meine Ideen in die Tat umzusetzen. ❑ ja ❑ nein
36. Mir sind dauernd irgendwelche Gedanken durch den Kopf geschossen. ❑ ja ❑ nein
37. Ich konnte mich nicht länger als ein paar Minuten auf eine Aufgabe konzentrieren. ❑ ja ❑ nein
38. Ich dachte, ich wäre etwas ganz Besonderes. ❑ ja ❑ nein
39. Ich glaubte, die Welt verändern zu können. ❑ ja ❑ nein

40. Ich war der festen Überzeugung, immer Recht zu haben. ❑ ja ❑ nein
41. Ich glaubte, den meisten anderen Menschen haushoch überlegen zu sein. ❑ ja ❑ nein
42. Ich habe mir Aufgaben zugetraut, denen ich eigentlich gar nicht gewachsen war. ❑ ja ❑ nein
43. Ich glaubte zu wissen, was andere denken. ❑ ja ❑ nein
44. Ich glaubte, andere könnten meine Gedanken lesen. ❑ ja ❑ nein
45. Ich war der festen Überzeugung, dass mir jemand etwas antun wollte. ❑ ja ❑ nein
46. Ich habe Stimmen gehört, obwohl niemand in der Nähe war. ❑ ja ❑ nein
47. Ich habe mich für jemand anderen gehalten, als für den, der ich tatsächlich bin. ❑ ja ❑ nein
48. Ich wusste, dass ich krank war. ❑ ja ❑ nein

Auswertung

Jedes **ja** zählt einen Punkt, jedes **nein** null Punkte.
Die Minimalanzahl der Punkte ist 0 und die Maximalanzahl 48.
Folgende Symptombereiche werden erfasst:

1. bis 11.	Gesteigerte Energie
12. bis 16.	Vermehrte Geldausgaben/Großzügigkeit
17. bis 21.	Hypersexualität
22. bis 27.	Rededrang
28. bis 32.	Gehobene Stimmung
33. bis 34.	Reizbarkeit
35. bis 37.	Beschleunigter Gedankengang und Verminderung der Konzentration
38. bis 42.	Größenideen
43. bis 47.	Paranoide und psychotische Erlebnisweisen
48.	Krankheitseinsicht

Depression-Selbstbeurteilungsinventar

(nach Susan Musikanth, 1996)

Diese Checkliste kann Ihnen dabei helfen, den Schweregrad Ihrer Depression zu beurteilen – oder Sie stellen fest, dass Sie keine Depression haben.

Stimmung

- Ich fühle mich nicht traurig 0
- Ich fühle mich niedergeschlagen oder traurig 1
- Ich fühle mich die ganze Zeit niedergeschlagen oder traurig und werde dieses Gefühl einfach nicht mehr los 2a
- Ich bin so traurig oder unglücklich, dass es weh tut 2b
- Ich bin so traurig oder unglücklich, dass ich es nicht mehr aushalte 3

Pessimismus

- Ich bin nicht besonders pessimistisch oder besorgt, was die Zukunft betrifft . 0
- Ich mache mir Sorgen über die Zukunft 1
- Ich fühle mich so, als ob ich nichts hätte, was mir Freude machen könnte . . . 2a
- Ich fühle mich so, als ob ich niemals meine Sorgen los werden könnte 2b
- Mein Gefühl sagt mir, dass die Zukunft hoffnungslos ist, und dass sich die Lage nicht verbessern kann 3

Versagergefühl

- Ich fühle mich nicht als Versager 0
- Ich fühle mich so, als ob ich häufiger versagt hätte als jeder Andere 1
- Ich fühle mich wie jemand, der sehr wenig zu Stande gebracht hat, was der Mühe Wert gewesen oder irgend etwas bedeutet hätte 2a
- Wenn ich auf mein Leben zurückblicke, sehe ich nur Versagen 2b
- Als Mensch fühle ich mich als kompletter Versager (etwa als Elternteil, Ehemann, Ehefrau) 3

Unzufriedenheit

- Ich bin nicht besonders unzufrieden 0
- Die meiste Zeit langweile ich mich 1

- Ich genieße die alltäglichen Dinge nicht mehr so wie sonst 2a
- Nichts kann mich mehr zufrieden stellen 2b
- Ich bin mit allem unzufrieden 3

Schuldgefühl

- Ich fühle mich nicht besonders schuldig 0
- Ich fühle mich schon eine gewisse Zeit lang schlecht und unwürdig 1
- Ich fühle mich ziemlich schuldig 2a
- Ich fühle mich jetzt praktisch die ganze Zeit schlecht und unwürdig 2b
- Ich habe das Gefühl, dass ich sehr schlecht und nutzlos bin 3

Gefühl der Bestrafung

- Ich fühle mich nicht so, als ob ich bestraft würde 0
- Ich habe das Gefühl, dass mir etwas Schlimmes passieren wird 1
- Ich habe das Gefühl, dass ich gestraft bin oder bestraft werde 2a
- Ich habe das Gefühl, dass ich es verdiene, bestraft zu werden 2b
- Ich möchte bestraft werden 3

Selbsthass

- Ich habe nicht das Gefühl, dass ich von mir selbst enttäuscht bin 0
- Ich bin von mir selbst enttäuscht 1
- Ich mag mich nicht 2a
- Ich widere mich selbst an 2b
- Ich hasse mich 3

Selbstanklage

- Ich habe nicht das Gefühl, dass ich schlechter bin als irgendein Anderer 0
- Wegen meiner Schwächen oder Fehler stehe ich mir selbst sehr kritisch gegenüber 1
- Ich mache mich selbst für alles verantwortlich, was schief geht 2a
- Ich habe das Gefühl, dass ich sehr viel Schuld auf mich geladen habe 2b

Suizidalität

- Ich denke überhaupt nicht daran, mir etwas anzutun 0
- Ich habe schon daran gedacht, mir etwas anzutun, aber ich würde es nicht ausführen 1
- Ich habe das Gefühl, es wäre besser, tot zu sein 2a
- Ich habe genaue Selbsttötungspläne 2b
- Ich habe das Gefühl, meine Familie sollte besser nicht da sein, wenn ich tot wäre 2c
- Ich würde mich töten, wenn ich könnte 3

Weinerlichkeit

- Ich weine nicht mehr als sonst 0
- Ich weine jetzt mehr als sonst 1
- Ich weine jetzt die ganze Zeit, es hört nicht auf 2a
- Eigentlich sollte ich weinen können, aber jetzt kann ich überhaupt nicht mehr weinen, selbst wenn ich wollte 3

Reizbarkeit

- Ich bin jetzt nicht gereizter als sonst 0
- Ich bin schneller verärgert oder gereizt als sonst 1
- Ich fühle mich die ganze Zeit gereizt 2
- All das, was mich sonst aufgeregt hat, reizt mich überhaupt nicht mehr 3

Sozialer Rückzug

- Ich habe das Interesse an anderen Menschen nicht verloren 0
- Ich bin jetzt weniger an anderen Menschen interessiert als sonst 1
- Ich habe das Interesse an anderen Menschen fast ganz verloren und empfinde kaum etwas für sie 2
- Ich habe kein Interesse mehr an anderen Menschen, sie sind mir vollkommen gleichgültig 3

Unentschlossenheit

- Ich treffe Entscheidungen wie sonst auch 0
- Ich bin meiner selbst weniger sicher und versuche, Entscheidungen vor mir her zu schieben 1
- Ohne fremde Hilfe kann ich keine Entscheidungen mehr treffen 2
- Ich kann überhaupt keine Entscheidungen mehr treffen 3

Körperwahrnehmung

- Ich habe nicht das Gefühl, dass ich schlechter aussehe als sonst 0
- Ich mache mir Sorgen darüber, dass ich alt oder unattraktiv aussehe 1
- Ich habe das Gefühl, dass sich an meinem Aussehen ständig etwas ändert und das macht mich unansehnlich 2
- Ich habe das Gefühl, dass ich hässlich und abstoßend aussehe 3

Arbeitshemmung

- Ich kann genauso gut arbeiten wie sonst 0
- Ich muss mich besonders anstrengen, wenn ich anfange, etwas zu tun 1a
- Ich arbeite nicht so gut wie sonst 1b
- Ich muss mich sehr stark überwinden, um irgend etwas zu tun 2
- Ich kann überhaupt nicht mehr arbeiten 3

Schlafstörungen

- Ich schlafe so gut wie sonst auch 0
- Morgens wache ich müder auf als sonst 1
- Ich wache ein bis zwei Stunden früher auf als sonst und kann dann kaum mehr einschlafen 2
- Ich wache jeden Tag sehr früh auf und bekomme nicht mehr als fünf Stunden Schlaf 3

Müdigkeit

- Ich ermüde nicht schneller als sonst 0
- Ich ermüde schneller als sonst 1
- Egal was ich mache, ich ermüde 2
- Ich bin zu müde, um etwas zu tun 3

Appetitverlust

- Mein Appetit ist nicht schlechter als sonst 0
- Mein Appetit könnte besser sein 1
- Mein Appetit ist jetzt viel schlechter 2
- Ich habe überhaupt keinen Appetit mehr 3

Gewichtsverlust

- In letzter Zeit habe ich, wenn überhaupt, kaum Gewicht verloren 0
- In letzter Zeit habe ich habe ich mehr als zwei Kilogramm abgenommen 1
- In letzter Zeit habe ich habe ich mehr als fünf Kilogramm abgenommen 2
- In letzter Zeit habe ich habe ich mehr als sieben Kilogramm abgenommen .. 3

Befindlichkeitsstörungen

- Ich bin in Bezug auf meine Gesundheit nicht besorgter als sonst 0
- Schmerzen und Wehwehchen, Magenbeschwerden, Verstopfung und andere unangenehme körperliche Empfindungen beunruhigen mich 1
- Ich bin so darüber besorgt, wie ich mich fühle und was ich fühle, dass ich kaum an etwas anderes denken kann 2
- Meine Befindlichkeit nimmt mich vollkommen in Anspruch 3

Libidoverlust

- In Bezug auf mein sexuelles Interesse habe ich in letzter Zeit keine Veränderung bemerkt 0
- Ich bin weniger an Sex interessiert als sonst 1
- Sex interessiert mich jetzt kaum mehr 2
- Das Interesse an Sex habe ich vollkommen verloren 3

Auswertung

Addieren Sie die markierten Zahlen. Der Summenwert zeigt dann den Schweregrad der Depression an.

0 bis 9	keine Depression
10 bis 18	leichte Depression
19 bis 25	mittelschwere Depression
26 bis 35	mittelschwere bis schwere Depression
36 und mehr	schwere Depression

ICD-10 – Diagnosekriterien der affektiven Störungen

In dieser Übersicht sind zu Ihrer Information die Kriterien gemäß ICD-10 (Internationale statistische Klassifikation der Krankheiten und verwandter Gesundheitsprobleme, 10. Revision, Version 1.3) aufgeführt, die für die Diagnose bipolarer Erkrankungen von Bedeutung sind (nach WHO/DIMDI 1994/1999).

Kapitel V
Psychische und Verhaltensstörungen (F00 bis F99)
Affektive Störungen (F30 bis F39)
Diese Liste enthält Störungen, deren Hauptsymptome die Veränderung der Stimmung oder der Affektivität entweder zur Depression (mit oder ohne begleitende Angst) oder zur gehobenen Stimmung hin betreffen. Dieser Stimmungswechsel wird meist von einer Veränderung des allgemeinen Aktivitätsniveaus begleitet. Die meisten anderen Symptome beruhen hierauf oder sind im Zusammenhang mit dem Stimmungs- und Aktivitätswechsel leicht verständlich. Die meisten dieser Störungen neigen zu Rückfällen. Der Beginn einzelner Episoden ist häufig mit belastenden Ereignissen oder Situationen verbunden.

F30 Manische Episode

Alle Untergruppen dieser Kategorie dürfen nur für eine einzelne Episode benutzt werden. Hypomanische oder manische Episoden bei Betroffenen, die früher eine oder mehrere affektive (depressive, hypomanische, manische oder gemischte) Episoden erlebt hatten, sind unter bipolarer affektiver Störung (→ F31) einzuordnen.

- Inklusive: bipolare Störung und eine einzelne manische Episode.

F30.0 Hypomanie

Die Störung ist durch eine anhaltende, leicht gehobene Stimmung, gesteigerten Antrieb und Aktivität und in der Regel auch ein auffallendes Gefühl von Wohlbefinden und körperlicher und seelischer Leistungsfähigkeit gekennzeichnet. Gesteigerte Geselligkeit, Gesprächigkeit, übermäßige Vertraulichkeit, gesteigerte Libido und vermindertes Schlafbedürfnis kommen häufig vor, aber nicht in einem solchen Umfang, dass sie zum Abbruch der Berufstätigkeit oder zur sozialen Ablehnung führen. Reizbarkeit, Selbstüberschätzung und flegelhaftes Verhalten können an die Stelle der häufig euphorischen Geselligkeit treten. Die Störungen der Stimmung und des Verhaltens sind nicht von Halluzinationen oder Wahn begleitet.

F30.1 Manie ohne psychotische Symptome

Die Stimmung ist in Bezug auf die Situation unangemessen gehoben und kann zwischen sorgloser Heiterkeit und kaum kontrollierbarer Erregung schwanken. Die gehobene Stimmung ist mit einem erhöhtem Antrieb verbunden und führt zu Überaktivität, Rededrang und vermindertem Schlafbedürfnis. Die Aufmerksamkeit kann nicht mehr aufrechterhalten werden, es kommt oft zu starker Ablenkbarkeit. Die Selbsteinschätzung ist mit Größenideen oder übertriebenem Optimismus häufig weit überhöht. Der Verlust normaler sozialer Hemmungen kann zu einem leichtsinnigen, rücksichtslosen oder in Bezug auf die Umstände unpassenden und persönlichkeitsfremden Verhalten führen.

F30.2 Manie mit psychotischen Symptomen

Zusätzlich zu dem unter F30.1 beschriebenen klinischen Bild treten Wahn (meist Größenwahn) oder Halluzinationen (meist Stimmen, die unmittelbar zum Betroffenen sprechen) auf. Die Erregung, die ausgeprägte körperliche Aktivität und die Ideenflucht können so extrem sein, dass der Betroffene für eine normale Kommunikation unzugänglich wird.

- Manie mit parathymen psychotischen Symptomen.
- Manie mit synthymen psychotischen Symptomen.
- Manischer Stupor.

F30.8 Sonstige manische Episoden

F30.9 Manische Episode, nicht näher bezeichnet

F31 Bipolare affektive Störung

Die Störung ist durch mindestens zwei Episoden mit deutlich veränderter Stimmung und Aktivität charakterisiert. Die Störung umfasst einerseits gehobene Stimmung mit erhöhtem Antrieb und erhöhter Aktivität (Hypomanie oder Manie), andererseits eine gedrückte Stimmung mit vermindertem Antrieb und verminderter Aktivität (Depression). Wiederholte hypomanische oder manische Episoden werden ebenfalls als bipolar eingestuft.

- Inklusive: Manisch-depressive Erkrankung, Psychose oder Reaktion.
- Exklusive: Bipolare affektive Störung, einzelne manische Episode (→ F30), Zyklothymie (→ F34).

F31.0 Bipolare affektive Störung, gegenwärtig hypomanische Episode
Der betroffene Patient ist gegenwärtig hypomanisch (→ F30.0) und es ist mindestens eine weitere affektive Episode (hypomanisch, manisch, depressiv oder gemischt) in der Vorgeschichte (Anamnese) nachweisbar.

F31.1 Bipolare affektive Störung, gegenwärtig manische Episode ohne psychotische Symptome
Der betroffene Patient ist gegenwärtig manisch ohne psychotische Symptome (→ F30.1) und es ist mindestens eine weitere affektive Episode (hypomanisch, manisch, depressiv oder gemischt) in der Vorgeschichte (Anamnese) nachweisbar.

F31.2 Bipolare affektive Störung, gegenwärtig manische Episode mit psychotischen Symptomen
Der betroffene Patient ist gegenwärtig manisch mit psychotischen Symptomen (→ F30.2) und es ist mindestens eine weitere affektive Episode (hypomanisch, manisch, depressiv oder gemischt) in der Vorgeschichte (Anamnese) nachweisbar.

F31.3 Bipolare affektive Störung, gegenwärtig leichte oder mittelgradige depressive Episode
Der betroffene Patient ist gegenwärtig depressiv, wie bei einer leichten oder mittelgradigen depressiven Episode (→ F32.0 oder F32.1), und es ist mindestens eine weitere affektive Episode (hypomanisch, manisch, depressiv oder gemischt) in der Vorgeschichte (Anamnese) nachweisbar.

F31.4 Bipolare affektive Störung, gegenwärtig schwere depressive Episode ohne psychotische Symptome
Der betroffene Patient ist gegenwärtig depressiv, wie bei einer schweren depressiven Episode ohne psychotische Symptome (→ F32.2), und es ist mindestens eine weitere affektive Episode (hypomanisch, manisch, depressiv oder gemischt) in der Vorgeschichte (Anamnese) nachweisbar.

F31.5 Bipolare affektive Psychose, gegenwärtig schwere depressive Episode mit psychotischen Symptomen
Der betroffene Patient ist gegenwärtig depressiv, wie bei einer schweren depressiven Episode mit psychotischen Symptomen (→ F32.3), und es ist mindestens eine weitere affektive Episode (hypomanisch, manisch, depressiv oder gemischt) in der Vorgeschichte (Anamnese) nachweisbar.

F31.6 Bipolare affektive Psychose, gegenwärtig gemischte Episode
Der betroffene Patient weist mindestens eine eindeutig diagnostizierte hypomani-

sche, manische, depressive oder gemischte affektive Episode in der Vorgeschichte (Anamnese) auf und zeigt gegenwärtig entweder eine Kombination oder einen raschen Wechsel von manischen und depressiven Symptomen.

- Exklusive: Einzelne gemischte affektive Episode (→ F38.0)

F31.7 Bipolare affektive Psychose, gegenwärtig remittiert

Der betroffene Patient weist mindestens eine eindeutig diagnostizierte hypomanische, manische oder gemischte affektive Episode und mindestens eine weitere affektive Episode (hypomanisch, manisch, depressiv oder gemischt) in der Vorgeschichte (Anamnese) auf. Während der letzten Monate waren und gegenwärtig sind keine deutlichen Störungen der Stimmung bemerkbar. Auch Remissionen während einer prophylaktischen Behandlung werden unter F.31.7 geführt.

F31.8 Sonstige bipolare affektive Störungen

Hierzu gehören die Bipolar-II-Störung und rezidivierende manische Episoden ohne nähere Angaben.

F31.9 Bipolare affektive Störung, nicht näher bezeichnet

F32 Depressive Episode

Bei den typischen leichten (→ F32.0), mittelgradigen (→ F32.1) oder schweren (→ F32.2, → F32.3) Episoden leidet der betroffene Patient unter gedrückter Stimmung sowie vermindertem Antrieb und verminderter Aktivität. Die Fähigkeit, Freude zu empfinden, das Interesse und die Konzentration sind vermindert. Nach jeder kleinsten Anstrengung kann ausgeprägte Müdigkeit auftreten. Der Schlaf ist meist gestört und der Appetit vermindert. Selbstwertgefühl und Selbstvertrauen sind in der Regel beeinträchtigt. Sogar bei leichter Ausprägung kommt es zu Schuldgefühlen oder Gedanken über die eigene Wertlosigkeit. Die gedrückte Stimmung verändert sich von Tag zu Tag kaum, ist durch Lebensumstände nicht beeinflussbar und kann von so genannten »somatischen« Symptomen begleitet sein: Interessenverlust oder Verlust der Freude, frühes Erwachen, »Morgentief«, deutliche psychomotorische Hemmung, Agitiertheit, Appetitverlust, Gewichts- und Libidoverlust. Abhängig von der Anzahl und Schwere der Symptome wird eine depressive Episode als leicht, mittelgradig oder schwer bezeichnet.

- Inklusive: Einzelne Episoden depressiver Reaktion, psychogener Depression und reaktiver Depression (→ F32.0, → F32.1, → F32.2).
- Exklusive: Anpassungsstörungen (F43.2), depressive Episode in Verbindung mit

Störungen des Sozialverhaltens (F91, F92.0) und rezidivierende depressive Störung (→ F33).

F32.0 Leichte depressive Episode

In der Regel sind mindestens zwei oder drei der oben (→ F32) angegebenen Symptome vorhanden. Der betroffene Patient ist meist dadurch beeinträchtigt, kann aber häufig seine gewöhnlichen Aktivitäten beibehalten.

F32.1 Mittelgradige depressive Episode

In der Regel sind vier oder mehr der oben (→ F32) angegebenen Symptome vorhanden. Der betroffene Patient hat meist Schwierigkeiten, seine alltäglichen Aktivitäten beizubehalten.

F32.2 Schwere depressive Episode ohne psychotische Symptome

Depressive Episode mit mehreren oben (→ F32) angegebenen, sehr belastenden Symptomen. In der Regel stehen ein Verlust des Selbstwertgefühls und Gefühle von Wertlosigkeit und Schuld im Vordergrund. Suizidgedanken und -handlungen kommen häufig vor. Meist liegen auch einige somatische Symptome vor.

- Einzelne Episode einer agitierten Depression.
- Einzelne Episode einer Depression ohne psychotische Symptome.
- Einzelne Episode einer vitalen Depression ohne psychotische Symptome.

F32.3 Schwere depressive Episode mit psychotischen Symptomen

Eine schwere depressive Episode (→ F32.2), bei der aber Halluzinationen, Wahnideen, psychomotorische Hemmung oder ein Stupor so schwer ausgeprägt sind, dass alltägliche soziale Aktivitäten unmöglich sind und Lebensgefahr durch Suizid und mangelhafte Flüssigkeits- und Nahrungsaufnahme vorliegen kann. Halluzinationen und Wahn können, müssen aber nicht synthym sein.

- Einzelne Episode einer Depression mit psychotischen Symptomen.
- Einzelne Episode mit psychogener depressiver Psychose.
- Einzelne Episode mit psychotischer Depression.
- Einzelne Episode mit reaktiver depressiver Psychose.

F32.8 Sonstige depressive Episoden

Atypische Depression und einzelne Episoden der »larvierten« Depression ohne nähere Angabe.

F32.9 Depressive Episode, nicht näher bezeichnet

Depression bzw. depressive Störung ohne nähere Angabe.

F33 Rezidivierende depressive Störung

Es liegt eine Störung vor, die durch wiederholte depressive Episoden (→ F32.) gekennzeichnet ist. In der Vorgeschichte (Anamnese) sind keine unabhängigen Episoden mit gehobener Stimmung und vermehrtem Antrieb (Manie) nachweisbar. Kurze Episoden leicht gehobener Stimmung und von Überaktivität (Hypomanie) können allerdings unmittelbar nach einer depressiven Episode, gelegentlich auch durch Antidepressiva bedingt, aufgetreten sein. Die schwereren Formen der rezidivierenden depressiven Störung (→ F33.2, → F33.3) stimmen vielfach mit den historischen Konzepten der manisch-depressiven Erkrankung, der Melancholie, der vitalen Depression und der endogenen Depression überein. Die erste Episode kann in jedem Alter zwischen Kindheit und fortgeschrittenem Lebensalter auftreten, akut oder schleichend beginnen und wenige Wochen bis viele Monate dauern. Es besteht immer die Gefahr, dass ein Patient mit rezidivierender depressiver Störung eine manische Episode entwickelt – unabhängig davon, wie viele depressive Episoden aufgetreten waren. Wird eine manische Episode beobachtet, liegt die Diagnose bipolare affektive Störung vor (→ F31).

- Inklusive: Rezidivierende Episode (→ F33.0 oder → F33.1) einer depressiven bzw. psychogenen bzw. reaktiven Depression, einer saisonal depressiven Störung.
- Exklusive: Rezidivierende kurze depressive Episoden (→ F38.1).

F33.0 Rezidivierende depressive Störung, gegenwärtig leichte Episode

Eine Störung, die durch wiederholte depressive Episoden gekennzeichnet ist, mit gegenwärtig leichter Episode (→ F32.0) ohne in der Vorgeschichte (Anamnese) nachweisbare Manie.

F33.1 Rezidivierende depressive Störung, gegenwärtig mittelgradige Episode

Eine Störung, die durch wiederholte depressive Episoden gekennzeichnet ist, mit gegenwärtig mittelgradiger Episode (→ F32.1) ohne in der Vorgeschichte (Anamnese) nachweisbare Manie.

F33.2 Rezidivierende depressive Störung, gegenwärtig schwere Episode ohne psychotische Symptome

Eine Störung, die durch wiederholte depressive Episoden gekennzeichnet ist, mit gegenwärtig schwerer Episode, ohne in der Vorgeschichte (Anamnese) nachweisbare Manie und ohne psychotische Symptome (→ F32.2).

- Endogene Depression ohne psychotische Symptome.

- Manisch-depressive Psychose, depressive Form ohne psychotische Symptome.
- Rezidivierende Depression ohne psychotische Symptome.
- Rezidivierende vitale Depression ohne psychotische Symptome.

F33.3 Rezidivierende depressive Störung, gegenwärtig schwere Episode mit psychotischen Symptomen

Eine Störung, die durch wiederholte depressive Episoden gekennzeichnet ist, mit gegenwärtig schwerer Episode, ohne in der Vorgeschichte (Anamnese) nachweisbare Manie und mit psychotischen Symptomen (→ F32.3).

- Endogene Depression mit psychotischen Symptomen.
- Manisch-depressive Psychose, depressive Form mit psychotischen Symptomen.
- Rezidivierende Episode einer Depression mit psychotischen Symptomen, einer psychogenen depressiven Psychose, einer psychotischen Depression oder einer reaktiven depressiven Psychose.

F33.4 Rezidivierende depressive Störung, gegenwärtig remittiert

Die Kriterien für eine der oben beschriebenen Störungen (→ F33.0 bis F33.3) sind in der Vorgeschichte (Anamnese) erfüllt, aber in den letzten Monaten bestehen keine depressiven Symptome.

F33.8 Sonstige rezidivierende depressive Störungen

F33.9 Rezidivierende depressive Störung, nicht näher bezeichnet

Unipolare Depression ohne nähere Angabe.

F34 Anhaltende affektive Störungen

Es handelt sich um anhaltende und meist fluktuierende Stimmungsstörungen, die in der Mehrzahl der einzelnen Episoden nicht ausreichend schwer genug sind, um als hypomanische oder mindestens leichte depressive Episoden gelten zu können. Da sie jahrelang, gelegentlich den Großteil des Erwachsenenlebens andauern können, führen sie zu schwerem subjektivem Leid und deutlicher Lebensbeeinträchtigung. Gelegentlich können rezidivierende oder einzelne manische oder depressive Episoden eine anhaltende affektive Störung überlagern.

F34.0 Zyklothymie

Es handelt sich um eine anhaltende Instabilität der Stimmung mit zahlreichen Phasen von Depression und leicht gehobener Stimmung (Hypomanie), die nicht ausreichend schwer und dauerhaft sind, um die Kriterien für eine bipolare affektive Störung (→ F31) oder rezidivierende depressive Störung (→ F33) zu erfüllen. Diese

Störung kommt häufig bei Verwandten von Patienten mit bipolarer affektiver Störung vor. Einige Patienten mit Zyklothymie entwickeln schließlich selbst eine bipolare affektive Störung.

- Affektive Persönlichkeit(sstörung).
- Zykloide Persönlichkeit.
- Zyklothyme Persönlichkeit.

F34.1 Dysthymie

Es handelt sich um eine chronische, mindestens mehrere Jahre andauernde depressive Verstimmung, die weder schwer noch hinsichtlich einzelner Episoden anhaltend genug ist, um die Kriterien einer schweren, mittelgradigen oder leichten rezidivierenden depressiven Störung (→ F33) zu erfüllen.

- Anhaltende ängstliche Depression.
- Depressive Neurose oder depressive Persönlichkeit(sstörung).
- Neurotische Depression.
- Exklusive: Ängstliche Depression (leicht, aber nicht anhaltend).

F34.8 Sonstige anhaltende affektive Störungen

F34.9 Anhaltende affektive Störung, nicht näher bezeichnet

F38 Andere affektive Störungen

Es handelt sich um eine Auflistung von Stimmungsstörungen, die die Kriterien der oben genannten Kategorien (→ F30 bis F34) in Bezug auf Ausprägung und Dauer nicht erfüllen.

F38.0 Andere einzelne affektive Störungen

Gemischte affektive Episode.

F38.1 Andere rezidivierende affektive Störungen

Rezidivierende kurze depressive Episoden.

F38.8 Sonstige näher bezeichnete affektive Störungen

F39 Nicht näher bezeichnete affektive Störung

Affektive Psychose ohne nähere Angabe.

DSM-IV – Diagnosekriterien der bipolaren Erkrankung

In dieser Übersicht sind zu Ihrer Information die Kriterien der bipolaren Erkrankung nach DSM-IV (Diagnostic and Statistical Manual of Mental Disorders, 4th ed., 1994) dargestellt.

Bipolar-I-Erkrankung

Das wesentliche Kriterium der Bipolar-I-Erkrankung ist ein klinischer Verlauf, der durch das Auftreten einer oder mehrerer manischer Episoden oder gemischt bipolarer Episoden gekennzeichnet ist. Betroffene Patienten berichten häufig auch über eine oder mehrere depressive Episoden. Episoden von Stimmungsstörungen, die durch Substanzwirkung verursacht wurden (direkte Wirkungen von Arzneimitteln oder anderen körperbezogener Behandlungen der Depression, Drogenmissbrauch oder Vergiftungen) oder Stimmungsstörungen auf Grund allgemeiner medizinischer Krankheitsfaktoren werden nicht als Bipolar-I-Erkrankung diagnostiziert. Darüber hinaus können die Episoden nicht auf schizoaffektive Erkrankungen zurückgeführt werden und sind nicht einer Schizophrenie, einer schizophreniformen Erkrankung, einer Wahnerkrankung oder einer nicht näher bezeichneten Psychose überlagert. *(Diagnosekriterien DSM-IV, S. 350)*

Bipolar-II-Erkrankung

Das wesentliche Kriterium der Bipolar-II-Erkrankung ist ein klinischer Verlauf, der durch das Auftreten einer oder mehrerer depressiver Episoden, begleitet von mindestens einer hypomanischen Episode, gekennzeichnet ist. Hypomanische Episoden sollten nicht mit der einige Tage lang dauernden stabilen Stimmung (Euthymie) verwechselt werden, die im Anschluss an eine depressive Episode auftreten kann. Episoden von Stimmungsstörungen, die durch Substanzwirkung verursacht wurden (direkte Wirkungen von Arzneimitteln oder anderer körperbezogener Behandlungen der Depression, Drogenmissbrauch oder Vergiftungen) oder eine Stimmungsstörung auf Grund allgemeiner medizinischer Krankheitsfaktoren werden nicht als Bipolar-II-Erkrankung diagnostiziert. Darüber hinaus können die Episoden nicht auf schizoaffektive Erkrankungen zurückgeführt werden und sind nicht einer Schizophrenie, einer schizophreniformen Erkrankung, einer Wahnerkrankung oder einer nicht näher bezeichneten Psychose überlagert. *(Diagnosekriterien DSM-IV, S. 359)*

Depressive Episode

A. Fünf (oder mehr) der folgenden Symptome liegen während eines Zeitraums von zwei Wochen vor und werden als Veränderung des Funktionsstatus im Vergleich zum Zeitraum davor begriffen. Mindestens ein Symptom ist entweder gedrückte Stimmung (1.) oder Interesselosigkeit bzw. der Verlust, Freude zu empfinden (2.). **Beachte:** Symptome, die eindeutig auf medizinische Krankheitsfaktoren oder stimmungsinkongruente Wahnvorstellungen oder Halluzinationen zurückgehen, sind ausgeschlossen.
   1. Die gedrückte Stimmung während der meisten Zeit des Tages und fast täglich wird selbst (man fühlt sich traurig oder leer) oder von anderen bemerkt (der Betroffene wirkt weinerlich). **Beachte:** Bei Kindern und Jugendlichen kann eine reizbare Stimmung vorliegen.
   2. Das Interesse oder die Freude an allen oder fast allen Alltagsaktivitäten ist deutlich vermindert, während der meisten Zeit des Tages und fast täglich. Es wird entweder selbst bemerkt oder von anderen beobachtet.
   3. Das Körpergewicht nimmt ohne Diät signifikant ab oder es nimmt zu (mehr als 5 % Körpergewichtsveränderung innerhalb eines Monats) oder der Appetit nimmt fast täglich zu oder ab. **Beachte:** Bei Kindern kann es schwierig sein, eine erfolgreiche Gewichtszunahme zu erreichen.
   4. Schlaflosigkeit oder übermäßiger Schlaf (Hypersomnie), fast täglich.
   5. Psychomotorische Unruhe oder Verlangsamung tritt fast täglich auf. Ruhelosigkeit oder Trägheit werden selbst bemerkt, und auch von anderen beobachtet.
   6. Müdigkeit oder Antriebsschwäche treten fast täglich auf.
   7. Das Gefühl, wertlos zu sein, oder übermäßige oder unangemessene Schuldgefühle (die wahnhaft sein können) treten fast täglich auf (nicht bloße Selbstvorwürfe oder Schuldgefühle, weil man krank ist).
   8. Verminderte Denk- oder Konzentrationsfähigkeit tritt fast täglich auf, die selbst bemerkt oder von anderen beobachtet wird.
   9. Wiederkehrende Gedanken an den Tod (nicht bloße Angst, zu sterben), wiederkehrende Suizidvorstellungen ohne speziellen Plan oder ein Suizidversuch oder Suizidpläne.

B. Die Symptome erfüllen nicht die Kriterien einer gemischt bipolaren Episode.

C. Die Symptome verursachen eine klinisch signifikante Belastung oder Störungen der sozialen, beruflichen oder anderer wichtiger Funktionsbereiche.

D. Die Symptome beruhen nicht auf direkten körperlichen Wirkungen von Substanzen (etwa illegale Drogen, Arzneimittel) oder medizinischen Krankheitsfaktoren (etwa eine Schilddrüsenunterfunktion).
E. Die Symptome können nicht bloß auf den Verlust etwa eines geliebten Menschen zurückgeführt werden. Die Symptome dauern länger als zwei Monate an oder verursachen deutliche funktionelle Beeinträchtigungen, eine krankhafte Überzeugung der eigenen Wertlosigkeit, Suizidvorstellungen, psychotische Symptome oder psychomotorische Verlangsamung. *(DSM-IV, S. 327)*

Manische Episode

A. Eine deutliche Phase einer abnorm und anhaltend gehobenen, expansiven oder reizbaren Stimmung, die mindestens eine Woche dauert (oder beliebige Zeitdauer, wenn eine stationäre Behandlung erforderlich ist).
B. Während der Phase der Stimmungsstörung sind anhaltend drei (oder mehr) der folgenden Symptome (vier Symptome, wenn nur Gereiztheit vorliegt) in signifikanter Ausprägung bemerkbar:
   1. Übersteigertes Selbstwertgefühl oder Größenideen.
   2. Vermindertes Schlafbedürfnis (man fühlt sich erholt nach nur drei Stunden Schlaf).
   3. Außergewöhnliche Gesprächigkeit oder Rededrang.
   4. Ideenflucht oder der subjektive Eindruck, dass die Gedanken rasen.
   5. Erhöhte Ablenkbarkeit (die Aufmerksamkeit wird sehr leicht durch unwichtige oder irrelevante äußere Reize stimuliert).
   6. Erhöhte Betriebsamkeit (sozial, beruflich, in der Schule, sexuell) oder psychomotorische Unruhe.
   7. Exzessive Beteiligung an lustvollen Unternehmungen, die mit großer Wahrscheinlichkeit unangenehme Konsequenzen nach sich ziehen (hemmungslose Kauforgien, sexuelle Indiskretionen, sinnlose Geschäftsinvestitionen).
C. Die Symptome erfüllen nicht die Kriterien einer gemischt bipolaren Episode.
D. Die Stimmungsstörung ist so ausgeprägt, dass berufliche oder alltägliche soziale Aktivitäten oder Beziehungen mit anderen Menschen schwer beeinträchtigt werden, oder dass eine stationäre Behandlung zum Schutz vor Eigen- oder Fremdgefährdung erforderlich ist, oder es liegen psychotische Merkmale vor.
E. Die Symptome beruhen nicht auf direkten körperlichen Wirkungen von Substan-

zen (etwa illegale Drogen, Arzneimittel) oder einem medizinischen Krankheitsfaktor (etwa eine Schilddrüsenunterfunktion).

Beachte: Manieartige Episoden, die eindeutig durch antidepressive Behandlungen (Antidepressiva, elektrokonvulsive Therapie, Phototherapie) verursacht werden, sollten nicht als Bipolar-I-Erkrankung diagnostiziert werden. *(DSM-IV, S. 332)*

Gemischt bipolare Episode

A. Sowohl die Kriterien der manischen als auch depressiven Episode treffen zu (mit Ausnahme der Zeitdauer), die Symptome sind fast täglich mindestens eine Woche lang aufgetreten.

B. Die Stimmungsstörung ist so ausgeprägt, dass berufliche oder alltägliche soziale Aktivitäten oder zwischenmenschliche Beziehungen schwer beeinträchtigt werden, oder dass eine stationäre Behandlung zum Schutz vor Selbst- oder Fremdgefährdung erforderlich ist, oder es liegen psychotische Merkmale vor.

C. Die Symptome beruhen nicht auf direkten körperlichen Wirkungen von Substanzen (etwa illegale Drogen, Arzneimittel) oder medizinischen Krankheitsfaktoren (etwa einer Schilddrüsenunterfunktion).

Beachte: Episoden, die gemischt bipolaren Episoden ähneln, aber eindeutig durch eine somatische antidepressive Behandlung (Antidepressiva, elektrokonvulsive Therapie, Phototherapie) ausgelöst wurden, werden nicht als Bipolar-I-Erkrankung diagnostiziert. *(DSM-IV, S. 335)*

Hypomanische Episode

A. Eine umschriebene Phase einer abnorm und andauernd gehobenen, expansiven oder reizbaren Stimmung, die mindestens vier Tage anhält und sich deutlich von der gewöhnlichen, nicht depressiven Stimmungslage unterscheidet.

B. Während der Phase der Stimmungsveränderung sind anhaltend drei (oder mehr) der folgenden Symptome (vier Symptome, wenn nur Reizbarkeit vorliegt) in signifikanter Ausprägung bemerkbar:

1. Übersteigertes Selbstwertgefühl oder Größenideen.
2. Vermindertes Schlafbedürfnis (man fühlt sich erholt nach nur drei Stunden Schlaf).
3. Außergewöhnliche Gesprächigkeit oder Rededrang.
4. Ideenflucht oder der subjektive Eindruck, dass die Gedanken rasen.

5. Erhöhte Ablenkbarkeit (die Aufmerksamkeit wird sehr leicht durch unwichtige oder irrelevante äußere Reize stimuliert).
6. Erhöhte Betriebsamkeit (sozial, beruflich, in der Schule, sexuell) oder psychomotorische Unruhe.
7. Exzessive Beteiligung an lustvollen Unternehmungen, die mit großer Wahrscheinlichkeit unangenehme Konsequenzen nach sich ziehen (hemmungslose Kauforgien, sexuelle Indiskretionen, sinnlose Geschäftsinvestitionen).

C. Die Episode ist zweifelsfrei mit Funktionsveränderungen verbunden, die für die betroffene Person im nicht symptomatischen Zustand ungewöhnlich sind.
D. Stimmungsstörung und Funktionsbeeinträchtigungen sind für andere beobachtbar.
E. Die Episode ist nicht schwer genug, um deutliche Beeinträchtigungen der sozialen oder beruflichen Funktionen zu verursachen oder eine stationäre Behandlung zu rechtfertigen. Psychotische Symptome fehlen.
F. Die Symptome beruhen nicht auf direkten körperlichen Wirkungen von Substanzen (etwa illegale Drogen, Arzneimittel) oder medizinischen Krankheitsfaktoren (etwa eine Schilddrüsenunterfunktion).

Beachte: Hypomanieartige Episoden, die eindeutig durch antidepressive Behandlungen (Antidepressiva, elektrokonvulsive Therapie, Phototherapie) verursacht werden, werden nicht als Bipolar-II-Erkrankung diagnostiziert. *(DSM-IV, S. 338)*

Zyklothymie

A. Für die Dauer von mindestens zwei Jahren werden zahlreiche Phasen mit hypomanischen Symptomen und zahlreiche Phasen mit depressiven Symptomen beobachtet, die nicht die Kriterien einer depressiven Episode erfüllen. **Beachte:** Bei Kindern und Jugendlichen muss die Dauer ein Jahr betragen.
B. Während dieser Zwei-Jahres-Periode (ein Jahr bei Kindern und Jugendlichen) bestand nicht länger als zwei Monate Symptomfreiheit im Sinne von Kriterium **A.**
C. Während der ersten zwei Jahre der Störung war keine depressive, manische oder gemischt bipolare Episode aufgetreten.
D. Bemerkung: Wenn nach den ersten zwei Jahren einer Zyklothymie (ein Jahr bei Kindern und Jugendlichen) manische oder gemischt bipolare Episoden die Störung überlagern, kann zusätzlich eine Bipolar-I-Erkrankung diagnostiziert werden. Bei überlagernden Episoden einer Depression nach dem ersten Zwei-Jahres-Zeitraum kann zusätzlich eine Bipolar-II-Erkrankung diagnostiziert werden.

E. Die Symptome aus **A** können nicht besser durch eine schizoaffektive Störung erklärt werden und überlagern nicht eine Schizophrenie, schizophreniforme Störung, wahnhafte Störung oder nicht näher bezeichnete psychotische Störung.
F. Die Symptome beruhen nicht auf direkten körperlichen Wirkungen von Substanzen (etwa illegale Drogen, Arzneimittel) oder medizinischen Krankheitsfaktoren (etwa eine Schilddrüsenunterfunktion).
G. Die Symptome verursachen in klinisch bedeutsamer Weise Leidensdruck oder Beeinträchtigungen in sozialen, beruflichen oder anderen wichtigen Funktionsbereichen.

Glossar

Acetylcholin Leicht hydrolysierbarer Essigsäureester des Cholins (»Vaguswirkstoff«) bzw. ein biogenes Amin und ein enzymatisch reguliertes Gewebehormon im menschlichen Körper. Acetylcholin wird im präsynaptischen Teil bestimmter Nervenfasern biosynthetisiert und ist als Neurotransmitter an cholinergen Synapsen wirksam (Parasympathikus und alle präganglionären Sympathikusfasern) sowie an den motorischen Endplatten.

Affektivität Fachbegriff für Gefühlsansprechbarkeit, psychisches Empfindungsvermögen bzw. die Gesamtheit des Gefühlslebens, die beobachtet werden kann.

Anhedonie Verlust der Fähigkeit, Freude zu empfinden.

anticholinerg Als anticholinerg werden Effekte bezeichnet, die durch eine Blockade (etwa als Nebenwirkung von Arzneimitteln) des Parasympathikus (Blockade von m-Cholinorezeptoren) hervorgerufen werden: unter anderem Zunahme der Herzfrequenz, Gefäßerweiterung im Bereich der Haut, Hemmung der Speichel- und Magensaftabsonderung sowie Dämpfung der Darmbewegung, Herabsetzung des Tonus der Blasenwandmuskulatur, Hemmung der Gallenblasenmuskulatur, Hemmung der Schweiß- und Bronchialsekretion, Erschlaffung der Pupillenmuskulatur sowie Störung der Akkommodation und Steigerung des Augeninnendrucks.

Antidepressiva Wirkstoffe bzw. Arzneimittel, die zur symptomatischen Behandlung der Depression eingesetzt werden und die Funktionen bestimmter Botenstoffe des Gehirns (Neurotransmitter) beeinflussen können. Die wichtigsten Substanzklassen sind trizyklische Antidepressiva und selektive Serotonin-Wiederaufnahme-Hemmer (SSRI).

Antikonvulsiva Wirkstoffe bzw. Arzneimittel, die bei epileptischen Erkrankungen eingesetzt werden (auch Antiepileptika genannt). Die wichtigsten Wirkstoffe, die bei bipolarer Erkrankung Anwendung finden, sind Carbamazepin und Valproinsäure sowie Gabapentin, Lamotrigin und Topiramat.

Atypische Neuroleptika Atypische Neuroleptika unterscheiden sich vor allem in Bezug auf die Nebenwirkungen von typischen Neuroleptika: Sie sind sehr wirksam und deutlich besser verträglich, verändern kaum Mimik, Haltung und Ausdruck, können stimmungsstabilisierend wirken, verursachen keine Depression und nur äußerst selten Bewegungsstörungen. Bei bipolaren Erkrankungen werden am häufigsten Olanzapin oder Clozapin eingesetzt.

Aufmerksamkeitsdefizit-Hyperaktivitäts-Störung (ADHD) *Attention Deficit*

Hyperactivity Disorder, eine überwiegend bei Kindern beobachtete Stimmungs- und Aktivitätsstörung mit Überaktivität und mangelnder Konzentrationsfähigkeit.

Axon Neurit, der längste vom Neuron einer Nervenzelle ausgehende Ausläufer, häufig von einer isolierenden Schicht (Myelinscheide) umgeben.

Benzodiazepine Zentral wirksame Substanzen (Sedativa, »Tranquilizer«). Benzodiazepine (etwa Diazepam) wirken angst- und spannungslösend, beruhigend, muskelentspannend und krampflösend. Benzodiazepine werden gelegentlich bei bipolarer Erkrankung eingesetzt, in der Regel zusätzlich bei Erregungs- bzw. Angstzuständen.

bipolar Zweipolig: plus und minus, hoch und tief, positiv und negativ.

Bipolare Depression Im Rahmen einer bipolaren Erkrankung auftretende Depression.

Bipolare Erkrankung Als bipolare Erkrankungen werden alle psychischen Störungen bezeichnet, die durch eine krankhafte Verschiebung von Stimmung (Affektivität) und Antrieb (Aktivität) zu den Polen extrem gedrückte Stimmung (Depression) bzw. extrem gehobene Stimmung (Manie) sowie extrem gehemmter Antrieb bzw. extrem gesteigerter Antrieb in Erscheinung treten. Bipolare Erkrankungen umfassen eine Gruppe unterschiedlicher psychischer Störungen, unter anderem Stimmungsstörungen mit der Abfolge von Manie- bzw. Hypomanie- und Depressions-Episoden, bipolare Mischzustände mit fast gleichzeitig vorliegenden manischen und depressiven Symptomen, Zyklothymie als leichte Form bipolarer Stimmungsstörungen, Rapid Cycling als besonders rasche Verlaufsform von Stimmungsstörungen sowie nicht näher bezeichnete bipolare Störungen.

Bipolarer Mischzustand Je nach zu Grunde liegender Definition werden während einer oder zwei Wochen die meiste Zeit manische und depressive Symptome beobachtet. Die Phase ist von einem raschen Wechsel hypomanischer, manischer und depressiver Stimmungsstörungen gekennzeichnet, der die sozialen, beruflichen und zwischenmenschlichen Aktivitäten schwer beeinträchtigt, zur Selbst- oder Fremdgefährdung führt und psychotische Aspekte aufweisen kann. Direkte Substanzwirkungen (illegale Drogen, Arzneimittel) oder andere Ursachen sind nicht nachweisbar.

Bipolar-I-Erkrankung Diese Diagnose wird dann gestellt, wenn bei einem Patienten im Krankheitsverlauf mindestens eine deutliche manische Episode nachweisbar ist, mit oder ohne nachfolgende Depression unterschiedlicher Ausprägung. Die Bipolar-I-Erkrankung entspricht im Wesentlichen der klassischen manisch-depressiven Erkrankung.

Bipolar-II-Erkrankung Diese Diagnose wird dann gestellt, wenn mehrfach Depressionen mit leichten manischen Episoden (Hypomanie) nachweisbar sind.

Bipolar-III-Erkrankung (Pseudounipolare Störung) Der Begriff kennzeichnet eine nicht allgemein anerkannte Diagnose. Betroffene leiden in der Regel an wiederkehrenden Depressionen und sind extrovertierte, expansive Persönlichkeiten. Eine familiäre Veranlagung für Stimmungsstörungen oder bipolare Erkrankungen ist meist nachweisbar. Wenn bei solchen Patienten Antidepressiva eingesetzt werden, können Manien oder Hypomanien auftreten.

Carbamazepin Antikonvulsivum, das als Stimmungsstabilisierer zur Rückfallprophylaxe bei bipolarer Erkrankung eingesetzt wird. Als besonders wirksam hat sich Carbamazepin bei bipolarer Erkrankung mit psychotischen Symptomen, bei bipolaren Mischzuständen und bei Rapid Cycling erwiesen.

Depression *(engl.: major depression)* Kennzeichen der Depression sind psychische, körperliche und zirkadian-rhythmische Störungen. Folgende Symptome sind typisch: gedrückte Stimmung, Gefühle der Interesse-, Zweck-, Wert-, Sinn-, Freudlosigkeit und Empfindungsverlust, Konzentrations- und Aufmerksamkeitsstörungen, Schuld- und Versagergefühle, Angst, Grübeln und Suizidalität. Antrieb, Appetit, Vitalität und Libido sind vermindert. Der Schlaf ist verkürzt und unruhig, ein »Morgentief« tritt auf. Das Körpergewicht kann sich verringern und das vegetative Gleichgewicht gestört sein. Betroffene finden häufig für ihren Zustand keine plausible Erklärung.

Depressive Episode Stimmungsstörung, die die Bedingungen der Depression (Stimmungs-, Antriebs- und Schlafstörungen) erfüllt und mindestens zwei Wochen anhält.

Depressive Verstimmung Die depressive Verstimmung wird im Gegensatz zur Depression als normale psychisch-körperliche Reaktion auf außergewöhnliche Belastungen oder Verluste erlebt, die sich nach einiger Zeit zurückbildet. Depressive Verstimmungen können etwa nach schweren Operationen, bei Erschöpfungszuständen oder nach dem Verlust geliebter Menschen auftreten.

Dopamin Hydroxytyramin, Signalüberträgerstoff (Neurotransmitter) an den Endigungen (Synapsen) sympathischer Nerven, der im zentralen Nervensystem emotionale und geistige Reaktionen beeinflusst und Bewegungsabläufe steuert (z. B. Mimik).

DSM-IV *Diagnostic and Statistical Manual of Mental Disease*, die von der amerikanischen Psychiatrievereinigung (American Psychiatric Association) entwickelte und publizierte, aktuelle Liste psychischer Erkrankungen sowie deren Diagnose- und Begriffskriterien (1994).

Durchbruchs-Episode Manische oder depressive Episode bei bipolaren Patienten trotz Arzneimitteltherapie.

Dysthymie Leichte chronische Depression oder Antriebsstörung, die bei Erwachsenen mindestens zwei Jahre und bei Kindern und Jugendlichen mindestens ein Jahr anhält.

EKT (EKT) siehe Elektrokonvulsive Therapie.

Elektroenzephalographie (EEG) Aufzeichnung der wellenförmigen Hirnaktivität mit Hilfe einer Maschine, die mit Elektroden von der Kopfhaut abgeleitete Signale registriert. Die aufgezeichneten »Hirnströme« können auf bestimmte Störungen oder Erkrankungen hinweisen.

Elektrokonvulsive Therapie, Elektrokrampftherapie (EKT, EKT) Therapeutische Interventionsmaßnahme, bei der unter Kurzzeit-Vollnarkose ein Stromimpuls am Kopf gesetzt wird, der einen generalisierten Krampfanfall von 20 bis 40 Sekunden Dauer auslöst. Es wird angenommen, dass ein solcher Krampfanfall die Neurotransmitter-Reserven im Gehirn freisetzt und dadurch eine ausgeglichene Stimmungslage erzielt werden kann. Die EKT ist insbesondere bei schwer beeinflussbaren Depressionen, aber auch Manien und bipolaren Mischzuständen sehr wirksam. Zum schlechten Ruf der EKT (»Elektroschock«) hat vor allem die kritiklose und teilweise unverantwortliche Anwendung des Verfahrens in den USA, aber auch in Europa während der 1950er bis 1970er Jahre beigetragen.

Euthymie Zustand der Ausgeglichenheit und Harmonie der Psyche und Stimmungslage.

GABA *(engl.: Gamma-aminobutyric acid)* Gamma-Amino-Buttersäure (-Butyrat). GABA wird ausschließlich im Nervensystem aus Glutaminsäure mit Hilfe der Glutamin-Decarboxylase synthetisiert und liegt in unterschiedlichsten Konzentrationen überall im zentralen Nervensystem vor. GABA gilt als Neurotransmitter mit »beruhigender« Wirkung.

Gemischt bipolare Episode Phase mit Symptomen der Manie und Depression, die gleichzeitig vorliegen und fast täglich mindestens eine Woche lang auftreten.

Halluzination Sinnestäuschung, Wahrnehmung materiell nicht existierender Erscheinungen. Mehrere bis alle Sinne (etwa Sehen, Hören, Fühlen, Schmecken) betreffende, nicht durch entsprechende äußere Sinnesreize hervorgerufene, jedoch für den Betroffenen Realitätscharakter besitzende Sinneswahrnehmungen, die als Symptom bei Vergiftungen und psychischen Erkrankungen auftreten können.

Hyperthymes Temperament Persönlichkeit extrovertierten und expansiven Charakters.

Hyperthyreose Erhöhte Produktion und Ausschüttung von Schilddrüsenhormonen. Meist liegt eine Erkrankung der Schilddrüse vor, die zu einer ungehemmten Produktion von Schilddrüsenhormonen führen kann. Die Schilddrüsenüberfunktion kann zu manischen oder depressiven Symptomen führen.

Hypomanie Leichtere Formen manischer Zustände von meist kurzer Dauer. Die Stimmung ist mindestens vier Tage lang gehoben, expansiv oder gereizt und unterscheidet sich deutlich von der normalen, nicht depressiven Stimmungslage. Betroffene erleben sich als ungeahnt leistungsfähig mit gesteigertem beruflichem, sozialem oder sexuellem Antrieb, erhöhtem Selbstwertgefühl mit Neigung zu großartigen Ideen und ständigem körperlich-psychischem Bewegungsdrang. Beschleunigtes Denken, Rededrang, Ideenflucht und vermindertes Schlafbedürfnis können vorkommen. Die Stimmungsveränderungen des Betroffenen sind auch für Außenstehende wahrnehmbar. Direkte Substanzwirkungen (illegale Drogen, Arzneimittel) oder andere Ursachen sind nicht nachweisbar.

Hypomanische Episode Stimmungsstörung, die die Bedingungen der Hypomanie erfüllt (Manie-Symptome, die nicht schwer genug sind, um das soziale und berufliche Leben erheblich zu beeinträchtigen) und mindestens vier Tage anhält.

Hypothyreose Schilddrüsenunterfunktion, Mangel an Schilddrüsenhormonen. Meist liegt die Ursache in einer Funktionsstörung der Schilddrüse. Der Depression gleichende Symptome können auftreten.

ICD-10 *International Classification of Diseases* bzw. Internationale statistische Klassifikation der Krankheiten und verwandter Gesundheitsprobleme, 10. Revision, Version 1.3. Es handelt sich um einen von der WHO aufgestellten mehrstelligen Diagnoseschlüssel. Die Klassifikation wurde vom Statistischen Bundesamt Wiesbaden 1968 veröffentlicht und für Deutschland als verbindlich erklärt. Die bipolare Erkrankung findet sich im Kapitel V (Psychische und Verhaltensstörungen) unter F30 bis F39 (Affektive Störungen).

Ideenflucht Eine Idee bzw. ein Gedanke jagt den nächsten, ohne dass dieser Gedanke oder der Einfall zu Ende gedacht werden können.

Interventionstherapie Zusätzlicher Einsatz von Maßnahmen (etwa elektrokonvulsive Therapie) oder Arzneimitteln bei bipolarer Erkrankung, wenn die Behandlung mit Stimmungsstabilisierern bei einer akuten Phase nicht ausreichend wirksam ist. Als Interventionsmedikamente gelten klassische (etwa Haloperidol) und atypische Neuroleptika (etwa Olanzapin), Antidepressiva (etwa SSRI) und Sedativa (etwa Diazepam).

Kalziumantagonisten Substanzen, durch die der Kalziumeinstrom in glatte Gefäßmuskelzellen beeinflusst und eine Gefäßentspannung (Vasodilatation) erreicht wird, die zur Blutdrucksenkung führt. Kalziumantagonisten werden zur Behandlung der Hochdruckkrankheit eingesetzt. Die Kalziumantagonisten Verapamil und Nimodipin erwiesen sich auch als antimanisch wirksam, insbesondere bei Rapid Cycling.

Katatonie Krankheitsbild mit ausgeprägter Störung der willkürlichen Bewegung, das durch völlige Bewegungslosigkeit oder bizarre stereotype Bewegungsmuster auffällt. Katatone Symptome weisen auf eine schwere Depression hin.

Kindling Der Begriff stammt von dem englischen Wort »kindle«, das heißt »anzünden«, und wurde von der Epilepsieforschung geprägt. Nach dieser Modellvorstellung summieren sich wiederholte, geringgradige elektrophysiologische Stimulationen von Hirnzentren bis zu einer bestimmten Schwelle, ohne dass Krämpfe auftreten. Wird die Schwelle überschritten, kommt es zum Anfall, wie bei einem Feuer, das so lange angefacht wird, bis Flammen hoch schießen. Diese Vorstellung dient auch als Erklärung für die mit fortschreitender Krankheitsdauer zunehmende Häufigkeit bipolarer Krankheitsphasen.

Komorbidität Zwei oder mehrere psychische oder körperliche Erkrankungen bzw. Störungen liegen bei einer Person während eines definierten Zeitraums gleichzeitig nebeneinander vor. Bei bipolarer Erkrankung treten am häufigsten Angst-, Zwangs-, Persönlichkeitsstörungen sowie Alkohol- und Drogenmissbrauch komorbid auf.

Längsschnittdiagnose Diagnose einer bipolaren Erkrankung unter Berücksichtigung des Langzeitverlaufs bzw. der Abfolge manischer oder depressiver Phasen während eines längeren Zeitraums.

Libido Sexueller Antrieb.

Lithium Einwertiges Alkalimetall mit dem Atomgewicht 6,94, Ordnungszahl 3, Abkürzung: Li. Lithiumsalze (Li-Chlorid, Li-Carbonat) werden zur Dauerbehandlung bzw. Phasenprophylaxe als Stimmungsstabilisierer bei bipolaren Erkrankungen eingesetzt. Die Behandlung mit Lithium muss auf eine stabile Dosis eingestellt sein und ärztlich kontrolliert werden, da Lithium dosisabhängig zahlreiche Nebenwirkungen verursachen kann.

Logorrhö Rededrang.

Manie Die Manie ist ein Zustand abnorm gehobener Stimmung, der auch mit Reizbarkeit, Aggressivität sowie fehlender Distanzierungs- und Kritikfähigkeit verbunden sein kann. Der Antrieb ist stark gesteigert und enthemmt: etwa der sexuelle Antrieb oder der Drang zu hohen, häufig ruinösen Geldausgaben. Meist sind Schlafbedürfnis und Appetit vermindert. Die Denkvorgänge sind stark beschleunigt: Ideenflucht, Sprunghaftigkeit und Selbstüberschätzung bis zum Größenwahn können auftreten.

Manisch-depressive Erkrankung Die manisch-depressive Erkrankung kann nicht vollständig mit der bipolaren Erkrankung gleichgesetzt werden. Die klassische manisch-depressive Erkrankung wurde von dem deutschen Psychiater Emil Kraepelin 1899 beschrieben (»manisch-depressives Irresein«) und ist hauptsächlich von deutlichen Stimmungsschwankungen mit Manie und Depression gekennzeichnet.

Manische Episode Stimmungsstörung, die die Bedingungen der Manie erfüllt (mindestens vier Manie-Symptome) und mindestens eine Woche anhält.

MAO-Hemmer Substanzen, die das Enzym Monoaminooxidase (MAO) hemmen (etwa Moclobemid, Tranylcypromin).

Melancholie Historischer Begriff, der auf die antike Medizin (Hippokrates, Galen) zurückgeht. Das griechische Wort »melancholia« bezieht sich auf einen der »vier Lebenssäfte«, die »schwarze Galle«, und kennzeichnet eine trübsinnige Gemütsverfassung, eine schwermütige Verstimmung bzw. nach heutigem Verständnis depressive Zustände.

Neuroleptika Als Neuroleptika werden das zentrale Nervensystem beeinflussende (psychotrope) Substanzen bezeichnet, die antipsychotisch, beruhigend (sedierend) und psychomotorisch wirken können. Es gibt schwach (z. B. Sulpirid), mittel (z. B. Chlorpromazin) und stark wirksame Neuroleptika (z. B. Haloperidol). Klassische (typische) Neuroleptika gelten als Mittel der zweiten Wahl, atypische Neuroleptika (z. B. Olanzapin) als Mittel der ersten Wahl bei bipolaren Erkrankungen und werden bei akuten Manien oder in bestimmten Fällen etwa zusätzlich zu Stimmungsstabilisierern eingesetzt.

Neuron Nervenzelle mit all ihren Ausläufern. Die Gesamtheit der Neurone bildet den funktionell bedeutenden Teil des Nervensystems.

Neurotransmitter Nervenbotenstoffe, die für die Signalübertragung (Aktivierung bzw. Inaktivierung) an Nervenzellen erforderlich sind. Die wichtigsten Neurotransmitter sind Noradrenalin, Dopamin und Serotonin.

Noradrenalin Hormon des Nebennierenmarks (wie das Adrenalin) und Nervenbotenstoff (Neurotransmittter) des Sympathikussystems. Noradrenalin wirkt pulsverlangsamend, erhöht die Durchblutung der Herzkranzgefäße und kann in seiner Wirkung durch Monoaminooxidase hemmende Substanzen (MAO-Hemmer), die antidepressiv wirken, beeinflusst werden.

Olanzapin Aktuelles atypisches Neuroleptikum, das auf Grund der antimanischen Wirkung und der günstigen Beeinflussung depressiver Symptome bei bipolaren Erkrankungen (etwa Manie, Mischzustände, Rapid Cycling) mit Erfolg eingesetzt werden kann. Olanzapin ist gut verträglich, kann mit Stimmungsstabilisierern kombiniert werden und ist zur Behandlung der bipolaren Erkrankung zugelassen.

Omega-3-Fettsäuren Fischöl (etwa Lachsöl) ist reich an mehrfach ungesättigten Fettsäuren (Omega-3-Fettsäuren: Eicosapentaensäure, Docosahexaensäure), kann die Blutfettwerte senken und den Blutfluss in den Gefäßen verbessern. Langkettige Omega-3-Fettsäuren sind überdies für die Energieversorgung des Auges und des Gehirns von besonderer Bedeutung. Über günstige Therapieerfahrungen mit Omega-3-Fettsäuren bei bipolarer Erkrankung wurde berichtet.

Parathymie Störung des Gefühlslebens (insbesondere bei Schizophrenie): Zum jeweiligen Denkinhalt tritt eine unangemessene, möglicherweise entgegengesetzte Stimmung auf.

Phasenprophylaxe Erhaltungstherapie bei bipolarer Erkrankung, bevorzugt mit Stimmungsstabilisierern und atypischen Neuroleptika, die lebenslang vor akuten manischen und depressiven Phasen bzw. Rückfallerkrankungen schützen soll.

Phototherapie Lichttherapie. Depressive Episoden bei bipolaren Patienten können zusätzlich mit Licht behandelt werden. Haupteinsatzgebiet der Phototherapie ist die saisonal abhängige Depression (SAD).

Postpartale Depression Symptomatische Depression, die bei einer Frau innerhalb eines Jahres nach der Entbindung auftreten kann und mindestens zwei Wochen anhält.

Psychoanalyse Von Sigmund Freud Freud (1856 bis 1939) begründetes Verfahren, neurotische Störungen und Fehlverhalten vor allem durch Erläuterung von Triebkonflikten, besonders sexueller Art, zu heilen.

Psychoedukation Psychotherapieverfahren, bei dem Aufklärung und Information von Betroffenen und Familienangehörigen über psychiatrische Erkrankungen sowie die Möglichkeiten, damit umzugehen, im Vordergrund stehen.

Psychose Sammelbegriff für zahlreiche schwere psychische Krankheitszustände, deren Gemeinsamkeit ein mehr oder weniger ausgeprägter Realitätsverlust ist.

Psychotherapie Sammelbegriff für psychologisch orientierte Behandlungsformen (etwa Hypnose, Gesprächs-, Gruppen-, Familien-, Verhaltenstherapie, Psychoanalyse, Psychoedukation). Bei bipolarer Erkrankung ist die Psychotherapie eine sinnvolle begleitende Therapiemaßnahme, die vor allem der Bearbeitung der aktuellen Problematik dient. Interpersonelle, verhaltens-, tiefentherapeutische und kombinierte Verfahren werden bevorzugt.

Psychotrope Substanzen Substanzen und Wirkstoffe, die auf die Psyche einwirken bzw. psychische Prozesse beeinflussen.

Querschnittdiagnose Diagnose einer bipolaren Erkrankung unter Berücksichtigung unmittelbar vorliegender manischer oder depressiver Phasen.

Rapid Cycling Von Rapid Cycling wird dann gesprochen, wenn bei Patienten mit bipolarer Erkrankung ein rascher Wechsel von manischen, hypomanischen, depressiven oder gemischten Stimmungsstörungen stattgefunden hat, und zwar mindestens viermal während der vergangenen zwölf Monate. Die manischen bzw. depressiven Phasen können kontinuierlich ineinander übergehen oder von einer mindestens zweimonatigen stimmungsstabilen Phase unterbrochen sein.

Rezeptor Bindungsstelle der Zelle für Botenstoffe (etwa Hormone oder Neurotransmitter), die zur Steuerung verschiedener Körperfunktionen benötigt werden. Es gibt viele unterschiedliche Arten von Rezeptoren, die jeweils mit ganz speziellen Substanzen reagieren.

Rezidiv Rückfall bzw. akut auftretende erneute Krankheitsepisode einer chronischen Erkrankung, etwa eine akute manische Episode bei bipolarer Erkrankung. Das Rezidivrisiko bei bipolarer Erkrankung besteht lebenslang fort.

Rezidivprophylaxe Behandlung, bevorzugt mit Stimmungsstabilisierern, etwa einer bipolaren Erkrankung während der Phase einer stabil ausgeglichenen Stimmungslage, um akuten erneuten Krankheitsepisoden vorzubeugen.

Saisonal abhängige affektive Störung (SAD) (engl.: *seasonal affective disor-*

der) Regelmäßig, in zeitlichem Zusammenhang mit bestimmten Jahreszeiten auftretende Stimmungsstörungen. Überwiegend treten depressive, seltener manische Episoden meist zur Winterzeit auf.

Schlafentzug Therapieverfahren zur Behandlung von Depressionen, um die Betroffenen während der zweiten Nachthälfte, in der depressionsauslösende bzw. -erhaltende Hormone im Körper produziert werden, wach zu halten. Schlafentzug hat sich als antidepressiv wirksam erwiesen, kann jedoch bei bipolarer Erkrankung die Umschaltung zur Manie provozieren.

Schizophrenie Psychose mit vielgestaltigem abnormen symptomatischen Zustandsbild (Halluzinationen, Wahnideen, Denkstörungen, Persönlichkeitsstörungen, Spaltung des Denkens, Stimmungsstörungen, psychomotorische Störungen).

Serotonin Ein biogenes Amin, das vom menschlichen Organismus aus der Aminosäure Tryptophan (im Zentralnervensystem, in Lunge, Milz und Zellen der Darmschleimhaut) hergestellt werden kann. Serotonin ist ein Gewebehormon und als Nervenbotenstoff (Neurotransmitter) wirksam. Monoaminooxidasen (MAO) inaktivieren Serotonin und bauen es ab. Die MAO-Hemmung sowie die selektive Serotonin-Wiederaufnahme-Hemmung (SSRI) sind Wirkmechanismen von Antidepressiva.

SSRI *Selective Serotonin Reuptake Inhibitors* bzw. Selektive Serotonin-Wiederaufnahme-Hemmer sind antidepressiv wirksame Substanzen, die die Inaktivierung des Neurotransmitters Serotonin an der Nervenzelle verhindern (z. B. Fluoxetin).

Stimmungsstabilisierer (engl.: *mood stabilizer*) Arzneimittel, die bipolare Patienten in erster Linie prophylaktisch vor manischen bzw. depressiven Krankheitsepisoden schützen sollen. In der Regel müssen Stimmungsstabilisierer lebenslang eingesetzt werden, um Rückfällen vorzubeugen. Die wichtigsten Stimmungsstabilisierer sind Lithium sowie die Antikonvulsiva Carbamazepin und Valproat/Valproinsäure.

Stupor Krankheitszustand mit Fehlen jeglicher körperlicher und/oder geistiger Aktivität bei wachem Bewusstsein als Folge von Antriebsverlust (lat.: Erstarrung, Betäubung). Fehlende Mimik, völlige Regungslosigkeit, Nichtreagieren auf Außenreize und Kontaktversuche können insbesondere bei schwerer Depression, Schizophrenie, Epilepsie sowie bei hirnorganischen Erkrankungen auftreten.

Suizid Selbsttötung bzw. Selbstmord.

Suizidalität Schwere Stimmungsstörung mit Neigung zur Selbsttötung.

Synapse Orte, an welchen zwei Nervenzellen miteinander in funktionellen Kontakt treten: Kontaktstelle zwischen Axon (Zellausläufer) und Dendrit (axodendritische Synapse), Kontaktstelle zwischen Axon und Zellkörper (axosomatische Synapse) und Kontaktstelle zwischen zwei Axonen (axo-axonale Synapse). Die Synapsenregion ist Wirkort bzw. Angriffspunkt zahlreicher Arzneistoffe, die bei bipolarer Erkrankung eingesetzt werden.

synthym Einer Grundstimmung entsprechend bzw. aus einer Grundstimmung hervorgehende Wahnformen, etwa Versündigungswahn bei depressiver Grundstimmung.

Tetrazyklische Antidepressiva Antidepressive Wirkstoffe mit einer aus vier Ringen bestehenden Molekularstruktur (z. B. Maprotilin, Mianserin).

Transkraniale Magnetstimulation (TMS) Ein neues Verfahren, das durch Einwirkung starker Magnetfelder auf Hirnzellen möglicherweise Depressionen günstig beeinflussen kann.

Trizyklische Antidepressiva Antidepressive Wirkstoffe mit einer aus drei Ringen bestehenden Molekularstruktur (z. B. Amitriptylin, Imipramin).

Ultra Rapid Cycling Von Ultra Rapid Cycling wird dann gesprochen, wenn der Wechsel manischer und depressiver Phasen innerhalb von Tagen stattgefunden hat.

Ultra-Ultra Rapid Cycling Von Ultra-Ultra Rapid Cycling wird dann gesprochen, wenn innerhalb von Stunden manische und depressive Phasen auftreten.

Unipolare Depression Unter diesem Begriff werden Stimmungsstörungen verstanden, die ausschließlich als depressive Phasen auftreten. Zudem existieren wissenschaftliche Befunde, die die Abgrenzung der unipolaren Depression von der bipolaren Erkrankung unterstützen.

Valproat/Valproinsäure Antikonvulsivum, das als Stimmungsstabilisierer bei bipolarer Erkrankung eingesetzt wird und auch zur Behandlung der akuten Manie geeignet ist. Die Verträglichkeit von Valproat wird günstig beurteilt.

Zirkadianrhythmus Biorhythmus, 24-Stunden-Rhythmus, Schlaf-Wach-Rhythmus, »innere Uhr«. Endogen werden sämtliche biologischen Funktionen mit einer gewissen Regelmäßigkeit gesteuert, die durch die Tagesschwankungen geophysikalischer Umweltfaktoren im Sinn von Zeitgeberwirkungen synchronisiert wird. Der biologische Tagesrhythmus beeinflusst die Leistung des Menschen. Bei bipolarer Erkrankung sind Zirkadianrhythmen häufig gestört.

Zyklothymie Stimmungsstörung mit chronisch schwankenden Phasen leicht gedrückter Stimmung (Depression) und Phasen leicht gehobener Stimmung (Hypomanie), auch Zyklothymia oder zyklothyme Störung genannt.

Kontaktadressen

Bipolare Erkrankung – Deutschland

Deutsche Gesellschaft für Bipolare Störungen e. V. (DGBS)
(manisch-depressive Erkrankungen)
Geschäftsstelle, Postfach 920249, 21132 Hamburg
Tel. 040-85 40 88 83, Fax 040-85 40 88 84
Beratungs-Hotline (Depression/Manie) für Patienten und Angehörige
Di und Do 18 bis 20 Uhr: 0700-55 22 88 22 (ca. 0,06 €/min)
DGBS.eV@t-online.de, www.DGBS.de
Die DGBS wurde 1999 von einem kleinen Kreis engagierter Fachkolleginnen und Fachkollegen gegründet. Die Ziele der Gesellschaft umfassen die Förderung der Aufmerksamkeit für das Krankheitsbild der bipolaren Störungen in Fachkreisen und der Öffentlichkeit, die Förderung der Forschung und Lehre über die Ursachen und Therapie bipolarer Störungen und die enge Zusammenarbeit mit allen psychiatrischen Fachgesellschaften sowie die Unterstützung der Selbsthilfeinitiativen von Patienten und ihren Angehörigen.

Gruppe Manisch-Depressiv Erfahrene (MDE)
c/o Dipl.-Ing. Reinhard Gielen, Jahnstr. 73, 22869 Schenefeld
Tel./Fax 040-83 01 94 97, 040-42 91 16 15
neleig@t-online.de
Die in Hamburg ansässige Selbsthilfegruppe bietet Menschen mit bipolarer Erkrankung ein Forum für gemeinsame Gespräche und Erfahrungsaustausch sowie gegenseitige Unterstützung in der durch die Erkrankung veränderten Lebenssituation, bei Telefonaten, Behördengängen und Krankenbesuchen.

Horizonte e. V.
Verein zur Förderung affektiv Erkrankter, c/o Selbsthilfezentrum
Bayerstr. 77a Rgb., 80335 München
Beratungs-Hotline (Depression/Manie) für Patienten und Angehörige
Di und Do 18 bis 20 Uhr: 0700-55 22 88 22 (ca. 0,06 €/min)
hotline@verein-horizonte.de, www.verein-horizonte.de
Der Verein zur Förderung affektiv Erkrankter wurde 1996 mit Sitz in München gegründet und wird von Betroffenen und Professionellen geführt. Ein Hauptziel des

Vereins ist der Aufbau eines Netzwerks von Selbsthilfegruppen und Informationsstellen speziell für affektiv Erkrankte in Deutschland, also Patienten mit Depressionen oder Manien. Hier können Patienten und Angehörige Informationen zu den wichtigsten Hilfeangeboten bekommen, die zu den Erkrankungen aus dem Kreis der affektiven Störungen wie Depression oder Manie zu finden sind.

Bipolare Erkrankung – international

Depression and Bipolar Support Alliance (DBSA)
730 North Franklin Street, Chicago, IL 60610
Tel. 001 / 312 / 800-826-3632
www.ndmda.org
Weltweit größte Organisation für Patienten mit bipolarer Erkrankung bzw. Depression sowie interessiertes Fachpublikum und Laien mit 275 Filialen in den USA, Kanada, Großbritannien, der Schweiz (Equilibrium) und Österreich (D & A-Club).

National Alliance for the Mentally Ill (NAMI)
Colonial Place Three, 2107 Wilson Blvd., Suite 300, Arlington, VA 22201
Tel. 001 / 781 / 800-950-6264
www.nami.org
Englischsprachige Informationen für bipolare Patienten und Angehörige sowie eine umfangreiche Liste von Links unter:
www.apollonian.com/namilocals/linkmgr/linkmgr2.asp?cat=Bipolar%5FDisorder

The Child and Adolescent Bipolar Foundation
1187 Willmette Avenue, # PMB 331, Willmette, IL 60091
cabf@bpso.org

The Stanley Foundation Bipolar Network
5430 Grosvenor Lane, Suite 200, Bethesda, MD 20814
Stanley@sparky.nimh.hih.gov

Joy Ikelman's Info on Bipolar Disorder (Manic Depression)
www.frii.com/~parrot/bip.html
Sehr informative englischsprachige Website eines Betroffenen.

ICD-10
www.medizin.uni-tuebingen.de/daten/verwaltung/b_finanzen/patientenverw/icd10/navi.htm#
ICD-10-Übersicht in deutscher Sprache.

DSM-IV
www.frii.com/~parrot/dsm.html
Englischsprachige Übersicht der DSM-IV-Kriterien zur bipolaren Erkrankung.

Weitere englischsprachige Websites zur bipolaren Erkrankung
www.bipolarnetwork.org
www.bipolarworld.net
www.bipolarchild.com
www.cabf.org
www.BPSO.org

Kliniken mit besonderer Erfahrung in der Behandlung bipolarer Erkrankungen

Psychiatrische Klinik und Poliklinik der LMU
Klinik für Psychiatrie und Psychotherapie
Nußbaumstr. 7, 80336 München, Tel. 089-5160 55 11
Ambulanz für die Rückfallverhütung affektiver Psychosen
Viele Patienten mit affektiven Erkrankungen (Depressionen, Manien etc.) benötigen über längere Zeit eine medikamentöse Rückfallprophylaxe. Die vorrangige Aufgabe dieser Ambulanz ist die Betreuung von solchen Patienten, bei denen eine komplizierte medikamentöse Situation wie beispielsweise ein unzureichendes Ansprechen auf die Medikation oder ungewöhnliche Nebenwirkungen besteht.
www.med.uni-muenchen.de/psywifo/Patienteninformation.htm

Universitäts-Klinikum Freiburg
Abteilung für Psychiatrie und Psychotherapie mit Poliklinik der Universitätsklinik für Psychiatrie und Psychosomatik
Hauptstr. 5 , 79104 Freiburg i. Br.
Tel. 0761-270 6501/ -6502, Fax 0761-270 66 19
www.ukl.uni-freiburg.de/psych/allgemei/homede.htm

Spezialsprechstunde für manisch-depressive Erkrankungen
In der Spezialambulanz für manisch-depressive Erkrankungen werden insbesondere Patienten mit bipolaren Störungen untersucht und behandelt, die aus verschiedenen Gründen besondere diagnostische und therapeutische Probleme bieten. Dabei überwiegen Patienten mit so genanntem »Rapid Cycling« (Patienten mit manisch-depressiven Erkrankungen mit hoher Episodenfolge). Die Sprechstunde besteht seit Anfang Januar 1997. Prof. Dr. Dr. Dietrich van Calker, Prof. Dr. Dr. Jörg Walden: Tel. 0761-270 6550.

Klinikum Chemnitz
Klinik für Psychiatrie, Verhaltensmedizin und Psychosomatik
KH Dresdner Straße 178, 09131 Chemnitz
Prof. Dr. med. P. Bräunig, Tel. 0371-333-105 00, Fax 0371-333-105 02
p.braeunig@skc.de

Technische Universität Dresden Universitätsklinikum »Carl Gustav Carus«
Klinik und Poliklinik für Psychiatrie und Psychotherapie
Fetscherstr. 74, 01307 Dresden
Tel. 0351-458 27 60, Fax 0351-458 43 24
www.tu-dresden.de/medkpsyc

Depression

Kompetenznetz Depression
Hauptaufgabe des Kompetenznetzes Depression ist die Verbesserung des diagnostischen und therapeutischen Defizits. Das Kompetenznetz bindet die niedergelassenen, insbesondere hausärztlich tätigen Ärzte sowie andere wichtige, an der Versorgung depressiver Patienten beteiligte Partner ein und will damit der Fragmentierung im Gesundheitssystem entgegenwirken und neue Kommunikationsstrukturen verankern.
Prof. Dr. med. Ulrich Hegerl
Psychiatrische Klinik der LMU München, Neurophysiologie
Nußbaumstr. 7, 80336 München
Tel. 089-51 60-55 40, Fax 089-51 60-55 42
uhegerl@psy.med.uni-muenchen.de, www.kompetenznetz-depression.de

Psychiatrie

Bundesverband Psychiatrie-Erfahrener e. V. (BPE)
Thomas-Mann-Straße 49a, 53111 Bonn, Tel. 0228-63 26 46,
www.bpe-online.de
Infopool, erste Hilfen im Psychiatrierecht und Beratung unter anderem zu Psychopharmaka, Sozialhilfe und Vorsorgevollmacht. Kontaktadressen von Verbänden, Gruppen und Einrichtungen in Baden-Württemberg, Bayern, Berlin, Brandenburg, Bremen, Hamburg, Hessen, Mecklenburg-Vorpommern, Niedersachsen, Nordrhein-Westfalen, Rheinland-Pfalz, Saarland, Sachsen, Sachsen-Anhalt, Schleswig-Holstein, Thüringen sowie europäische und weltweite Verbände unter: www.bpe-online.de/verband/gruppen.htm

Bundesverband der Angehörigen psychisch Kranker e. V.
Dachverband psychosozialer Hilfsvereinigungen
Thomas-Mann-Straße 49a, 53111 Bonn, Tel. 0228-63 26 46
www.psychiatrie.de/bapk

Verein »Open the Doors« e. V.
Koordinationsstelle des deutschen Antistigma-Programms
Prof. Dr. Wolfgang Gaebel, Anja Baumann M.A., Klinik und Poliklinik für Psychiatrie und Psychotherapie der Heinrich-Heine-Universität, Rheinische Kliniken Düsseldorf, Bergische Landstraße 2, 40629 Düsseldorf, Tel. 0211-922-2777, Fax 0211-922-2776, baumanna@uni-duesseldorf.de, www.openthedoors.de
Ansprechpartner und Adressen für bundesweite und lokale Maßnahmen gegen die Stigmatisierung psychisch Kranker, Projektzentren in Düsseldorf, Hamburg, Itzehoe, Kiel, Leipzig und München.

Das Psychiatrienetz
Umfassendste deutschsprachige Informationsmöglichkeit zum Thema Psychiatrie im Internet: www.psychiatrie.de
Das Psychiatrienetz wird von folgenden Verbänden und Organisationen getragen: Aktion Psychisch Kranke (APK), Bundesverband der Angehörigen psychisch Kranker (BApK), Dachverband Psychosozialer Hilfsvereine, Deutsche Gesellschaft für Soziale Psychiatrie (DGSP), Psychiatrie Verlag. Das Psychiatrienetz stellt Inhalte und Materialien für Psychiatrie-Erfahrene, Angehörige, interessierte Therapeuten

sowie die Öffentlichkeit zur Verfügung und bietet ein Forum für Diskussion, Erfahrungsaustausch und Kommunikation.

Irrsinnig Menschlich e. V.
Patienten und ihre Angehörigen, Wissenschaftler, Ärzte und Mitarbeiter der Psychiatrie, Journalisten und Politiker bemühen sich um Information und Aufklärung über psychische Krankheiten, ein aktiver Beitrag gegen falsche Vorurteile und Stigmatisierung.
www.irrsinnig-menschlich.de

Hilfe für psychisch Kranke e. V.
Balanstrasse 17, 81669 München

Beschwerdezentrum Psychiatrie e. V.
Liebigstraße 25, 50823 Köln, Tel. 0221-55 61 89

Forum Anti-Psychiatrischer Initiativen e. V. (FAPI)
c/o Verein zum Schutz vor psychiatrischer Gewalt e. V.,
Postfach 280427, 13444 Berlin, Fax 030-40 63 21 47
www.antipsychiatrie.berlinet.de/fapi/fapi.htm
Informationen unter anderem zum Psychiatrischen Testament.

Weitere Websites zur Psychiatrie
www.psychiatrie-erfahrene.de
Das Psychiatrie-Erfahrenen-Netzwerk wartet mit vielen interessanten Links auf.
www.weglaufhaus.berlinet.de
Das Weglaufhaus in Berlin bietet Schutz und Aufnahme für Menschen, die vor Gewalt in der Psychiatrie, Psychopharmaka und Diagnosen fliehen.
www.enusp.org
Das 1991 gegründete Europäische Netzwerk von Psychiatrie-Betroffenen (European Network of (ex-)Users and Survivors of Psychiatry, ENUSP) ist der weltweit größte Verband von Psychiatrie-Betroffenen-Organisationen und ein anerkannter Verband als Berater-Organisation der WHO und der Europäischen Kommission.
www.wnusp.org
World Network of Users and Survivors of Psychiatry (WNUSP)

www.ect.org
Unabhängige, sehr informative englischsprachige Website zur elektrokonvulsiven Therapie.

Selbsthilfe allgemein

Nationale Kontakt- und Informationsstelle zur Anregung und Unterstützung von Selbsthilfegruppen (NAKOS)
Albrecht-Achilles-Str. 65, 10709 Berlin, Tel. 030-89 14 019, Fax 030-89 14 014, nakos@gmx.de, www.zdf.de/ZDFde/inhalt/0,1872,1020268,00.html

Schuldnerberatung

Verbraucher-Zentralen vermitteln auf Wunsch Kontaktadressen örtlicher Schuldnerberatungen. Achten Sie darauf, falls erforderlich einen Anwalt zu wählen, der sich in »Darlehensrecht«, »Bürgschaftsrecht«, »Zwangsvollstreckungsrecht« und »Verbraucherinsolvenzrecht« gut auskennt.

Verbraucher-Zentrale Baden-Württemberg e. V.
Paulinenstr. 47, 70178 Stuttgart, Tel. 0711-66 91-0

Verbraucher-Zentrale Bayern
Mozartstr. 9, 80336 München, Tel. 089-53 98 70

Verbraucher-Zentrale Berlin e. V.
Bayreuther Str. 40, 10787 Berlin, Tel. 030-21 485-0

Verbraucher-Zentrale Brandenburg e. V.
Hegelallee 6–8 Haus 9, 14467 Potsdam, Tel. 0331-28 93 333

Verbraucher-Zentrale des Landes Bremen e. V.
Obernstr. 38–42, 28195 Bremen, Tel. 0421-32 08 34

Verbraucher-Zentrale Hamburg e. V.
Kirchenallee 22, 20099 Hamburg, Tel. 040-24 83 20

Verbraucher-Zentrale Hessen e. V.
Reuterweg 51–53, 60323 Frankfurt/Main, Tel. 069-97 20 10-0

Verbraucher-Zentrale Mecklenburg-Vorpommern e. V.
Postfach 101103, Strandstr. 98, 18001 Rostock, Tel. 0381-49 39 80

Verbraucher-Zentrale Niedersachsen e. V.
Herrenstr. 14, 30159 Hannover, Tel. 0511-91 196-01

Verbraucher-Zentrale Nordrhein-Westfalen e. V.
Mintropstr. 27, 40215 Düsseldorf, Tel. 0211-38 09-0

Verbraucher-Zentrale Rheinland-Pfalz e. V.
Große Langgasse 16, 55116 Mainz, Tel. 06131-28 48-0

Verbraucher-Zentrale Saarland e. V.
Hohenzollernstr. 1, 66117 Saarbrücken, Tel. 0681-50 08 90

Verbraucher-Zentrale Sachsen e. V.
Bernhardstr. 7, 04315 Leipzig, Tel. 0341-68 93 041

Verbraucher-Zentrale Sachsen-Anhalt e. V.
Steinbocksgasse 1, 06108 Halle, Tel. 0345-500 83 22

Verbraucher-Zentrale Schleswig-Holstein e. V.
Bergstr. 24, 24103 Kiel, Tel. 0431-5 12 86

Verbraucher-Zentrale Thüringen e. V.
Eugen-Richter-Str. 45/PSF 591, 99085 Erfurt, Tel. 0361-55 51 40

Bundesarbeitsgemeinschaft Schuldnerberatung e. V.
Motzstr. 1, 34117 Kassel, Tel. 0561-77 10 93

Rechtsberatung

Öffentliche Rechtsberatung gibt es in folgenden Bundesländern bzw. Städten:

Angestelltenkammer
Bürgerstr. 1, 28195 Bremen, Tel. 0421-63 01 29

Arbeiterkammer
Hillmannplatz 13–15, 28195 Bremen, Tel. 0421-30 50 80

Öffentliche Rechtsauskunfts- und Vergleichsstelle
Holstenwall 6, 20335 Hamburg, Tel. 040-34 97-30 72

Öffentliche Rechtsauskunfts- und Vergleichsstelle der Hansestadt Lübeck
St. Annen-Str. 1–3, 23552 Lübeck, Tel. 0451-122 50 90

Arbeitskammer des Saarlandes
Fritz-Dobisch-Str. 6–8, 66115 Saarbrücken, Tel. 0681-40 05-1

Krisendienste

Polizeinotruf 110

00000
Betreuungsstelle für Suizidgefährdete (in der Poliklinik für Psychiatrie)
Fetscherstr. 74, 01307 Dresden , Tel. 0351-45 83 111

10000
Berliner-Krisendienst. www.berliner-krisendienst.de
Region Mitte
Turmstr. 21, 10559 Berlin-Tiergarten, Tel. (030-)390 63-10
Region West
Horstweg 2, 14059 Berlin-Charlottenburg, Tel. (030-)390 63-20
Lynarstr. 12, 13585 Berlin-Spandau, Tel. (030-)390 63-30
Region Nord
Mühlenstr. 48, 13187 Berlin Pankow, Tel. (030-)390 63-40
Am Nordgraben 1, 13509 Berlin-Reinickendorf , Tel. (030-)390 63-50
Region Südwest
Albrechtstr. 7, 12165 Berlin-Steglitz, Tel. (030-)390 63-60
Region Ost
Irenenstr. 21a, 10317 Berlin-Lichtenberg, Tel.: (030-)390 63-70
Region Südost
Spreestr. 6, 12439 Berlin-Treptow, Tel.: (030-)390 63-80
Karl-Marx-Str. 23, 12043 Berlin-Neukölln, Tel.: (030-)390 63-90

20000
Verein zur Suizidprophylaxe e. V., Kleiner Pulverteich 15a, 20099 Hamburg,
Tel. 040-24 63 95

Psychosoziale Kontaktstelle – LOTSE
Föhrstr. 70, 21107 Hamburg-Wilhelmsburg, Tel. 040-75 9999

Die Brücke e. V., Großflecken 26, 24534 Neumünster, Tel.. 04321-47 770

Anonymes Beratungszentrum für junge Menschen e. V., Grazer Str. 76, 27568 Bremerhaven, Tel. 0471-42 929

Offene Tür Bremen, Balgebrücke 22, 28195 Bremen, Tel. 0421-32 42 72

30000

Präventionsprogramm Polizei-Sozialarbeit (PPS)
Polizeidirektion Hannover, Waterloostr. 7, 30169 Hannover, Tel. 0511-109 22 33, Fax 0511-109 23 50,
pps@pd-hannover.polizei.niedersachsen.de
Geöffnet montags bis freitags von 08.00 bis 22.00 Uhr, sonnabends, sonntags und an Feiertagen von 14.00 bis 22.00 Uhr.

Beratungsstelle für Selbstmordgefährdete – Verein für Suizidprävention
Bahnhofsallee 26, 31134 Hildesheim , Tel. 05121-58 828 oder -51 62 68
(täglich 20 bis 23 Uhr)

DER RING e. V., Kontakt für Menschen in seelischen Notlagen und Angehörige, Ilseder Str. 39, 31226 Peine, Tel. 05171-52 121

Hilfe zum Weiterleben – AK für Selbstmordverhütung und Krisenberatung e. V., Postfach 1818, 32708 Detmold, Tel. 05231-333 77

Psychosozialer Krisen- und Notfalldienst der Stadt Bielefeld
August-Bebel-Str. 92, 33602 Bielefeld, Tel. 0521-51 6728

Krisenberatung Hilfe für Selbstmordgefährdete
Johanneswerkstr. 12, 33611 Bielefeld, Tel. 0521-83 042

Die Brücke – Beratung für Menschen mit seelischen Problemen
Löher Str. 37, 36037 Fulda, Tel. 0661-73 023

Krisenberatung, Parkstr. 8a, 38102 Braunschweig, Tel. 0531-220 110

Die Arche, Verein für psychosoziale Hilfe e. V.,
Kommißstr. 5, 38300 Wolfenbüttel, Tel. 05331-27 849

40000

Krisenzentrum Dortmund, Wellinghofer Str. 21, 44263 Dortmund,
Tel. 0231-435077, Fax 42 70 479, www.krisenzentrum-dortmund.de

Psychiatrisches und neurologisches Gesundheitsinstitut für Lebensberatung, Willi-Becker-Allee 10, 40227 Düsseldorf, Tel. 0211-89 95 391

Krisenbegleitung, Vom-Rath-Str. 10, 47051 Duisburg, Tel. 0203-22 656

Verein für Suizidprophylaxe und Krisenbegleitung Münster e. V.
Spiekerhof 44, 48143 Münster, Tel. 0251-51 90 05, www.muenster.org/krisenhilfe/

50000

Psychosoziale Arbeitsgemeinschaft Köln
Neumarkt 15-21, 50667 Köln, Tel.. 0221-22 14 560

Michael-Franke-Stiftung, Quantius Str. 8, 53115 Bonn, Tel. 0228-69 69 39

Arbeitskreis Suizidgefährdete
Meckenheimer Str. 85, 53179 Bonn, Tel. 0228-34 35 63

TECUM – Verein zur Betreuung suizidgefährdeter Menschen e. V.,
Rizzastr. 14, 56068 Koblenz, Tel. 0261-98 44 40

Kontakt- und Krisenhilfe im Ennepe-Ruhr-Kreis e. V.
Wilhelmstr. 13, 58332 Schwelm, Tel. 02336-184 08

60000

Beratungsdienst Hauptwache
Hauptwache, 60313 Frankfurt/Main, Tel. 069-29 27 11

Krisenintervention der Städtischen Kliniken Darmstadt
Grafenstr. 9, 64283 Darmstadt, Tel. 06151-10 71

70000

Psychosoziale Beratungsstelle für Selbstmordgefährdete und Menschen in Lebenskrisen, Kartäuserstr. 77, 70104 Freiburg, Tel. 0761-333 88

Arbeitskreis Leben (AKL) – Hilfe bei Selbsttötungsgefahr und Lebenskrisen,
Schöllkopfstr. 65, 73230 Kirchheim, Tel. 07021-75 002

Arbeitskreis Leben Stuttgart e. V. – Hilfe bei Selbsttötungsgefahr und Lebenskrisen, Eierstr. 9, 70199 Stuttgart, Tel. 0711-600 620, Fax 0711-607 91 69,
ak-leben-stgt@t-online.de

Arbeitskreis Leben (AKL) – Hilfe bei Selbsttötungsgefahr und Lebenskrisen, e. V.,
Klosterbergstr. 4, 72070 Tübingen, Tel. 07071-19 298

Arbeitskreis Leben (AKL) – Hilfe bei Selbsttötungsgefahr und Lebenskrisen, Frickenhäuser Str. 16, 72622 Nürtingen, Tel. 07022-39 112

Arbeitskreis Leben – Hilfe bei Selbsttötungsgefahr und Lebenskrisen, Weinsberger Str. 45, 74072 Heilbronn, Tel. 07131-16 42 51

Arbeitskreis Leben e. V. – Hilfe bei Selbsttötungsgefahr und Lebenskrisen, Hirschstr. 118, 76137 Karlsruhe, Tel. 0721-81 14 24

KONTAKTKREIS LEBEN
Aspenweg 25, 78727 Oberndorf-Neckar, Tel. 07423-36 04

Arbeitskreis Leben Reutlingen e. V. – Hilfe bei Selbsttötungsgefahr und Lebenskrisen, Karlstr. 28, 72764 Reutlingen, Tel. 07121-19 2 98, Fax 07121-444 12

Sorgentelefon für Erwachsene, 79641 Schopfheim, Tel. 07762-90 01

Arbeitskreis Leben (AKL) – Hilfe bei Selbsttötungsgefahr und Lebenskrisen (am städtischen Krankenhaus Sindelfingen), Artur-Gruber-Str. 70, 71065 Sindelfingen, Tel. 07031-98 20 06, Fax 0703-98 22 14

80000

Die Arche – Selbstmordverhütung und Hilfe in Lebenskrisen e. V., Viktoriastr. 9, 80803 München, Tel. 089-33 40 41

Kriseninterventionsstation 12E des Bezirkskrankenhauses Haar, Ringstr. 12, 85540 Haar, Tel. 089-45 62-3400

Ehe-, Familien- und Lebensberatung
Jesuitenstr. 4, 85049 Ingolstadt, Tel. 0841-309 111

Psychiatrisches Landeskrankenhaus
88214 Weissenau-Ravensburg, Tel. 0751-7601-0

90000

Ambulanter Krisendienst Nürnberg/Fürth, An den Rampen 29, 90443 Nürnberg, Tel. 0911-42 48 550 (Mo bis Do 18 bis 24 Uhr, Freitag 16 bis 24 Uhr, Samstag, Sonn- und Feiertage 10 bis 24 Uhr), Fax 0911-42 48 558, www.krisendienst-mittelfranken.de

Die Brücke – Lebensberatung, Vierzigmannstr. 3, 91054 Erlangen, Tel. 09131-25 964, Fax 09131-25 738, OffeneTuer.Erlangen@t-online.de

Krisendienst HORIZONT – Hilfe bei Selbstmordgefahr, Hemauer Str. 8, 93047 Regensburg, Tel. 0941-58 181

Sozialpsychiatrischer Dienst der WÜRZBURGER BRÜCKE e. V.
Juliuspromenade 3, 97070 Würzburg, Tel. 0931-55 445

Krisendienst Würzburg – Hilfe bei Selbstmordgefahr
Kardinal Döpfner Platz 1, 97070 Würzburg, Tel. 0931-57 17 17

Kontaktangebote für Angehörige

Gruppe für Angehörige und Hinterbliebene von Suizidenten
in der Psychiatrischen Ambulanz am AK Eilbek,
Friedrichsberger Str. 53, 22081 Hamburg, Tel. 040-20 200 666

Kontakt- und Informationsstelle für verwaiste Eltern in Deutschland e. V.
Esplanade 15, 20354 Hamburg, Tel. 040-35 50 56 43 oder -35 50 56 44

Selbsthilfegruppe für trauernde Eltern, Beratungsstelle des Vereins für Suizidprävention e. V., Bahnhofsallee 26, 32000 Hildesheim, Tel. 05121-56 286

Gesprächsgruppe und Einzelberatung für Angehörige nach einem Suizid
E. Stein, Johanneswerstr. 12, 33611 Bielefeld

Michael-Franke-Stiftung, Quantius Str. 8, 53115 Bonn, Tel. 0228-69 69 39

Psychosoziale Beratungsstelle, Wolfgang Stich, Kartäuserstr. 77, 79104 Freiburg

Einzelbegleitung und AGUS-Gruppe, Dipl.-Psych. Helgard Hefner,
Gebardtstraße 2, 90762 Fürth, Tel. 0911-74 98 266

Angehörigengruppe um Suizid e. V. (AGUS),
Wichernstr. 1, 95447 Bayreuth , Tel. 0921-66 110

AGUS in München, Selbsthilfezentrum in der Bayerstraße 77a,
Tel. 089-53 29 56 11 und 081066-22 938
(Jeden ersten Freitag im Monat um 18 Uhr)

Suizidprävention

Deutsche Gesellschaft für Suizidprävention –
Hilfe in Lebenskrisen e. V. (DGS), Bezirkskrankenhaus Bayreuth,
Nordring 2, 95445 Bayreuth, Tel. 0921-283 300

Literatur und Bücher zum Weiterlesen

Ratgeber

Faust, Volker: Manie. Eine allgemeinverständliche Einführung in Diagnose, Therapie und Prophylaxe der krankhaften Hochstimmung. Enke, Stuttgart 1997

Granet, Roger/Ferber, Elizabeth: Why am I up, Why am I down? Dell, New York 1999 – *Ratgeber (englisch) zur bipolaren Erkrankung im Frage-und-Antwort-Stil.*

Grunze, Heinz/Walden Jörg: Die bipolaren Störungen. Manisch-depressive Erkrankungen. Thieme, Stuttgart 2001

Helmchen, Hanfried/Rafaelsen, Ole J./Bauer, Michael: Depression und Manie: Wege zurück in ein normales Leben. Ein Ratgeber für Kranke und Angehörige. Thieme, Stuttgart 2001

Mondimore, Francis Mark: Bipolar Disorder. The Johns Hopkins University Press, Baltimore 1999 – *Aktueller und umfassender englischsprachiger Ratgeber zur bipolaren Erkrankung.*

Rudolf, G. A. E./Röttgers, H. R.: Rechtsfragen in Psychiatrie und Neurologie. Deutscher Universitäts-Verlag, Wiesbaden 2000

Schou, Morgens: Lithium-Behandlung der manisch-depressiven Krankheit. Informationen für Arzt, Patient und Angehörige. Thieme, Stuttgart 2001

Verbraucher-Zentrale Nordrhein-Westfalen e. V. (Hrsg.): Weg mit den Schulden! Düsseldorf 1999

Medizinische Monografien

Bipolare affektive Störungen (Schwerpunkt). psycho 26 (2000) Heft 10
Schwerpunktheft der Zeitschrift »psycho« zum Thema bipolare Erkrankung.
Grunze, Heinz/Walden Jörg: Bipolare affektive Störungen. Ursachen und Behandlung. Thieme, Stuttgart 2000
Kurz gefasste medizinische Übersicht zu den Ursachen sowie der Diagnose und Therapie der bipolaren Erkrankung.

Kraepelin, Emil: Psychiatrie. Ein Lehrbuch für Studirende und Aerzte. 6. Auflage, Band I. Leipzig 1899, S. 359–425 (Das manisch-depressive Irresein)
Eine der besten und grundlegenden Übersichten zum Thema bipolare Erkrankung, derzeit leider nur in Landes- oder Fachbibliotheken zugänglich.

Marneros, Andreas: Handbuch der unipolaren und bipolaren Erkrankungen. Thieme, Stuttgart 1999

Thomashoff, Hans-Otto/Naber, Dieter (Hrsg.): Psyche & Kunst. Schattauer, Stuttgart 1999

Schilderungen Betroffener

Bock, Thomas: Achterbahn der Gefühle. Leben mit Manien und Depressionen. Herder, Freiburg 1998

Holtzmann, Anne: Bunt ist meine Lieblingsfarbe. Fischer, Frankfurt/Main 1994

Jamison, Kay Redfield: Meine ruhelose Seele. Die Geschichte einer manischen Depression. Goldmann, München 1999
Ein bewegendes Buch nicht nur für Menschen mit bipolarer Erkrankung, sondern für alle, die sich für ihr Innenleben interessieren und sich mit ihren Gefühlen auseinandersetzen wollen.

Keßler, Nicola: Manie-Feste. Psychiatrie-Verlag, Bonn 1995
Drei Frauen erzählen, wie sie in erzwungener Regelmäßigkeit die Grenzen der Normalität überschritten haben. Ihre »Manie-Feste« stehen für die leider oft vergebliche Suche nach einer vollkommenen Welt. Gleichzeitig sind es Manifeste für mehr Toleranz und Verständnis gegenüber den inneren Urgewalten.

Worthen, Mary: Journey not chosen ... Destination not known. Living with bipolar disorder. August House, Little Rock 2001
Englischsprachige Patientenschilderung: Eine junge Frau mit bipolarer Erkrankung und ihre Mutter schildern eindrucksvoll ihre Erfahrungen mit der Erkrankung, den Weg zu Diagnose und Therapie sowie ihre Lebensperspektiven.

Literarische Texte

Die folgenden ausgewählten Literaturempfehlungen beziehen sich auf biografische oder autobiografische Texte berühmter Künstlerpersönlichkeiten mit hoch wahrscheinlicher bzw. bestätigter Diagnose bipolare Erkrankung.

Ludwig van Beethoven (1770 bis 1827), deutscher Komponist

Beethoven, Ludwig van: Briefe und Aufzeichnungen. Insel, Frankfurt/Main 1993

Huch, Felix: Beethoven. Leben und Werk des großen Komponisten. Lübbe, Bergisch-Gladbach 1979

Lebensnahe und einfühlsame Biografie, die die schier übermenschliche Energie des Komponisten spüren lässt, der später als bipolar erkrankt eingestuft wurde.

Thomas Alva Edison (1847 bis 1931), amerikanischer Erfinder

Vögtle, Fritz: Thomas Alva Edison. Mit Selbstzeugnissen und Bilddokumenten. Rowohlt, Reinbek 1981

Porträt des amerikanischen Erfindergenies, der lebenslang kaum Schlaf benötigte und die technischen Errungenschaften des 20. Jahrhunderts erschuf.

Vincent van Gogh (1853 bis 1890), niederländischer Maler

Stone, Irving: Vincent van Gogh. Ein Leben in Leidenschaft. Rowohlt, Reinbek 1968

Die Darstellung der Gefühlswelt des Malers lässt den Leser tief in das Leben van Goghs eintauchen und hinter die Kulissen blicken, erhellt auch die Motivationen für die Handlungen und Werke. Eine emotional bewegende Biografie, die sich insbesondere mit den letzen Lebensmonaten van Goghs vor seiner Selbsttötung beschäftigt.

Ernest Hemingway (1899 bis 1961), amerikanischer Autor und Journalist

Rodenberg, Hans-Peter: Ernest Hemingway. Rowohlt, Reinbek 1999

Der am 21. Juli 1899 in Oak Park, USA, geborene Hemingway wurde vom Vater auf Jagdausflügen zum Jäger herangebildet und von der Mutter in Mädchenkleider gesteckt. Fast zwanghaft war er sein Leben lang mit seiner Selbstdarstellung als Macho, Trinker, Boxer und Großwildjäger beschäftigt – und auf der anderen Seite war er ein schüchterner, sentimentaler und von Selbstzweifeln geplagter Mensch. Dieses Buch beschreibt sehr genau und spannend das bunte Leben Hemingways vom Reporter zum Nobelpreisträger sowie seine Werke. Empfehlenswert für alle, die mehr vom Menschen und Schriftsteller Hemingway wissen wollen. Hemingway starb durch Selbsttötung.

Wolfgang Amadeus Mozart (1756 bis 1791), österreichischer Komponist
Leonhart, Dorothea: Mozart. Eine Biographie. Diogenes, Zürich 1994
Die Mozart-Kennerin bietet in dieser Biografie Einblick in Mozarts Verhältnis zu Liebe und Geld und zieht aus präzise zitierten Quellen überraschende Schlüsse. Die Biografie ist auf dem neuesten Stand der Forschung, spannend erzählt, reich an kulturhistorischen Überraschungen und präsentiert Mozarts Leben in Extremen: Ruhm, Triumphe, Stargagen, Schulden, Depressionen und Vereinsamung – das Beifall umrauschte Genie in seiner verhängnisvollen Labilität. Hier werden die Rätsel in Mozarts Leben nicht, wie üblich, diskret vermieden, sondern explizit thematisiert.

Sylvia Plath (1932 bis 1963), amerikanische Autorin
Stevenson, Anne: Sylvia Plath. Frankfurter Verlagsanstalt, Frankfurt/Main 1999
Als 30-Jährige nahm sich Sylvia Plath in London das Leben. Sie hinterließ ein großes literarisches Werk: Lyrik, Erzählungen, den Roman »Die Glasglocke«, Briefe und Tagebücher, die zugleich erzählerisch brillant wie erschütternd sind. Die Biografie beleuchtet das Dunkel um die amerikanische Autorin und ermöglichen einen unverstellten Blick auf ihre komplexe und komplizierte psychische Lebens- und Schaffenssituation.
Plath, Sylvia: Die Glasglocke. Suhrkamp, Frankfurt/Main 1998
Sylvia Plath veröffentlichte ihren einzigen Roman im Jahr ihrer Selbsttötung. Dieser autobiografisch gefärbte Roman beschreibt mit großer Aufrichtigkeit und schonungsloser Offenheit in exzellenter Prosa die Innenwelt eines von Manie und Depression gepeinigten Menschen. Es handelt sich um eine der besten Schilderungen des verzweifelten Kampfes einer Frau um eine menschenwürdige Existenz zwischen kreativem Schaffen und Psychiatrie – in einer Zeit, in der noch nicht die heutigen therapeutischen Möglichkeiten zur Verfügung standen. Dieses Buch ist allen Betroffenen, Angehörigen und Therapeuten zur Lektüre zu empfehlen.

Robert Schumann (1810 bis 1856), deutscher Komponist
Härtling, Peter: Schumanns Schatten. Variationen über mehrere Personen. Kiepenheuer und Witsch, Köln 1996
Härtling breitet das Leben des genialen, oft verwirrten, aber auch verwirrenden Komponisten vor dem Leser aus. Dabei entsteht weit mehr als nur Biografisches: Da ist der frühe, rätselhafte Freitod der Schwester Emilie, der wie mit einem

Schlag die Familie zerstört. Nervenheilanstalt Endenich bei Bonn: Der Patient tobt, beschimpft und bespuckt seinen Wärter Klingelfeld, der eigens für Schumanns Wohlergehen abgestellt wurde. Musik hört er nicht mehr, dafür Stimmen. Die täglichen Klistiere, sinnlose Quälerei gegen eine sinnlose Krankheit. Wir schreiben das Jahr 1854. Es geht dem Ende zu. Robert Schumann hat noch zwei Jahre zu leben.

August Strindberg (1849 bis 1912), schwedischer Dramatiker
Schütze, August: August Strindberg. Mit Selbstzeugnissen und Bilddokumenten. Rowohlt, Reinbek 1990
Jaspers, Karl: Strindberg und van Gogh. Versuch einer vergleichenden pathographischen Analyse. Merve, Berlin 1998
Strindberg wurde zeitlebens von sexuellen Konflikten gepeinigt, lebte seit 1883 in innerer Emigration, ruhelos in Pensionen und Hotelzimmern Europas, und 1894 bis 1897 im Zustand der »Inferno-Krise«, einer Phase körperlichen, psychischen und spirituellen Leidens.

Virginia Woolf (1882 bis 1941), britische Autorin
DeSalvo, Louise: Virginia Woolf. Fischer, Frankfurt/Main 1994.
Die Biografie konzentriert sich auf drei Aspekte: die Darstellungen des Familienlebens sowie der Kindheit und der Jugendzeit in den Werken selbst. Als Quellen werden jedoch nicht nur diese, sondern auch autobiografische Schilderungen, Briefe, unveröffentlichte Skizzen und andere Biografien herangezogen. Es ergibt sich ein erschreckendes Bild: Der sexuelle Missbrauch durch die beiden Halbbrüder dauerte über viele Jahre, die Hilferufe Virginias wurden als »Wahnsinn« abgetan.

Spielfilme und Dokumentationen

Amadeus
USA 1984. Regie: Milos Forman. Buch: Peter Shaffer. Schauspieler: Tom Hulce, F. Murray Abraham. 158 min.
Temporeiche und turbulente, mit mehreren Oscars ausgezeichnete Filmbiografie des wahrscheinlich bipolaren Mozart und seines Widersachers Antonio Salieri.

Back from Madness: The Struggle for Sanity
USA 1996. Regie: Kenneth Paul Rosenburg. 60 min.
Der Regisseur und Psychiater Rosenburg produzierte im Massachusetts General Hospital eine Dokumentation über vier psychiatrische Patienten: einen obdachlosen bipolaren Patienten, einen Patienten mit akustischen Halluzinationen, einen Fotografen mit Zwangserkrankung und einen begabten Musiker mit suizidaler Depression. Der Filmbeitrag gewann den Video-Preis 1996 der American Psychiatric Association.

Committed
USA 1984. Regie: Sheila McLaughlin und Lynne Tillman. Schauspieler: Sheila McLaughlin, Victoria Boothby. 77 min.
Die zweite, kontroverse Filmversion der tragischen Geschichte der Schauspielerin Frances Farmer und ihres Martyriums in der amerikanischen Psychiatrie.

Crumb
USA 1994. Regie: Terry Zwigoff. 119 min.
Biografische Dokumentation über den weltberühmten »Underground«-Cartoonisten Robert Crumb und seine psychisch kranken Familienangehörigen – ein philosophisches Traktat über die Wurzeln der kreativen Kräfte und das Unterbewusste.

Dialogues with Madwomen
USA 1994. Regie: Allie Light. 90 min.
Interviews und Statements von sechs Frauen der Jahrgänge 1950 bis 1970: Die Regisseurin selbst leidet an unipolarer Depression und kommentiert. Darüber hinaus kommen Frauen mit bipolarer Erkrankung, Zwangserkrankung und multipler Persönlichkeit zu Wort. Eine der erschütterndsten und aufwühlendsten Dokumentationen der Lebenswelt betroffener Frauen und ihrer teilweise tragischen Erfahrungen mit der Psychiatrie. Vertrieb: Women Make Movies, 462 Broadway, Suite 500, NY, NY 10013.

Ed Wood
USA 1994. Regie: Tim Burton. Schauspieler: Johnny Depp, Martin Landau. 127 min.
Filmbiografie des exzentrischen und wahrscheinlich bipolaren Filmemachers Ed Wood – Martin Landau wurde mit einem Oscar ausgezeichnet.

Einer flog übers Kuckucksnest

USA 1975 (One Flew Over the Cuckoo's Nest). Regie: Milos Forman. Schauspieler: Jack Nicholson, Louis Fletcher. 133 min.

Mit fünf Oscars ausgezeichneter Filmklassiker über einen Gauner, der sich in eine geschlossene psychiatrische Abteilung einweisen lässt, um einer Gefängnisstrafe zu entgehen, und die Patienten dazu anstiftet, etwas mehr persönliche Unabhängigkeit einzufordern.

Frances

USA 1982. Regie: Graeme Clifford. Schauspieler: Jessica Lang, Kim Stanley, Sam Shepard. 140 min.

Ein bewegendes filmisches Porträt der tragischen Lebensgeschichte von Frances Farmer, einer Schauspielerin, die durch Intrigen in den Nervenzusammenbruch getrieben, entmündigt und mehrfach unter Zwang in die Psychiatrie eingewiesen wird – auch ein bestürzendes Porträt der amerikanischen Psychiatrie der 1950er und 1960er Jahre.

Leben in Leidenschaft

USA 1956 (Lust for Life). Regie: Vincente Minnelli. Schauspieler: Kirk Douglas, Anthony Quinn. 122 min.

Die 1950er-Jahre-Filmversion des Lebens von Vincent van Gogh als gequältem Künstlergenie.

Ludwig van B.

GB/USA 1994 (Immortal, Beloved). Regie/Buch: Bernard Rosen. Schauspieler: Gary Oldman, Isabella Rossellini. 120 min.

Die filmische Lebensgeschichte des möglicherweise bipolaren deutschen Komponisten Ludwig van Beethoven.

Mad Love

USA 1995. Regie: Antonia Bird. Buch: Paula Milne. Schauspieler: Drew Barrymore, Chris O'Donnell. 96 min.

Zwei Teenager aus Seattle verlieben sich und laufen nach Auseinandersetzungen mit den Eltern von zu Hause weg. Sie leidet an einer bipolaren Erkrankung und er lernt sie zu lieben, sich um sie zu kümmern und Verantwortung zu übernehmen.

Mr. Jones
USA 1993. Regie: Mike Figgis. Schauspieler: Richard Gere, Lena Olin, Anne Bancroft. 110 min.
Ein bipolarer Patient kämpft mit seiner Erkrankung und der wachsenden Zuneigung zu seiner Therapeutin. Der Film stellt eindrucksvoll dar, was es heißt, mit einer bipolaren Erkrankung zu leben, und ist einer der faszinierendsten Filmbeiträge zum Thema.

Nixon
USA 1995. Regie: Oliver Stone. Schauspieler: Anthony Hopkins, James Woods, Ed Harris, Bob Hoskins, E.G. Marsh. 192 min.
US-Präsident Nixon litt sehr wahrscheinlich an einer bipolaren Erkrankung und sein Charakter hatte beunruhigende Züge. Der Film ist eine psychologische Studie Nixons mit historischen Bezügen – ein faszinierendes Opus für alle, die sich für psychisch kranke Prominente interessieren.

Phenomenon
USA 1996. Regie: Jon Turteltaub. Schauspieler: John Travolta, Kyra Sedgwick, Robert Duvall, Forest Whitaker, Ashley Buccille. 123 min.
Ein Mann, der in einer Kleinstadt lebt, sieht eines Tages einen hellen Lichtblitz und besitzt von diesem Augenblick an übermenschliche geistige and psychische Fähigkeiten – eine gelungene Darstellung hypomanischen Verhaltens im Lebensalltag.

Pollock
USA 2000. Regie: Ed Harris. Schauspieler: Ed Harris, Robert Knott, Molly Regan, Marcia Gay Harden. 122 min.
Bewegendes Filmporträt des Malers Jackson Pollock, der mit Depressionen und heftigen Anfällen nicht nur kreativer Wut kämpfte, die auf Alkoholismus zurückgeführt wurden – auch ein Film über das Leben von Familienangehörigen psychisch Kranker.

Vincent and Theo
NL/GB/F 1990. Regie: Robert Altman. Schauspieler: Tim Roth, Paul Rhys.
Die Lebensgeschichte von Vincent van Gogh aus der Sicht seines Bruders.

Register

Der Autor

Dr. med. Eberhard J. Wormer (geb. 1951) studierte Germanistik, Geschichte, Sozialwissenschaften und Medizin. Nach dem medizinischen Staatsexamen an der Technischen Universität München und der Promotion im Fachbereich Geschichte der Medizin arbeitete er zunächst als praktischer Arzt und freier Mitarbeiter, Redakteur und Chefredakteur in medizinischen Verlagen. Die gegenwärtige Arbeit konzentriert sich auf Veröffentlichungen medizinischer Ratgeber und Handbücher sowie fachbezogene Publikationen zu den Themen Gesundheit, Medizin, Medizingeschichte, medizinische Biographien und Naturwissenschaft. Im Rahmen der Tätigkeit als Medizin- und Wissenschafts-Journalist stehen die aktuelle wissenschaftliche Berichterstattung sowie themenbezogene Zusammenarbeit mit unterschiedlichen Medien im Vordergrund. Dr. Wormer lebt und arbeitet in München.
Eberhard.Wormer@lrz.badw-muenchen.de

Wichtiger Hinweis

Dieses Buch entstand mit freundlicher Unterstützung der Lilly Deutschland GmbH.

Bildnachweis

Cyberonics S. 99; J. Fawcett, B. Golden, N. Rosenfeld S. 62; BZ M. Lautenschläger S. 98; J. F. Lehmann S. 51; F. M. Mondimore S. 59, 61; Philips S. 101; Schattauer S. 109; A. Stevenson S. 133; Jacques Vie S. 50; Eberhard J. Wormer S. 34, 37, 39, 41, 48, 131, 132, 136

Die Manie-Selbstbeurteilungsskala auf Seite 168 kann bei der Beltz Test GmbH, Göttingen bestellt werden: Best.-Nr. 0421703.

Impressum

Bibliografische Information Der Deutschen Bibliothek
Die Deutsche Bibliothek verzeichnet diese Publikation in der Deutschen Nationalbibliografie, detaillierte bibliografische Daten sind im Internet über http://dnb.ddb.de abrufbar.

Projektleitung: Franz Leipold
Redaktion: Annette Barth, München
Herstellung: Karin Kristen
Umschlag: A. Tempel
Satz: Pinkuin Satz und Datentechnik, Berlin
Printed in Germany

ISBN 3-426-66748-7

Besuchen Sie uns im Internet:
www.knaur.de